Mosaik
bei GOLDMANN

Buch

Bei vielen, gerade schweren Erkrankungen galten bislang Medikamente und Operationen als unverzichtbar. Auch die damit verbundenen Risiken und Belastungen wurden in solchen Fällen still-
schweigend in Kauf genommen. Doch jetzt gibt es einen anderen,
revolutionären Weg: Dr. med. Dean Ornish hat den bahnbrechen-
den wissenschaftlichen Nachweis erbracht, dass Liebe und
menschliche Nähe auch schwere Krankheiten heilen können. Sie
sind nicht nur Wurzel des Wohlbefindens, Wachsens und Lebens,
sondern ein äußerst wirkungsvolles Therapeutikum. Zahlreiche An-
leitungen und Fallbeispiele zeigen den Weg zu mehr Gesundheit
und einem besseren Krankheitsverlauf bei Erkrankungen der Herzkranzgefäße oder Herzinfarkt, bei Atemwegs-, Infektions-, Tumor-
und anderen Erkrankungen.
»In den 50er Jahren entdeckten wir falsche Ernährung als Risikofaktor, in den 60ern das Rauchen, in den 70ern mangelnde
Bewegung, in den 80ern die Gene. Niemand hätte damals ge-
glaubt, dass diese Faktoren uns krank machen. Mangelnde Liebe ist
für mich der Risikofaktor der 90er Jahre.« *Dean Ornish*

Autor

Dr. med. Dean Ornish lehrt und praktiziert seit mehr als zwanzig
Jahren im Bereich der präventiven Medizin und der Ganzheitsmedizin in den USA, unter anderem als Gründer des Gemeinnützigen Forschungsinstituts für Präventive Medizin in Sausalito,
Kalifornien. Der mehrfach ausgezeichnete Herzspezialist ist Autor
mehrerer internationaler Bestseller.

DR.MED. DEAN ORNISH

Die revolutionäre Therapie:

Heilen mit Liebe

Krankheiten
ohne Medikamente
überwinden

Aus dem Amerikanischen
von Beate Gorman

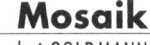

Mosaik
bei GOLDMANN

Das Zitat von James Pennebaker wurde mit freundlicher Genehmigung von James Pennebaker abgedruckt, der zur Zeit eine Professorenstelle an der Universität von Texas in Austin innehat.
Es stammt aus seinem Buch *Opening Up: The Healing Power of Expressing Emotion*, Guilford Press, New York 1997.

Das Interview mit Ralph Finnes wurde mit freundlicher Genehmigung von *Parade*, Copyright © 1997, abgedruckt.

Der Ausschnitt aus dem Artikel von L. F. Berkman, *The Role of Social Relations in Health Promotion*, veröffentlicht in Band 57, 1995, S. 245-254, der Zeitschrift *Psychosomatic Medicine*, wurde mit freundlicher Genehmigung von Williams and Wilkins abgedruckt.

Die hier vorgestellten Informationen sind nach bestem Wissen und Gewissen geprüft, dennoch übernehmen Autor und Verlag keinerlei Haftung für Schäden irgendeiner Art, die sich direkt oder indirekt aus dem Gebrauch der hier vorgestellten Anwendungen ergeben. Bitte beachten Sie in jedem Fall die Grenzen der Selbstbehandlung und nehmen Sie bei Krankheitssymptomen professionelle Diagnose und Therapie durch ärztliche oder naturheilkundliche Hilfe in Anspruch.

Umwelthinweis:
Alle bedruckten Materialien dieses Taschenbuches sind chlorfrei und umweltschonend.

3. Auflage
Vollständige Taschenbuchausgabe August 2001
Wilhelm Goldmann Verlag, München,
ein Unternehmen der Verlagsgruppe Random House GmbH
© 1999 Mosaik Verlag, München,
ein Unternehmen der Verlagsgruppe Random House GmbH
© 1998 Dean Ornish
Originaltitel: Love & Survival
Originalverlag: HarperCollins, Inc.
Umschlaggestaltung: Design Team München
unter Verwendung eines Fotos von
Akgphoto Berlin/Rodin
Satz: Filmsatz Schröter GmbH, München
Druck und Bindung: GGP Media, Pößneck
Verlagsnummer: 16348
kö · Herstellung: Max Widmaier
Made in Germany
ISBN 3-442-16348-X
www.goldmann-verlag.de

Für Molly

Wenn man den Menschen dazu bringen kann,
die falschen Fragen zu stellen, muss man sich wegen
der Antworten keine Sorgen machen.

Thomas Pynchon, *Gravity's Rainbow*

Think different.   Apple Computer

Inhalt

Liebe und Überleben

Liebe und Überleben. Was haben die beiden Begriffe miteinander zu tun? Der Zusammenhang ergibt sich aus einer einfachen, aber überzeugenden Vorstellung: Unser Überleben hängt von der Heilkraft der Liebe, der menschlichen Nähe und der menschlichen Beziehungen ab, und zwar in körperlicher, emotionaler und spiritueller Hinsicht. Dabei geht es nicht nur um den einzelnen Menschen, sondern um ganze Gemeinschaften und Länder, um unsere Kultur und vielleicht sogar um die menschliche Art an sich. Auf diesen Grundgedanken basiert dieses Buch.

Sich Neuem zu öffnen, fällt manchen schwer

Viele Leute meinen, in meiner Arbeit spiele das Einhalten einer bestimmten Diät die entscheidende Rolle. Das macht für mich sogar den Restaurantbesuch mit anderen schwierig, denn alle glauben, sie müssten sich ständig für das, was sie essen, entschuldigen oder Kommentare beim Essen abgeben – obwohl ich ihnen klarmache, dass ich niemandem Vorschriften machen möchte.

In den Medien sind viele Beiträge über die Forschungsarbeiten erschienen, die ich in den letzten zwanzig Jahren geleitet habe. Diese Arbeiten haben zum ersten Mal gezeigt, dass sich durch grundlegende Veränderungen der Lebensweise selbst schwere Erkrankungen der Herzkranzgefäße ohne die Hilfe von Medikamenten und Operationen rückgängig machen lassen. Fast immer steht in diesen Artikeln meine Diät im Mittelpunkt, und es wird gefragt: »Was essen die Menschen?« »Ist diese Diät für die meisten Menschen nicht zu streng?« »Werden sie dadurch länger leben, oder scheint es nur so?« Und vieles mehr in dieser Richtung.

Ich habe nicht die Absicht, die positive Wirkung von Ernährung und körperlicher Bewegung oder von Medikamenten und Operationen herunterzuspielen. Mehr als jemals zuvor verfügen wir heute über mehr wissenschaftliche Beweise, die belegen, wie einfache Veränderungen in der Ernährung und Lebensweise unsere Gesundheit und unser Wohlgefühl spürbar verbessern können. Das ist richtig und wichtig. Aber ich bin zu dem Schluss gekommen, dass die Heilkraft der Liebe und der menschlichen Nähe sowie die daraus resultierende Veränderung des Gefühlslebens und der geistigen Einstellung wahrscheinlich die größte Bedeutung besitzt. Ich habe über diese Themen bereits in meinen früheren Büchern geschrieben, doch die emotionalen und spirituellen Aspekte von Krankheiten werden oft übersehen. Aus diesem Grund habe ich beschlossen, diesem Thema ein ganzes Buch zu widmen.

In diesem Buch führe ich wissenschaftliche Beweise an, die auf meinen eigenen Forschungsarbeiten und auf Studien von Kollegen beruhen. Diese sich häufenden Beweise haben mich davon überzeugt, dass Liebe und Nähe einen ganz erheblichen Einfluss auf Krankheiten und Gesundheit des Menschen ausüben, auch wenn dies von der Ärzteschaft größtenteils ignoriert wird. Ich gebe einen

Überblick über die umfangreiche wissenschaftliche Literatur, die diese Anschauung unterstützt. Dabei zeige ich die Grenzen der Wissenschaft auf, wenn es darum geht, das ganze Ausmaß der Konsequenzen zu dokumentieren und zu verstehen. Und dies betrifft dann nicht nur Gesundheit und Krankheit, sondern auch die Dinge, die unser Leben oft mit Sinn und besonderer Freude erfüllen und ihm Wert verleihen. Als Belege führe ich auch Beispiele aus meinem eigenen Leben und aus dem Leben von Freunden, Kollegen und Patienten an.

Heute konzentriert sich die Medizin hauptsächlich auf physische beziehungsweise mechanische Vorgänge: Medikamente und Operationen, Gene und Bakterien, Mikroben und Moleküle. *Ich kenne keinen medizinischen Faktor – wie eine bestimmte Ernährungsweise, das Nichtrauchen, körperliche Bewegung, Stress, genetische Veranlagung, Medikamente, Operationen –, der all das gemeinsam beeinflusst, was unsere Lebensqualität beeinträchtigt oder das Auftreten von Krankheiten und vorzeitigen Tod verursacht.* Dazu ein Beispiel:

Cholesterin steht eindeutig im Zusammenhang mit dem Auftreten bestimmter Krankheiten und dem vorzeitigen Tod durch Herzerkrankungen und Schlaganfälle. Menschen mit sehr hohen Cholesterinwerten sind einem vielfach höheren Herzinfarktrisiko ausgesetzt als Menschen mit sehr niedrigen Cholesterinwerten. Eine Reduzierung der Cholesterinwerte wird das Risiko von Herzerkrankungen und Schlaganfällen verringern. Doch der Cholesterinwert hat beispielsweise nichts mit Komplikationen während einer Schwangerschaft und Geburt zu tun, mit dem Auftreten von Krankheiten und vorzeitigen Todesfällen durch Infektionen, mit Arthritis, Geschwüren und so weiter. Einsamkeit und Isolation dagegen können das Krankheitsrisiko in all diesen Fällen stark erhöhen. Es geht also um etwas ganz anderes.

Rauchen, Ernährungsfehler und Bewegungsmangel wirken sich auf eine Vielzahl von Krankheiten aus. Niemand jedoch konnte bisher beweisen, dass das Einstellen des Rauchens, mehr körperliche Bewegung oder eine Änderung der Ernährungsweise die Überlebensdauer der Frauen mit Brustkrebs verdoppeln kann. Im Gegensatz dazu vermochte dies die Liebe und menschliche Nähe, wie sie in den Selbsthilfegruppen erlebt wird.[1] In Kapitel 2 gehe ich darauf näher ein.

Obwohl die genetische Veranlagung bei vielen Erkrankungen eine Rolle spielt, ist die Anzahl der genetisch bedingten Krankheiten relativ klein. Genetische Faktoren machen selbst in Kombination mit dem Cholesterinwert und allen bekannten Risikofaktoren nicht mehr als die Hälfte des Risikos bei Herzerkrankungen aus.

Liebe und menschliche Nähe sind die Wurzeln all dessen, was uns krank oder gesund macht, Traurigkeit oder ein Glücksgefühl in uns aufsteigen lässt, Leid bringt oder zur Heilung führt. Käme ein neues Medikament mit der gleichen Wirkung auf den Markt, würde jeder Arzt es seinen Patienten empfehlen. Es nicht zu verschreiben, wäre unterlassene Hilfeleistung. Dennoch lernen wir Ärzte – bis auf wenige Ausnahmen – in unserer medizinischen Ausbildung nicht viel über die Heilkraft von Liebe, menschlicher Nähe und Wandlung. Stattdessen werden diese Anschauungen oft ignoriert oder sogar verunglimpft.

Wohl kaum ein Arzt streitet heutzutage noch den gravierenden Einfluss von Ernährung, körperlicher Bewegung und Nichtrauchen ab. Aber Liebe und menschliche Nähe? Warum sollte man sein Herz öffnen? Und was bedeutet überhaupt emotionale und spirituelle Wandlung?

Ich bin Wissenschaftler und glaube an die Bedeutung der Wissenschaft als wirksames Mittel, die Welt, in der wir leben, besser zu verstehen. Die Wissenschaft kann uns helfen, zwischen Dichtung und Wahrheit, Täuschung und Realität zu unterscheiden. Sie zeigt uns, was für wen und unter welchen Umständen funktioniert und was nicht. Obwohl ich die Methoden und die Autorität der Wissenschaft respektiere, bin ich mir auch ihrer Grenzen bewusst. Was besonders bedeutungsvoll ist, kann oft nicht gemessen werden. Was nachweisbar ist, muss nicht unbedingt besonders wichtig sein. So schrieb der britische Wissenschaftler Denis Burkitt einmal: »Nicht alles, was zählt, kann gezählt werden.«

Wir verfügen offenbar noch nicht über das nötige Handwerkszeug, um die Erfahrungen beziehungsweise Beobachtungen zu messen, die für den Menschen von größter Bedeutung sind. Der Wert solcher Erfahrungen verringert sich nicht dadurch, dass wir sie nicht in messbaren Größen erfassen können. Doch durch Zuhören lernen wir Erfahrungen anderer Menschen zu unserem eigenen Vorteil zu nutzen. Wenn wir zusammenkommen, um unsere

Erlebnisse zu erzählen und einander zuzuhören, kann das Gemeinschaftsgefühl und das Wiedererkennen gemeinsamer Erfahrungen ein starkes Heilmittel sein.

Mich fasziniert das wachsende Interesse an der alternativen Medizin, aber gleichzeitig beunruhigt es mich, dass es für einen Großteil dieser Heilmittel keine wissenschaftlichen Beweise gibt, die ihren Einsatz befürworten. Mich irritiert immer wieder der Erfolg von Büchern, in denen die erstaunlichsten Aussagen getroffen werden, zum Beispiel Eier und Speck seien gesund, wenn man eine bestimmte Blutgruppe hat. Die Autoren solcher Bücher haben weder eine einzige wissenschaftliche Untersuchung selbst durchgeführt noch zitieren sie fundierte Quellen, um ihre Behauptungen zu untermauern, auch wenn diese irreführend und sogar schädlich sein können.

Kostendämpfung im Gesundheitswesen steht überall auf der Tagesordnung. Die Krankenkassen versuchen, die Kosten zu reduzieren, indem Krankenhausaufenthalte verkürzt und Kostenrückerstattungen begrenzt werden. Operationen, bei denen früher ein Krankenhausaufenthalt selbstverständlich war, führt man zunehmend ambulant durch. Und man zwingt die Ärzte, sich in immer kürzerer Zeit immer mehr Patienten zu widmen. Doch keine dieser Maßnahmen berühren die grundlegenden Faktoren der Lebensweise, die im Grunde darüber entscheiden, warum Menschen krank werden und oft Mühe haben, ihre Lebensweise zu ändern. Sowohl bei den Ärzten als auch bei den Patienten wächst der Frust.

Vielen Ärzten macht heute ihr Beruf keine Freude mehr, und die Qualität der Patientenversorgung leidet oft unter den erzwungenen Kompromissen. Wie neue Untersuchungen zeigen, würden die meisten Ärzte ihren Söhnen und Töchtern eine medizinische Laufbahn nicht empfehlen. Das sagt viel über unseren Beruf aus! Viele Ärzte macht es unglücklich, ihren Beruf nur als eine Art Techniker, Mechaniker oder Klempner ausüben zu müssen. Auch die Bedürfnisse und Gefühle der Patienten bleiben dabei auf der Strecke.

Die Herzspezialistin Dr. Mimi Guarneri leitet an der Scripps Clinic and Hospital in La Jolla, Kalifornien, ein auf meiner Arbeit beruhendes Programm, mit dessen Hilfe Herzerkrankungen behoben werden sollen. Ein Teil ihrer Arbeit besteht im Operieren beschädigter oder blockierter Herzarterien. Während ihrer übrigen Arbeitszeit erklärt sie ihren Patienten, wie sie ihre Lebensweise verändern sollten.

»Kürzlich habe ich vor einer großen Gruppe Kardiologen einen Vortrag gehalten«, erzählte sie mir. »Anfangs sprach ich über ein radioaktives Drahtgewebe, das die operierten Arterien offen halten soll, indem sie hohen Dosen lokalisierter Bestrahlung ausgesetzt werden. Obwohl es sich um eine neue Methode handelt, für deren Erfolg es noch keinerlei Beweise gibt, und zudem die Möglichkeit stark toxischer und langfristiger Nebenwirkungen besteht, waren die Kardiologen von der Vorstellung, dieses radioaktive Drahtgewebe einzusetzen, hellauf begeistert. In der zweiten Hälfte meines Vortrags sprach ich über unser Programm, das ja die Veränderung der Lebensweise beinhaltet. Obwohl gesicherte Daten aus den Untersuchungen, die im Verlauf von zwanzig Jahren durchgeführt wurden, die Wirksamkeit des Programms belegen, reagierten die Kardiologen skeptisch und sogar feindselig. Sie hatten kein Verständnis für die Thesen, dass Patienten ihre Lebensweise ändern können und bei Krankheit und Gesundheit Emotionen eine wesentliche Rolle spielen. Viele verließen sogar verärgert den Raum.«

Ähnliches erlebte ich vor etwa zwei Jahren, als ich vor über fünftausend Kardiologen, die ihr Geld mit der Gefäßchirurgie verdienen, einen Vortrag hielt. Darin erklärte ich, warum eine Änderung der Ernährungs- und Lebensweise manchmal wirkungsvoller ist als Gefäßoperationen. Das Publikum zeigte sich nicht gerade aufgeschlossen. Der Direktor der Konferenz Dr. Martin Leon, ein international anerkannter Herzspezialist, stellte mich mit folgenden Worten vor: »Wahrscheinlich fragen Sie sich, warum ich Dean Ornish als Redner zu einer Konferenz eingeladen habe, bei der es um aggressive Eingriffe am Herzen geht. Doch in der Tat, bei seinem Programm handelt es sich um aggressive Eingriffe, die allerdings ganz anderer Art sind.«

Welche Ironie: Unzählige wissenschaftliche Beweise belegen, wie wichtig es ist, mit Patienten über ihre Lebensweise und ihre Psyche zu sprechen. Die meisten Ärzte jedoch verfügen weder über die notwendige Zeit noch die entsprechende Ausbildung. Ein Arzt, der alle paar Minuten mit einem neuen Patienten konfrontiert wird, hat nicht die Zeit, mit dem oder der Betroffenen über mögliche Probleme mit dem Ehepartner, mit drogensüchtigen Kindern oder über

Stress am Arbeitsplatz zu reden. Er kann nur Herz und Lunge abhören, ein Rezept ausstellen und sich dem nächsten Patienten zuwenden.

Diese frustrierende Situation hat zum Teil das schnell ansteigende Interesse an der alternativen Medizin gefördert. Im *New England Journal of Medicine* erschien ein Artikel, in dem es hieß, dass mehr Geld für Alternativheilverfahren als für die traditionelle Medizin ausgegeben wird – obwohl die meisten Versicherungsgesellschaften diese Kosten noch nicht erstatten.[2]

Welche Gründe gibt es dafür?

Das Bedürfnis, mit dem Arzt über vorhandene Probleme zu sprechen und eine persönliche Beziehung zu ihm aufzubauen, ist so stark, dass viele Menschen die Kosten aus eigener Tasche bezahlen, damit diese Wünsche erfüllt werden. Ärzte, die sich über solche »Gefühlsduseleien« lustig machen, ignorieren grundlegende menschliche Bedürfnisse und laufen Gefahr, sich dadurch auch wirtschaftlich zu schädigen, denn die Patienten stimmen mit den Füßen ab. Aus diesem Grund bieten selbst konservative medizinische Fakultäten Lehrveranstaltungen über alternative Heilverfahren an, die auch als Ganzheitsmedizin bezeichnet werden.

An der medizinischen Fakultät der Universität von Kalifornien in San Francisco (UCSF) beispielsweise bin ich der Mitbegründer des neuen Zentrums für Ganzheitsmedizin. In diesem Lehrprogramm lehren und studieren wir innovative Verfahren in der Medizin, bei denen die besten traditionellen und nichttraditionellen Gesundheits- und Heilmethoden zusammengeführt werden. An den Lehrveranstaltungen können Medizinstudenten, Praktikanten, Assistenzärzte, Dozenten, praktizierende Ärzte, Krankenschwestern und andere Mitarbeiter im Gesundheitswesen teilnehmen.

Alternative Heilverfahren wie Akupunktur, Yoga, Chiropraktik und auf Berührung basierende Therapien unterscheiden sich stark voneinander. Doch all diese Praktiken haben eines gemeinsam: Die Ärzte und anderen medizinischen Fachkräfte nehmen sich Zeit für ihre Patienten, sie hören ihnen zu und setzen bei der Behandlung oft Berührungen ein, sodass sich die Patienten umsorgt und gut betreut fühlen.

Als ich 1977 im dritten Semester Medizin studierte, begann ich mit meinen Forschungsarbeiten, um festzustellen, ob sich das Fortschreiten von schweren Erkrankungen der Herzkranzgefäße bremsen oder sich dieser Zustand möglicherweise sogar rückgängig machen lässt. Damals hielten die meisten Ärzte dies für unmöglich. Es kostete viel Mühe, überhaupt Gelder für solche Forschungszwecke aufzutreiben: »Warum sollten wir unsere Mittel für Studien verschwenden, die – wie wir wissen – nicht die entsprechenden Ergebnisse liefern werden?« Es war ein Teufelskreis: Ohne Gelder konnten wir nicht erforschen, ob oder in welchem Maß Herzerkrankungen heilbar sind, aber da die meisten Geldgeber dies sowieso für unmöglich hielten, wollten sie unsere Forschungsarbeiten erst gar nicht unterstützen.

Heute findet diese »unmögliche« Idee allgemein Anerkennung, doch *warum* Herzerkrankungen heilbar sind, war das Thema vieler Diskussionen.

In einer Reihe von stichprobenartig durchgeführten Versuchen setzten meine Kollegen und ich die neuesten technologischen Verfahren ein, um die Wirkung von alten, preiswerten Eingriffen zu bewerten, bei denen kaum technische Mittel eingesetzt werden. Bei unseren Untersuchungen stellten wir fest, dass selbst bei schweren Herzerkrankungen in wenigen Wochen ohne Medikamente oder operative Eingriffe eine Heilung einsetzen kann. Mit Tests wie Thalliumszintigraphie (Myokardszintigraphie), Ventrikelszintigraphie und PETs (Positronenemissionstomographie) maßen wir die allgemeine Verbesserung bei der Blutversorgung des Herzens und seine Fähigkeit, Blut durch den Körper zu pumpen; mit Hilfe von computeranalysierten, quantitativen, koronaren Arteriogrammen stellten wir fest, dass selbst stark blockierte Koronararterien messbar weniger stark blockiert waren.[3-24]

Auch wenn diese Forschungsergebnisse sehr wichtig waren, erklärten die meisten Teilnehmer an dieser Studie sowie Mitglieder ihrer Familien, dass Änderungen, die schwerer zu messen waren, für sie größere Bedeutung hatten. Dabei handelte es sich um Folgendes:

- Die Wiederentdeckung innerer Quellen, um Frieden, Glück und Wohlgefühl zu erlangen.
- Das Erlernen von Kommunikationsfähigkeiten, die eine engere Beziehung zu nahe stehenden und geliebten Menschen ermöglichten.

- Die Schaffung enger, vertrauensvoller Kontakte zu Freunden und innerhalb der Familie.
- Die Entwicklung größeren Mitgefühls und Einfühlungsvermögens gegenüber sich selbst und anderen.
- Die direkte Erfahrung der transzendenten Verbundenheit allen Lebens.

Immer wenn ich unsere Untersuchungsergebnisse bei wissenschaftlichen Tagungen vorgestellt habe, waren viele der anwesenden Ärzte und Wissenschaftler der Meinung, dass der Nutzen meines Programms allein auf Ernährung und Körperbewegung zurückzuführen sei. Sie glaubten, die Techniken zur Stressbewältigung und die Unterstützung durch die Gruppe brächten wenige oder gar keine Vorteile. Die Tatsache, dass es viele anerkannte Studien gibt, in denen die Rolle von emotionalem Stress bei Herzerkrankungen belegt wird, besaß für sie keine nennenswerte Bedeutung. Genauso wenig Beachtung schenkten sie unseren Forschungsergebnissen, die belegten, dass bestimmte Methoden zur Stressbewältigung für Veränderungen bei Erkrankungen der Herzkranzgefäße genauso wichtig waren wie das Einhalten einer bestimmten Ernährungsweise.

Selbst Ärzte, die den Cholesterinwerten eine gewichtige Bedeutung beimessen, fragten mich, warum Ernährung und Lebensstil geändert werden sollten, wenn sich der Cholesterinspiegel doch einfach durch die Einnahme einer Tablette senken lässt. Ihrer Meinung nach können Cholesterin senkende Medikamente Herzerkrankungen ebenfalls positiv beeinflussen.

Medikamente können in einigen Fällen sehr hilfreich sein, aber ihr Einsatz sollte bei der Behandlung nicht an erster Stelle stehen. Warum sollte man zur Senkung des Cholesterinspiegels für den Rest seines Lebens starke Medikamente einnehmen, wenn sich ähnliche Ergebnisse oft durch eine andere Ernährung und eine andere Lebensweise erzielen lassen? Und das Ganze kostet nur einen Bruchteil der medikamentösen Behandlung, sodass jährlich Milliarden gespart werden können. Außerdem treten bei dieser Methode weder bekannte noch unbekannte Nebenwirkungen auf. Die Nebenwirkungen, die bei der Änderung der Ernährungs- und der Lebensweise auftreten, sind immer nur positiv. Zudem kann dieselbe Ernährung, die zur Heilung von Herzerkrankungen beiträgt, bei der Vorbeugung von Krebserkrankungen der Prostata, der weiblichen Brust, des Dickdarms sowie bei Lymphoma, Osteoporose, Diabetes, Bluthochdruck, Arthritis und Fettleibigkeit helfen.

Außerdem verbessern Tabletten zur Senkung des Cholesterinspiegels nicht das persönliche Wohlgefühl, während umfassende Veränderungen der Ernährungs- und Lebensweise auffallend schnell dazu führen, dass sich die Betroffenen sehr viel wohler fühlen. Auf diese Weise wird die Freude am Leben gesteigert, anstatt nur Risikofaktoren zu modifizieren, das Leben um ein paar Monate zu verlängern oder den Patienten ihre Todesangst zu nehmen.

Durch die Einnahme von Tabletten zur Senkung des Cholesterinspiegels verpassen die Patienten die Gelegenheit, ihr Leben so zu verändern, dass es mehr Freude macht und mehr Sinn erhält, da die psychologischen, emotionalen und spirituellen Aspekte von Gesundheit und Heilen nicht angesprochen werden.

Suchen Sie mal das Wort *Stress* im Stichwortverzeichnis der Zusammenfassungen all jener wissenschaftlichen Tagungen, die sich mit Herzerkrankungen beschäftigen. Sie werden dort Begriffe wie Belastungs-EKG, Stressbelastungstest und Stress-Dopplertest finden, aber zu emotionalem Stress und anderen psychologischen Faktoren werden Sie nur sehr wenige Verweise entdecken. Überhaupt nichts angegeben ist zu den spirituellen Dimensionen des Herzens, obwohl das Herz seit Jahrtausenden ein Symbol für Liebe, Mitgefühl und Spiritualität darstellt. Das Wort *Liebe* kommt in diesen Stichwortverzeichnissen nicht einmal vor. Man sollte annehmen, dieser Begriff würde bei den Psychologen eine Rolle spielen, aber bei der Durchsicht der *Annual Review of Psychology* (dreiundzwanzig Bände!) fand ich keinen einzigen Hinweis darauf.[25]

Als ich die von 1996 bis 1997 vorgenommenen Einträge der Datenbank der Nationalen Bibliothek für Medizin durchsuchte, fand ich 6 059 652 Einträge zu veröffentlichten Forschungsarbeiten zum Thema *Mensch*, 277 175 zum Thema *Herz*, 2205 Eintragungen unter dem Stichwort *Liebe*, aber nur vier Artikel, die Liebe in Verbindung mit Herzerkrankungen erwähnten. Von diesen vier Artikeln stammte einer vom Erfinder einer neuen Technologie im Bereich der pädiatrischen Kardiologie und seiner »Liebe in guten Zeiten und bei schwierigen Problemen«. In einem japanischen Artikel hieß es, dass Herztransplantationen »aus Liebe zur Menschheit« angeboten werden sollten. Nur zwei von über neun Millionen Einträgen in der erwähnten Datenbank beschrieben die Beziehung zwischen Liebe und Herzerkrankungen.

Erst im Mai 1997 befasste sich ein Artikel im *Journal of the American Medical Association* mit allen bekannten Risikofaktoren für Erkrankungen der Herzkranzgefäße.[26] Während Fachbegriffe wie Apolipoprotein-E-Isoforme, Cholesterinester-Transferprotein und Lecithin-Cholesterin-Acyltransferase aufgeführt wurden, fehlte jeder Hinweis auf gefühlsbedingten Stress oder andere psychologische Faktoren, von den spirituellen ganz zu schweigen.

Das soll nicht heißen, dass ich grundsätzlich gegen die Gabe von Medikamenten und die Durchführung von Operationen bin – richtig eingesetzt, haben sie großen Wert. Ich verschreibe cholesterinsenkende und andere Medikamente und überweise Patienten zu Operationen ins Krankenhaus, wenn sie, aus welchem Grund auch immer, kein Interesse an einer grundlegenden Veränderung ihrer Lebensweise haben oder zusätzlich zu solchen Maßnahmen Hilfe brauchen. Wir wissen nicht, ob Patienten durch die zusätzliche Gabe von lipidsenkenden Medikamenten bei umfangreichen Änderungen der Lebensweise nicht eine noch größere Verbesserung ihres Zustands erleben. Außerdem können Medikamente und Operationen in einer Krise lebensrettend sein.

Im Mai 1995 nahm ich an dem zwölf Kilometer langen »Bay-to-Breakers«-Rennen teil, das typisch ist für das Leben in San Francisco. Ernsthafte Läufer gehen zusammen mit Männern in Frauenkleidung oder bunten Kostümen und nackten Teilnehmern an den Start. Ich laufe normalerweise immer nur vier bis fünf Kilometer, und als ich acht Kilometer hinter mir hatte, wurde ich müde und suchte nach einer Ausrede, meine Geschwindigkeit zu drosseln. In diesem Augenblick sah ich einen Mann, der bewusstlos auf dem Boden lag – eine gute Entschuldigung für mich.

Zusammen mit einem anderen Arzt führte ich eine kardiopulmonale Reanimation (Herz-Lungen-Wiederbelebung) durch und verabreichte dem Patienten eine Spritze. Ein paar Sanitäter eilten mit einem Defibrillator herbei, und es gelang uns, das Herz des Mannes wieder zum Schlagen zu bringen. Er wurde auf schnellstem Weg ins

Krankenhaus gebracht, wo sofort eine Bypassoperation durchgeführt wurde.

Ich rannte dann noch die letzten Kilometer und erhielt wie alle
Teilnehmer ein T-Shirt mit der Aufschrift »Ich habe das Bay-to-
Breakers-Rennen überlebt«. Später besuchte ich den Mann im
Krankenhaus und schenkte ihm das T-Shirt als Souvenir. Er ist Eng-
lischlehrer an einer Oberschule in Seattle, und die Operation wurde
von einem seiner ehemaligen Schüler durchgeführt.

Als der Mann hilflos auf der Straße lag, empfahl ich ihm selbstverständlich nicht, Gemüse zu essen, und ich erklärte ihm auch
nicht die Vorteile der Meditation – Medikamente und Operationen
haben zu bestimmten Zeiten ihre Berechtigung, doch selbst wenn
sie notwendig sind, ist dies erst der Anfang. Danach sollte jeder
Betroffene sich fragen, was er aus dieser Erfahrung lernen kann, wie
er in diese bedrohliche Lage gekommen ist und was man tun kann,
damit sie sich nicht wiederholt.

Nachdem sich dieser Mann von der Bypassoperation erholt hatte,
nahm er an einem der siebentägigen Seminare teil, die von meinen
Kollegen und mir in aller Abgeschiedenheit durchgeführt werden,
um zu lernen, wie sich die Wahrscheinlichkeit einer weiteren Herzoperation reduzieren lässt.

Das Herz ist mehr als eine Pumpe

Das Herz *ist* eine Pumpe, die auf körperlicher Ebene behandelt werden muss, doch das Herz ist mehr als nur ein mechanisches
»Gerät«, und ein wahrer Arzt ist mehr als nur ein Klempner, Techniker oder Mechaniker. Wir haben auch ein emotionales Herz, ein psy-
chologisches Herz und ein spirituelles Herz.

Unsere Sprache spiegelt dies wider: So sehnen wir uns beispielsweise nach unserem oder unserer Herzallerliebsten. Seit Men-
schengedenken beschreiben Dichter, Musiker, Künstler, Schriftsteller und Mystiker Menschen, die ein offenes oder ein verschlossenes
Herz haben, ein warmes oder ein kaltes Herz, ein mitfühlendes
Herz, oder Menschen, die herzlos sind. Liebe heilt. Diese Metaphern
spiegeln tiefere Weisheiten wider und sind nicht nur Sprachbilder.

Wenn ich auf wissenschaftlichen Tagungen, in Krankenhäusern
oder medizinischen Fakultäten Vorträge halte, beginne ich immer

mit wissenschaftlichen Daten, um meine Glaubwürdigkeit zu unterstreichen. Ich lege objektive Beweise aus unseren Versuchen vor, die zeigen, dass sich Herzerkrankungen oft durch eine Veränderung der Lebensweise rückgängig machen lassen. Erst danach rede ich über die Themen, die mich am meisten interessieren: die emotionalen, psychologischen und spirituellen Dimensionen beim »Öffnen unserer Herzen«.

Hinterher sagt man mir manchmal: »Dean, Ihr Vortrag war wirklich gut, bis Sie sich in diese Gefühlsduseleien verheddert haben.«

Aber wir sind nun einmal empfindsame Wesen, die in einer Gemeinschaft leben. Menschen, Gesellschaften und Kulturen, die in den vergangenen Jahrtausenden gelernt haben, füreinander zu sorgen, einander zu lieben und Beziehungen zu pflegen, haben eher überlebt als jene, die den fürsorglichen Umgang miteinander nicht erlernt haben. In unserer Kultur ist die Vorstellung, füreinander zu sorgen und sich in Gemeinschaften zusammenzuschließen, immer seltener geworden. Doch ignorieren wir dies, gerät die Menschheit in Gefahr unterzugehen.

Die Elemente in unserem Leben, die am sanftesten erscheinen – Liebe, menschliche Nähe und Lebenssinn – sind in Wirklichkeit die stärksten. Doch dieser Teil meiner Arbeit wird im Grunde am wenigsten verstanden, obwohl er vielleicht der wichtigere ist. Während wir auf ein neues Jahrtausend zugehen, besteht in der westlichen Welt ein starkes Bedürfnis nach Spirituellem. In den letzten fünfzig Jahren ist es in unserer Gesellschaft zu radikalen Veränderungen gekommen, deren Bedeutung wir erst jetzt wirklich begreifen.

Nicht nur die physischen Herzerkrankungen haben in unserer Kultur ein epidemisches Ausmaß erreicht, sondern auch die Krankheiten, die ich als emotionale und spirituelle Herzerkrankungen bezeichne – tiefe Gefühle von Einsamkeit, Isolation, Entfremdung sowie Depressionen. In unserer Kultur ergreifen diese negativen Erscheinungen durch den Zusammenbruch der sozialen Strukturen, die uns bisher ein Zugehörigkeitsgefühl und Gemeinschaftssinn verliehen haben, von immer mehr Menschen Besitz. Für mich ist dies eine der Wurzeln von Krankheit, Zynismus und Gewalt in unserer Gesellschaft.

Wenn ich einen Vortrag halte, stelle ich hin und wieder folgende Frage: »Auf wen der hier Anwesenden treffen die folgenden vier Aussagen alle zu?«

1. Sie leben noch in dem Viertel, in dem Sie geboren wurden und aufgewachsen sind und in dem die meisten alten Nachbarn auch noch leben.

2. Sie sind seit mindestens zehn Jahren Mitglied derselben Kirchengemeinde, und die meisten anderen, die vor zehn Jahren Mitglieder waren, sind es auch heute noch.

3. Sie haben seit mindestens zehn Jahren denselben Arbeitsplatz, und die meisten Ihrer Kollegen, die vor zehn Jahren bei Antritt Ihrer Stelle in dem Betrieb waren, arbeiten auch heute noch dort.

4. Ihre Verwandten leben in der Nähe, und Sie besuchen sie regelmäßig.

In einem Publikum von vielleicht dreitausend Menschen heben möglicherweise zehn oder zwanzig die Hand, und zwar nicht nur in Großstädten, sondern auch in ländlichen Gebieten. Vor fünfzig Jahren hätten die meisten alle vier Aussagen bejahen können.

Na und, sagen Sie vielleicht. Was hat das mit Herzerkrankungen oder mit anderen Krankheiten zu tun? Welche Auswirkungen sollte dies auf Gesundheit und Heilung haben? Was hat es überhaupt zu bedeuten?

Meiner Meinung nach hat es sehr viel mit Gesundheit und Krankheit zu tun, mit unserem Überleben als Individuum und als Art, und dieser Zusammenhang steht im Mittelpunkt meines Buchs.

Einsamkeit und Isolation wirken sich in vielfacher Weise auf unsere Gesundheit aus:

• Sie erhöhen die Wahrscheinlichkeit, dass wir rauchen und zu viel essen, was negative Folgen für unsere Gesundheit hat, und sie verringern die Wahrscheinlichkeit, dass wir uns für eine Lebensweise entscheiden, die unser Leben verbessert und nicht selbstzerstörerisch wirkt.

• Sie erhöhen – unabhängig von den Verhaltensweisen der Betroffenen – die Wahrscheinlichkeit von Krankheit und vorzeitigem Tod durch die bereits erwähnten Ursachen um 200 bis 500 Prozent. Die dabei in Aktion tretenden Mechanismen kennen wir noch nicht alle.

• Sie beeinträchtigen in starkem Maße unsere Lebensfreude.

Kurz gesagt: *Alle Dinge, die das Gefühl von Isolation fördern, führen häufig zu Krankheit und Leid. Alle Dinge hingegen, die das Gefühl von Liebe und menschlicher Nähe, Zugehörigkeit und Gemeinschaft fördern, wirken heilend.* Ich werde mich diesem Thema später in den anderen Kapiteln noch eingehender widmen.

Heute herrscht in unserer Kultur viel Leid. Es ist sehr schwierig, die Menschen dazu zu bewegen, selbst einfache Veränderungen ihres Verhaltens vorzunehmen, indem sie das Rauchen aufgeben, ihre Ernährung ändern, für mehr körperliche Bewegung sorgen oder einfach nur ihre Medikamente einnehmen, wenn sie unter Depressionen leiden oder sich einsam und isoliert fühlen. Es gibt sehr viele Möglichkeiten, den Schmerz zu betäuben, ihn abzutöten, sich vom emotionalen Schmerz abzulenken oder zu distanzieren. Manche Menschen rauchen, andere essen zu viel, missbrauchen Medikamente und Alkohol, zappen ziellos durch die Fernsehprogramme oder arbeiten zu viel. Unsere Kultur bietet uns viele Möglichkeiten, Schmerzen zumindest vorübergehend zu vermeiden.

Ein bekannter herzkranker Musiker suchte mich auf. »Ich habe viel Zeit auf der Bahn verbracht«, berichtete er mir.

»Das ist gut – Bewegung ist wichtig.«

»Nein, ich bin nicht gelaufen – ich meine die Pferderennbahn.« Pferdewetten sind seine Methode, um sich von seinem Schmerz abzulenken.

Leid kann in seinen vielen Formen der Zugang zu echter Wandlung sein, die über körperliche und Verhaltensänderungen hinausgeht. Warum? Weil Veränderungen zumindest am Anfang nicht leicht fallen. Wenn der Mensch genug leidet und die Strategie zur Betäubung des Schmerzes, zur Ablenkung vom Schmerz und zu seinem Abtöten nicht besonders gut funktioniert, dann übt die Vorstellung, sich zu ändern, größere Anziehungskraft aus.

Möglicherweise sagt der Betroffene: »Vielleicht ist es schwer, sich zu ändern, aber ich leide unter so großen Schmerzen, dass alles andere wahrscheinlich leichter zu ertragen ist als dieses Leid. Ich werde es mit Ihrem Programm versuchen.« Sobald Menschen den schnell wirkenden positiven Nutzen dieses Programms entdeckt haben, treten die Wahlmöglichkeiten stärker ins Bewusstsein. Und viele empfinden es als lohnend, diese Entscheidung zu treffen. Der Grund für die Änderung ist plötzlich ein anderer, denn Menschen ändern sich nicht nur, um länger zu leben, sondern auch, um ein besseres Leben zu führen.

Die meisten Ärzte verfügen nicht über die entsprechende Ausbildung, um Leiden als Zugang oder Katalysator für Veränderungen zu sehen. Uns wird gelehrt, den Schmerz als Feind zu betrachten und ihn möglichst schnell abzutöten. Wenn jemand mit einem Herzinfarkt in die Notaufnahme kommt, erhält er Nitroglyzerin. Wenn dieses Mittel nicht ausreicht, geben wir dem Patienten gleich noch ein anderes Mittel, um den Schmerz zu beseitigen.

Natürlich sind Schmerzen nicht unbedingt wünschenswert, aber sie entstehen immer aus einem bestimmten Grund. Schmerzen warnen uns: »He, du! Hör zu! Pass auf! Du tust etwas, das dir schadet.« Der Schmerz ist ein Botschafter. Schmerzen sind Informationen. Hören wir nicht auf den Schmerz und betäuben ihn nur, ohne uns seiner Botschaft bewusst zu werden, schalten wir eigentlich den Rauchmelder ab. Wir legen uns dann einfach wieder schlafen, ohne das Feuer zu bekämpfen, während die Flammen immer höher lodern und schließlich das Haus abbrennen. Wir befassen uns nicht mit der Ursache des Problems.

Heilen und Kurieren sind nicht dasselbe, ebenso wenig Leiden und Krankheit oder Schmerz und Leiden.

Kurieren heißt: Eine körperliche Erkrankung bessert sich messbar. Heilen dagegen ist ein Prozess, der den Menschen in seiner Ganzheit wiederherstellt. Die Wörter *heilen*, *holistisch* und *heilig* haben übrigens dieselbe Wurzel. Wenn wir das Heilen wieder in die Medizin einbringen können, wäre dies wie die Rückkehr der Gerechtigkeit in die Rechtsprechung.

Bei meiner Arbeit mit Menschen, die unter Herzerkrankungen leiden, wird oft geheilt und kuriert. Wenn sich das emotionale und spirituelle Herz öffnet, hat dies häufig Auswirkungen auf das physische Herz. In unseren Forschungsstudien stellten meine Kollegen und ich eine bemerkenswerte Wechselbeziehung zwischen der Befolgung meines Programms und Änderungen bei Verschlüssen der Herzkranzgefäße und der Blutversorgung des Herzens fest: Je stärker sich die Betroffenen änderten, desto besser ging es ihnen im Allgemeinen. Das Ausmaß der Reversibilität von Erkrankungen der Herzkranzgefäße war nicht abhängig vom Alter oder der Schwere der Erkrankung, sondern hauptsächlich davon, in welchem Umfang die Patienten ihre Lebensweise änderten. Den meisten ging es besser. Warum nicht allen?

Auch wenn mein Programm präzise befolgt wird, kann nicht garantiert werden, dass sich eine Herzerkrankung bessern lässt. Vielmehr scheint dabei ein geheimnisvolles Element wie Schicksal, Glück oder Karma eine Rolle zu spielen. *Zur Heilung kann es auch kommen, wenn die Krankheit selbst nicht kuriert werden kann.* Wir können also wieder ein ganzer Mensch werden, auch wenn sich die körperliche Erkrankung nicht bessert. Im Heilungsprozess kann der Betroffene ein Gefühl der Ganzheit und des tiefen inneren Friedens erlangen. So kann er mit weniger Angst und Leiden, aber mit viel größerem Bewusstsein und mehr Einfühlungsvermögen mit seiner Krankheit umgehen. Obwohl das Kurieren einer Krankheit eine wunderbare Sache ist, hat Heilung oft eine viel größere Bedeutung, da sie größere Befreiung vom Leiden bringt.

Wir haben gesehen, dass Heilen und Kurieren nicht dasselbe ist, und genauso verhält es sich mit Schmerz und Leiden. Schmerz ist ein körperlicher Prozess – Nerven übermitteln die Information »Schmerz« ans Gehirn, zum Beispiel bei einer Verletzung. Leiden hingegen ist die Wahrnehmung dieser Erfahrung. Selbst wenn nichts gegen den Schmerz unternommen werden kann, lässt sich die Erfahrung – das Leiden – stark verringern. Ähnlich ist Krankheit die körperliche Manifestation einer biologischen Dysfunktion. Leiden ist die Erfahrung dieses Prozesses und die Einstellung des Betroffenen dazu.

Der Arzt und Psychiater Viktor Frankl befand sich während des Zweiten Weltkrieges als Gefangener im Konzentrationslager Auschwitz. Er fragte sich, warum einige Menschen überlebten und andere nicht. Ein Teil der Gefangenen, die relativ jung und gesund waren, gab auf und starb bald darauf. Andere dagegen, die alt, gebrechlich und krank waren, überlebten trotz schlechter Chancen. Er stellte fest, dass die Überlebensfähigkeit viel weniger von Alter und Gebrechlichkeit abhing, sondern weit mehr von der Fähigkeit, diese schreckliche Erfahrung als sinnvoll zu erleben.

Das Gefühl der überlebenden KZ-Insassen, dass das Ungeheuerliche in ihrem Leben einen Sinn hat, hatte häufig, aber nicht unbedingt, religiöse oder spirituelle Gründe. Einige der Betroffenen wollten überleben, um Zeuge dieser schrecklichen Geschehnisse sein zu können. Andere überlebten aus Liebe zu einem Elternteil oder zu einem Ehepartner oder Kind, die ebenfalls dort gefangen waren. Obwohl jeder Betroffene vielleicht einen anderen Grund hatte, ermöglichte es dieses tiefe Gefühl, in dem Erlebten einen Sinn zu sehen, die schlimmsten Schmerzen mit viel weniger Leiden zu ertragen. Und dieses Gefühl konnte niemand ihnen nehmen – es half ihnen zu überleben.

Viele Patienten haben mir gesagt, dass ihr Herzinfarkt das Beste war, das ihnen je passiert ist. Ein Teil des physischen Herzens mag beschädigt und vernarbt bleiben, aber ihr emotionales und spirituelles Herz hat sich geöffnet, sodass sie ihr Leben freudiger und sinnerfüllter gestalten können. Selbstverständlich muss nicht jeder Mensch einen Herzinfarkt erleiden, damit eine solche Lebensänderung eintritt, aber bei manchen Menschen wäre sie ohne dieses traumatische Ereignis wahrscheinlich nie erfolgt. *Durch ihr Leiden wurden sie wachgerüttelt.*

Selbstverständlich würde ich niemals einem Patienten sagen: »Großartig, dass Sie einen Herzinfarkt hatten!« Die Reaktion darauf wäre für mich sicherlich wenig erfreulich. Tatsächlich aber kann Leid eine Möglichkeit zum Öffnen des Herzens sein, die sich sonst wahrscheinlich nicht geboten hätte. Kein Mensch möchte leiden, jedoch können wir den Sinn des Leidens und die daraus erwachsenden Veränderungschancen verstehen lernen.

Dr. Julia Rowlands ist Direktorin der onkologischen Abteilung der medizinischen Fakultät der Universität von Georgetown. Bei ihren Gesprächen mit Brustkrebspatientinnen stellte sie fest, dass sich die im Leben dieser Frauen eingetretenen Veränderungen oft wie außergewöhnlich positive Erfahrungen anhörten, wenn sie das Wort »Krebs« in den Gesprächen vermied. So sagten die Betroffenen beispielsweise: »Mir sind die Werte in meinem Leben und die Dinge, die mir wichtig sind, wie nie zuvor bewusst geworden.« »Mir sind die Dinge, die wichtig sind, viel klarer geworden.« »Meine Beziehungen sind besser geworden, und jetzt weiß ich, welche ich fortsetzen sollte und welche nicht.«

Es findet ein ungeheurer Klärungsprozess statt, der oft zur Heilung führt. Ein im *Journal of the American Medical Association* erschienener Leitartikel von Dr. David Mumford, der während meines Medizinstudiums zu meinen Mentoren zählte, trug die Überschrift: »Ich danke Gott für meinen Krebs.«[27] Dr. Mumford berichtete, was einer seiner Patienten zu ihm gesagt hatte:

> »David … ich möchte Ihnen etwas sagen. Ich habe mir oft vorgestellt, wie es wäre, wenn ich ganz plötzlich sterbe, zum Beispiel durch einen Schlaganfall oder Herzinfarkt. Wenn ich jetzt daran denke, danke ich Gott, dass ich Krebs habe.« Er hielt einen Augenblick inne und fuhr fort: »Ohne die zusätzliche Zeit, die mir nun doch noch bleibt, hätte ich nie gewusst, welche Liebe und Zärtlichkeit zwischen den Menschen auf Erden möglich ist.«

In solchen Fällen greift die Heilung häufig tief, auch wenn sie sich nur schwer messen lässt. Und für den Betroffenen selbst ist sie am bedeutsamsten, auch wenn man sie nur schwer beschreiben kann.

Sagt man einem Patienten, der unter Depressionen und Einsamkeit leidet, er werde länger leben, wenn er das Rauchen aufgibt, sich mehr bewegt und fettarm ernährt, wirkt dies nicht besonders motivierend. Warum? Wir nehmen es als gegeben hin, dass die Menschen länger leben wollen, aber auf viele trifft das nicht zu. Welcher Mensch, der unglücklich, depressiv und einsam ist, will denn schon länger leben? Doch wenn wir uns mit den wirklichen Problemen wie seelischem Schmerz und Einsamkeit beschäftigen, sind die Menschen häufig viel eher bereit, ihr Leben auf positive Weise zu verändern, anstatt sich selbst zu zerstören.

Die Menschen in unserer Kultur erleben chronischen emotionalen Schmerz in unterschiedlicher Weise. Manche würden am liebsten einschlafen und nicht mehr aufwachen. Möglicherweise wollen sie über ihren Schmerz nicht sprechen, weil sie meinen, niemanden zu haben, mit dem sie offen darüber reden können. Hätten sie einen solchen Ansprechpartner, dann fühlten sie sich nicht so einsam. Da sie mit niemandem über ihren emotionalen Schmerz sprechen, haben sie oft das Gefühl, mit ihren Empfindungen allein zu sein, während alle anderen mit ihrem Leben zurechtkommen. Diese Gedanken führen zu noch größerer Einsamkeit, stärkerer Abschottung und schwereren Depressionen.

Robert Reich war von 1993 bis 1997 Arbeitsminister der USA. In einer Buchbesprechung schrieb die *New York Times*:

> »In dem Washington des Herrn Reich tragen alle – der Autor eingeschlossen – in der Öffentlichkeit eine Maske der Selbstsicherheit und Kompetenz. Im Privatleben sind sie genauso unsicher und anfällig für Fehler wie alle anderen Menschen und erleben gleichermaßen zufällig Erfolg oder Versagen.«[28]

Oberflächlich betrachtet könnte man meinen, dass sehr erfolgreiche Menschen emotional weniger leiden, doch auf die meisten trifft dies nicht zu. Sie versuchen, die seelische Leere mit Erfolg zu füllen, und es spielt keine Rolle, ob dieser Erfolg in Geld, Position, Schönheit, Macht oder Berühmtheit gemessen wird. Doch im Grunde könnten diese Menschen genauso gut versuchen, ein Feuer zu löschen, indem sie Öl hineingießen.

Wenn Menschen Zugehörigkeits- und Gemeinschaftsgefühl nicht auf heilsame Weise finden, beschreiten sie oft einen dunklen und zerstörerischen Weg, um es zu finden. Das starke menschliche Bedürfnis nach Nähe, Zugehörigkeit und Gemeinschaft kann, wie wir gesehen haben, zur Heilung genutzt werden. Manchmal wird es aber so verfälscht, dass es zu Krankheit, Verzweiflung und Düsternis führt.

Das Bedürfnis nach menschlicher Nähe ist so stark, dass es sich sogar über unseren angeborenen Überlebensinstinkt hinwegsetzt. Sich einer Gang oder kriminellen Gruppe anzuschließen, gehört zu den populären Möglichkeiten, Zugehörigkeit und Familie zu erleben. Selbst wenn als »Eintrittskarte« Mord oder Raub verlangt wird. In eine Sekte einzutreten ist eine andere Möglichkeit. In Japan versuchte eine Sekte, das ganze Land zu vergiften. Ein Teil ihrer Mitglieder stammte aus der akademischen Welt Japans. In San Diego begingen 1997 neununddreißig Menschen kollektiven Selbstmord, nachdem sie sich zuvor bereits hatten kastrieren lassen, um dieser Gemeinschaft anzugehören. Das Bedürfnis nach einem Gemeinschaftsgefühl geht über unser Dasein als Individuum hinaus. Gemeinschaft kann uns Heilung bringen oder, wie diese Beispiele zeigen, unser Leiden erhöhen.

Ein Versuch, Gemeinschaftsgefühl zu erleben, lässt sich heute in der Bildung kleiner und kleinster ethnischer Gruppen beobachten. Als Grundlage dient hier der Hass auf einen gemeinsamen Feind.

Auf der ganzen Welt schreitet der Zerfall in immer kleinere ethnische oder politische Einheiten voran. Man will damit Unterschiede zwischen »uns« und »den anderen« annehmen und zementieren: hier die wahren Gläubigen und dort die Ketzer. Diese Entwicklung wird gefördert durch die Zunahme des politischen, religiösen und sozialen Fundamentalismus in allen Teilen der Welt.

Wenn wir Gemeinschaft in Volks- und Stammesgruppen suchen, die einen gemeinsamen Feind haben, bekämpfen wir jene, die sich von uns unterscheiden. Letztendlich ist dies ein fehlgeleiteter Gemeinschaftssinn, denn eine Gruppe, die durch Wut, Angst und Paranoia vereint wird, betrachtet auf Dauer auch die eigenen Mitglieder mit Misstrauen und wird in immer kleinere Gruppen zerfallen.

Doch wir können Gemeinschaften schaffen, die auf Liebe und Nähe beruhen und nicht auf Angst und Hass. Wir können von dem Leid anderer lernen. Bewusstsein ist der erste Schritt zur Heilung.

Ähnlich können wir auf unserem Weg ins nächste Jahrhundert ein neues medizinisches Modell schaffen, das kompetenter und kosteneffektiver, aber auch fürsorglicher und mitfühlender ist. 1984 gründete ich das Forschungsinstitut für präventive Medizin, eine gemeinnützige Organisation, die sich der Forschung, Erziehung und dem Dienst an der Gemeinschaft verschrieben hat. In diesem Institut bildet sich eine außergewöhnliche Gemeinschaft von engagierten Menschen, die sehr kultiviert, gut ausgebildet und sehr fürsorglich und liebevoll sind. Obwohl wir nicht immer das praktizieren, was wir »predigen«, versuchen wir alle, in unseren Beziehungen untereinander vorbildhaft zu zeigen, was wir andere lehren wollen.

Unsere Arbeit geht von der Voraussetzung aus, dass es letztendlich wirkungsvoller ist, sich mit den Ursachen eines Problems und nicht nur mit seinen Symptomen auseinander zu setzen.

Unser Programm, das umfassende Änderungen der Lebensweise verlangt, nimmt nicht nur Ernährungsfehler oder gesundheitsschädigendes Verhalten wie Rauchen in Angriff, sondern beschäftigt sich vor allem intensiv mit deren Ursachen. Zu diesen gehört beispielsweise ein Mangel an Liebe und menschlicher Nähe, den so viele Menschen in ihrem Leben spüren.

In den letzten fünf Jahren haben wir ein Pilotprojekt durchgeführt, um herauszufinden, ob unser Programm für eine ausgewählte Gruppe von Menschen mit schweren Erkrankungen der Herzkranzgefäße eine Alternative zu Bypassoperationen und lebenslanger Abhängigkeit von Medikamenten sein kann. Dazu haben wir in Krankenhäusern im ganzen Land Teams ausgebildet. Mitglieder dieser Teams sind Krankenschwestern, Ärzte, Diätetiker, Leiter von Selbsthilfegruppen, Yoga- und Meditationslehrer, Köche, Physiotherapeuten und Verwaltungsmitarbeiter.

In der Vergangenheit zögerten die privaten Krankenversicherer, die Kosten für Maßnahmen, die auf diese Lebensweise abzielen, zu übernehmen, da sie kurzfristig die Kosten erhöhen und mögliche Einsparungen vielleicht erst Jahre später eintreten. Bei dem neuen Modell, das wir hier untersuchen, sparen die Krankenkassen bei jedem Patienten, der durch eine Änderung seiner Lebensweise nicht operiert werden muss, sofort Zehntausende Mark. Ganz abgesehen von diesem wirtschaftlichen Aspekt, erspart sich der Patient die Belastung, die eine Operation unweigerlich mit sich bringt.

Die meisten Betroffenen, die kurz vor einer Operation standen, konnten tatsächlich durch eine Änderung ihrer Lebensweise den Eingriff vermeiden. Eine Krankenkasse in Omaha stellte sich als erste hinter unser Programm. Heute ersetzen über vierzig private Versicherungsgesellschaften in den USA die Kosten unseres Programms in den Krankenhäusern, in denen wir unsere Teams ausgebildet haben. Sie stellten fest, dass es sich finanziell lohnt, wenn Patienten ihr Herz emotional und spirituell öffnen können.

Wir sind dankbar, dass auch die Finanzverwaltung des öffentlichen Gesundheitswesens bald ein ähnliches Pilotprojekt erlaubt. Erzielen wir bei den darin eingebundenen Patienten ähnliche Erfolge und Kosteneinsparungen, dann können auf diese Weise jedes Jahr Milliarden Dollar eingespart werden. Wenn unser Programm Zustimmung findet, werden noch mehr Versicherungsgesellschaften die Kosten übernehmen, sodass dieses Programm jenen Patienten zugute kommt, die es am meisten brauchen.

Was ich Ihnen vermitteln möchte

Dieses Buch zeichnet meine persönliche Forschungsreise auf und beschreibt meine Erfahrungen als Arzt und Wissenschaftler. Die interessantesten Bücher sind für mich jene, in denen der Autor den

Lesern seinen Weg beschreibt und nicht wie ein Prophet vom Berg herabsteigt und eine Botschaft verkündet. Für mich und sicherlich auch für sehr viele andere Menschen ist der Entdeckungsprozess häufig interessanter als die Antworten, die dabei gefunden werden.

Dieses Buch beruht auf meinen eigenen Erfahrungen als Forscher und auf der Erkundung meines Seelenlebens. Der einzige Mensch, den ich zu ändern versuche, bin ich selbst, und diese Aufgabe ist schon schwer genug. Teile dieses Buchs offenbaren meine innersten Gefühle, damit Sie als Leser nachempfinden können, wie ich die Heilkraft von Liebe und menschlicher Nähe gefunden habe – meine Einsamkeit und Isolation in früheren Jahren, die begangenen Fehler und einiges, das ich im Verlauf der Jahre gelernt habe.

Kapitel 2 dieses Buches gibt einen systematischen Überblick über wissenschaftliche Ergebnisse, die den hohen Stellenwert sozialer Unterstützung und menschlicher Nähe für Gesundheit und Krankheit belegen.

Die Wissenschaft vermittelt uns das Wissen, aber wir brauchen Weisheit. Kapitel 3 beschreibt daher auf sehr persönliche und ehrliche Weise meine Auseinandersetzung mit der menschlichen Nähe in meinem eigenen Leben und was ich aus diesem Prozess gelernt habe und immer noch lerne.

Kapitel 4 vermittelt einige wirkungsvolle Strategien und Techniken, die ein Zustandekommen von menschlicher Nähe fördern oder ermöglichen. Zu jener Nähe, die ich für mich selbst und bei meiner Arbeit mit anderen als hilfreich empfunden habe.

Kapitel 5 stellt wichtige Beispiele aus meiner klinischen Erfahrung dar.

Die in Kapitel 2 aufgeführten wissenschaftlichen Beweise lassen wenig Zweifel daran, dass Liebe und menschliche Nähe für unsere Gesundheit und unser Überleben äußerst wichtig sind. Das Geheimnis ihrer starken Wirkung ist noch immer nicht gelüftet. In Kapitel 6 habe ich eine Gruppe herausragender Experten interviewt, zum Beispiel Wissenschaftler, Psychologen, Ärzte, Heiler, Theologen und Schriftsteller. Jeder von ihnen vermittelt eine einzigartige Perspektive bei der Beantwortung der Frage, warum Liebe und menschliche Nähe so starke Auswirkungen auf unsere Gesundheit und unser Überleben haben.

Die wissenschaftliche Grundlage für die Heilkraft der Liebe

Die Heilkraft der Liebe und zwischenmenschlicher Beziehungen wird immer häufiger in fundierten wissenschaftlichen Studien, die weltweit mit Hunderttausenden von Menschen durchgeführt wurden, dokumentiert. Ich werde auf den nächsten Seiten einige dieser Untersuchungen genauer darstellen, um die wissenschaftliche Grundlage für die Heilkraft von Liebe und Nähe, von Gemeinschaft und Beziehungen zu anderen zu demonstrieren. Diese Dinge spielen eine ungeheure Rolle, denn Einsamkeit tut weh.

Bewusstsein ist der erste Schritt zur Heilung

Dies gilt nicht nur für das menschliche Individuum, sondern auch für die Gesellschaft als Ganzes. Manchmal muss der Wissensdurst befriedigt werden, bevor sich das Herz öffnen kann. Für viele Forscher ist »Liebe« einfach nur ein Wort, und beim »Öffnen des Herzens« denken sie an eine Bypassoperation. Wissenschaftler bevorzugen Wörter wie soziale Unterstützung, Intimität, Feindseligkeit, Depressionen, Wut, Zynismus und so weiter. Jeder Begriff erweist sich aber nur als eine Facette der gesamten Wahrheit und spiegelt zudem die unterschiedlichen Sichtweisen wider. Doch so wie ich die Sache sehe, gibt es eine gemeinsame Wurzel: die Liebe.

Wenn ich in diesem Buch von sozialer Unterstützung, persönlicher Verbindung und Gemeinschaft spreche oder ähnliche Begriffe verwende, geht es immer um ein und dasselbe Thema: Wenn Sie sich geliebt, umhegt, versorgt und unterstützt fühlen und enge Beziehungen zu anderen haben, ist es sehr viel wahrscheinlicher, dass Sie glücklicher und gesünder sind als jene, die das nicht von sich sagen können. Sie haben ein viel geringeres Risiko, krank zu werden, und im Fall einer Krankheit eine viel größere Überlebenschance.

In den letzten zwanzig Jahren, in denen ich meine Forschungen durchgeführt habe, bin ich mir der Bedeutung von Liebe und Nähe immer bewusster geworden. Wie umfassend und inhaltsreich dieses Gebiet jedoch ist, habe ich erst festgestellt, als ich während der Vorbereitungsarbeiten zu diesem Buch die wissenschaftliche Literatur systematisch durchforstete.

Zeigt Ihre Frau Ihnen ihre Liebe?

In einigen Studien werden nur die Anzahl und Struktur der sozialen Beziehungen gemessen. Ich aber glaube, dass die wahrgenommene Qualität dieser Beziehungen, also die Einstellung, die der Betroffene zu ihnen hat, am wichtigsten ist.[1] Eine vergleichbare Meinung vertreten die beiden anerkannten Forscher L. G. Russek und G. E. Schwartz: »Soziale Unterstützung spiegelt liebevolle und fürsorgliche Beziehungen im Leben des Menschen wider ... Einfache Bewertungen des Gefühls, geliebt zu werden, können bei der Beurteilung der sozialen Unterstützung so wirkungsvoll sein wie umfassendere

Methoden, die Größe, Struktur und Funktionen des sozialen Netzes messen. Wahrscheinlich sind sie sogar wirkungsvoller.«[2]

An der Yale-Universität beispielsweise befassten sich Wissenschaftler mit 119 Männern und 40 Frauen, die sich einer koronaren Angiographie unterzogen, bei der das Ausmaß von Blockierungen in den Herzarterien auf einem Röntgenfilm festgehalten wird. Diejenigen, die sich am meisten geliebt fühlten und denen andere Menschen beistanden, wiesen beträchtlich weniger Blockierungen der Herzarterien auf.[3] Die Forscher stellten Folgendes fest: Das Gefühl, geliebt zu werden und seelische Unterstützung zu haben, erwies sich als ein wichtiger Faktor bei der Prognose der Schwere dieser Blockierungen – er hatte mehr Bedeutung als die Anzahl der Beziehungen der Betroffenen. Und diese Wirkung war nicht abhängig von Ernährungsweise, Rauchen, körperlicher Bewegung, Cholesterinwerten, Familiengeschichte (Genetik) und den anderen üblichen Risikofaktoren.

In einer schwedischen Studie mit 131 Frauen wird dargelegt, dass das Vorhandensein tiefer emotionaler Beziehungen ebenfalls mit geringeren Blockierungen der Herzarterien, die mit einer computeranalysierten koronaren Angiographie gemessen wurden, in Zusammenhang gebracht werden konnte. Wie bei der Untersuchung in Yale blieben diese Ergebnisse auch dann konstant, wenn Alter, Bluthochdruck, Rauchen, Diabetes, Cholesterinspiegel, Bildungsniveau, Auswirkungen der Wechseljahre und andere Faktoren, die das Ausmaß der Krankheit hätten beeinflussen können, einbezogen wurden.[4]

Bei einer ähnlichen Studie an der Case Western Reserve University in Cleveland untersuchten Forscher zehntausend verheiratete Männer, die bisher nicht unter Angina pectoris gelitten hatten. Für Männer mit hohen Risikofaktoren wie erhöhtem Cholesterinspiegel, Bluthochdruck, hohem Alter, Diabetes und ungünstigen EKG-Ergebnissen lag die Wahrscheinlichkeit, in den nächsten fünf Jahren an Angina pectoris zu erkranken, zwanzigmal höher.

Man stellte den Männern die Frage: »Zeigt Ihre Frau Ihnen ihre Liebe?« Jene, die sie mit Ja beantworteten, litten deutlich weniger unter Angina pectoris, auch wenn die Anzahl der Risikofaktoren bei ihnen hoch war. Bei Männern, auf die ebenfalls mehrere Risikofaktoren zutrafen, denen aber eine liebende Frau fehlte, war die Anzahl der Erkrankungen fast doppelt so hoch. Je höher der Cholesterinspiegel und Blutdruck und je größer Angst und Stress waren, desto mehr Bedeutung gewann die Liebe der Ehefrau, die wie ein Schutzkissen gegen diese schädlichen Folgen wirkte.

Die Forscher schrieben: »Die Liebe und Unterstützung durch die Ehefrau sind wichtige ausgleichende Faktoren, die offensichtlich das Risiko von Angina pectoris selbst bei Vorhandensein hoher Risikofaktoren reduziert.«[5] Die Forscher stellten auch fest: Bei Männern mit Angstgefühlen und familiären Problemen (vor allem Konflikte mit Frau und Kindern) traten die Angina-pectoris-Schmerzen verstärkt auf. Sie zogen daraus folgende Schlüsse:

> »Die Auswirkungen dieser Ergebnisse gehen für Kliniker in zwei Richtungen. Auf der einen Seite werden vorbeugende Maßnahmen wie das Nichtrauchen, die Senkung überhöhter Cholesterinwerte und des Bluthochdrucks sowie Gewichtsreduzierung wahrscheinlich dazu beitragen, die Gefahr des Auftretens von Herzinfarkt und – in einem geringeren Maß – von Angina pectoris zu verringern. Doch andererseits greifen die beschriebenen Maßnahmen – so wirkungsvoll sie auch sind – nicht, wenn sie nicht von einer detaillierten Untersuchung der Lebenssituation des Betroffenen im persönlichen, familiären und beruflichen Bereich begleitet werden ... Dies zeigt erneut, wie wichtig die oft erwähnte, aber nur selten durchgeführte Einbeziehung der körperlichen, emotionalen und sozialen Aspekte im Leben des Patienten ist, um eine Angina pectoris zu verhindern, hinauszuzögern oder zu lindern.«

Obwohl falsche Ernährung, Bluthochdruck und andere Risikofaktoren als jeweils treibende Kraft bei der Entwicklung von Herzerkrankungen und Angina pectoris zu betrachten sind, können diese Kräfte durch eine liebevolle Beziehung beträchtlich abgeschwächt werden.

In der oben genannten Studie bezogen die Forscher weder Frauen noch gleichgeschlechtliche Paare mit ein. Nach meinen eigenen klinischen Erfahrungen sehen die Ergebnisse jedoch auch für diese Personenkreise sehr ähnlich aus. In einer anderen Studie befassten sich diese Forscher mit fast 8500 Männern, bei denen weder Vorgeschichte noch Symptome auf Zwölffingerdarmgeschwüre hinwiesen. Die Antworten, die diese Männer auf den zur Verfügung gestellten Fragebögen gaben, wurden also nicht durch irgendein Wissen über diese Krankheit beeinflusst.

In den nächsten fünf Jahren bekamen 254 dieser Männer Zwölffingerdarmgeschwüre. Bei denjenigen, die sich von ihren Frauen wenig geliebt und unterstützt fühlten, als die Untersuchung begann, stellte man doppelt so viele Geschwüre fest wie bei den anderen Männern. Von ihrer Frau nicht geliebte Männer hatten fast dreimal so viele Geschwüre wie jene, deren Frau Liebe und Unterstützung zeigte. Der Faktor Liebe schlug im Zusammenhang mit Geschwüren stärker zu Buche als Rauchen, Alter, Bluthochdruck, berufliche Belastung oder andere Faktoren. Männer, die zudem unter Angstgefühlen und familiären Problemen litten, wiesen mehr Geschwüre auf.[6]

Die Mediziner gehen heute davon aus, dass viele Geschwüre durch *Helicobacter-pylori*-Bakterien verursacht werden. Dennoch waren die Männer, die sich von ihrer Frau geliebt fühlten, auf irgendeine Weise stark vor der Entwicklung eines Geschwürs geschützt, obwohl sie wahrscheinlich mit diesen Erregern infiziert waren. Wie wir später sehen werden, können Infektionen eine notwendige, aber nicht ausreichende Vorbedingung für die Manifestation einer Krankheit sein, wenn der Betroffene sich geliebt fühlt und Unterstützung erhält.

Wen lieben Sie?

Wie messen Wissenschaftler Liebe und Unterstützung? Es ist leichter, einfach nur die Anzahl der sozialen Beziehungen zu messen, statt die Art und Weise, wie ein Mensch die Qualität dieser Beziehungen wahrnimmt.[7] In einer Untersuchung stellten die Forscher beispielsweise die Anzahl der sozialen Beziehungen fest, indem sie einfach Zahlen abfragten:

> Wie viele Menschen treffen Sie in einer normal verlaufenden Woche?
> Mit wie vielen Menschen teilen Sie gleiche Interessen?
> Wie viele Freunde haben Sie, die Sie unangemeldet zu Hause besuchen können, ohne dass Ihnen die möglicherweise vorhandene Unordnung peinlich ist?
> Mit wie vielen Freunden oder Verwandten können Sie offen reden?

Um die Qualität dieser emotionalen Beziehungen zu messen, fragten die Forscher:

> Gibt es einen besonderen Menschen, an den Sie sich anlehnen können und der Ihnen sehr nahe steht?
> Gibt es jemanden, mit dem Sie Ihre Gefühle teilen können?
> Gibt es jemanden, dem Sie sich anvertrauen können?
> Gibt es jemanden, der Sie in den Arm nimmt und tröstet?
> Gibt es jemanden bei Ihnen zu Hause, der wirklich zu schätzen weiß, was Sie für ihn/sie tun?

Die Forscher stellten fest, dass sowohl die Anzahl als auch die Qualität der Beziehungen wichtig war.[8] Selbstverständlich ist eine große Anzahl destruktiver Beziehungen nicht wünschenswert, und daher ist die Qualität der Beziehungen, das heißt, wie liebevoll und unterstützend sie sind, wichtiger als die Anzahl dieser Beziehungen.

Eine andere Gruppe Wissenschaftler teilte die soziale Unterstützung in drei Kategorien ein:[9]

1. Emotionale Unterstützung umfasst Fürsorge und ein Interesse, das auf verbale und nichtverbale Weise gezeigt wird – das Gefühl, geschätzt und geliebt zu werden, sowie die Gelegenheit, menschliche Nähe zu erleben. Emotionale Unterstützung kann das Gefühl vermitteln, dass das eigene Leben Sinn und Bedeutung hat und der Betroffene dazugehört.
2. Informatorische Unterstützung bietet Informationen, Rat, Beurteilung und Anleitung durch andere.
3. Instrumentelle Unterstützung umfasst praktische und materielle Bereiche wie Transportmöglichkeiten, Geld oder Hilfe bei der Hausarbeit.[10]

Obwohl diese Klassifizierung bei Forschungsarbeiten nützlich sein kann, sind die Kategorien meiner Meinung nach jedoch einer grundlegenderen Frage untergeordnet: Fühlen Sie sich geliebt und gemocht?

Um die soziale Unterstützung zu untersuchen, könnten andere Forscher beispielsweise auch folgende Fragen stellen:

> Gibt es jemanden, der Sie im Krankheitsfall ins Krankenhaus fahren würde, oder müssten Sie ein Taxi oder einen Krankenwagen rufen? Wenn Sie kein Geld hätten, gäbe es dann einen Menschen, der Ihnen unbesehen Geld leihen würde?
> Wenn Sie krank wären, würde sich dann ein Freund oder eine Freundin um Ihre Kinder kümmern, bis es Ihnen wieder besser geht?

Anders ausgedrückt: Gibt es jemanden, dem Sie wirklich wichtig sind und der sich Ihnen nah fühlt? Ein Mensch, der Sie liebt und der Ihnen helfen will? Jemand, dem Sie sich anvertrauen können?

Wenn die Antworten Nein lauten, könnte das Risiko, vorzeitig zu erkranken und zu sterben, drei- bis fünfmal größer sein. Einige Untersuchungen schätzen das Risiko sogar noch höher ein. Zu den Ursachen zählen ein höheres Risiko durch Herzinfarkt, Schlaganfall, Infektionskrankheiten, Krebserkrankungen, Allergien, Arthritis, Tuberkulose, Erkrankungen des Immunsystems, Alkoholismus, Medikamenten- und Drogenmissbrauch, Selbstmord und so weiter. Diese Zunahme von vorzeitigen Todesfällen wurde sowohl bei Menschen festgestellt, die zu Beginn dieser Studie gesund waren, als auch bei jenen, die nicht gesund waren.[11] Außerdem entscheiden sich Menschen viel eher für lebensverbessernde und nicht für selbstzerstörerische Verhaltensweisen, wenn sie sich geliebt fühlen.[12, 13]

In einigen Studien zeigt ein zusätzlicher bedeutsamer Aspekt: Es ist auch wichtig, wie viel man gibt, und nicht nur, wie viel man bekommt. Liebe zu empfangen und menschliche Nähe zu genießen, wirkt sowohl für den Gebenden als auch den Empfangenden heilsam.

In einer Studie, an der über siebenhundert ältere Erwachsene beteiligt waren, stellte man beispielsweise fest: Bei den Auswirkungen des Alterns kam es weitaus mehr auf den Beitrag an, den die Betroffenen selbst innerhalb des sozialen Netzes leisteten, als auf die Hilfe, die sie von anderen erhielten. Je mehr Liebe und Unterstützung sie anboten, desto mehr Vorteile zogen sie für sich selbst daraus.[14] Eine der einfachsten und treffendsten Definitionen für soziale Unterstützung lautet: »Soziale Unterstützung wird definiert als Information, die dem Betroffenen das Gefühl vermittelt, dass er gemocht, geliebt und geschätzt wird und Mitglied eines aus gegenseitigen Verpflichtungen bestehenden Netzes ist.«

Anders ausgedrückt: Alles, was Gefühle von Liebe und Nähe fördert, ist heilsam. Alles, was Isolation, Trennung, Einsamkeit, Verlust,

Feindseligkeit, Wut, Zynismus, Depressionen, Entfremdung und ähnliche Gefühle fördert, führt häufig zu Leid, Krankheit und vorzeitigem Tod. Obwohl die Beweise für den Zusammenhang zwischen psychosozialen Faktoren und Krankheit umstritten sind[15], haben die meisten wissenschaftlichen Untersuchungen gezeigt, welch außergewöhnlich große Bedeutung Liebe und Beziehungen besitzen, wenn es um Gesundheit und Krankheit geht.

Einsam oder allein?

Ich möchte zwischen den Begriffen Einsamkeit und Alleinsein unterscheiden. Man kann sich einsam fühlen, wenn man durch die menschengefüllten Straßen von New York läuft, aber man kann von Liebe und Gefühlen der Verbundenheit erfüllt sein, wenn man allein meditiert oder in einer Kirche oder Synagoge oder auf einem Berg betet. Liebe und Verbundenheit zeigt sich in unterschiedlichsten Formen – so kann sie zu anderen Menschen bestehen, aber auch zu einem Haustier oder zu einer spirituellen Kraft. Es kommt auf die Art und Weise an, wie wir Einsamkeit, die auf unsere Gesundheit und unser Wohlgefühl Einfluss zu nehmen scheint, erfahren und wahrnehmen. Unsere Wahrnehmung der Wirklichkeit entspricht also im Grunde der Realität.

Unter Gemeinschaft verstand man früher etwas im wahrsten Sinne des Wortes Anfassbares, zum Beispiel die Nachbarschaft, also die Menschen in unmittelbarer Umgebung. Die Nachbarschaft verlieh dem einzelnen Menschen, der zu dieser Gemeinschaft gehörte, ein Gefühl von Vertrautheit, Sicherheit und Trost. Und man kannte die meisten seiner Nachbarn persönlich. Heute wissen viele Menschen noch nicht einmal, wer in der Wohnung nebenan oder im Nachbarhaus wohnt.

Die neu entstandenen Gemeinschaften und Beziehungen, in denen wir jene Gefühle von Vertrautheit, Sicherheit und Trost erleben, gehen häufig über die »anfassbare« unmittelbare Umgebung hinaus und beziehen ein weit verzweigtes Netz an Menschen mit ein. Diese »virtuellen Gemeinschaften« können viele verschiedene Formen annehmen, erfüllen jedoch einen ähnlichen Zweck.[16] Sie umfassen E-Mails, Chatrooms von Online-Diensten, Internet-Support-Gruppen und so weiter.

Als ich mich näher mit der wissenschaftlichen Literatur befasste, war ich überrascht, welch große Tragweite Liebe und Beziehungen beim Auftreten von Krankheiten und vorzeitigem Tod besitzen. Es ist kaum zu glauben, in welchem Ausmaß sich einfache, aber die Nähe fördernde Vorgänge wie Gespräche mit Freunden, eine enge Beziehung zu den Eltern, Offenheit anderen gegenüber oder das Anvertrauen der eigenen Gefühle auf Gesundheit und Wohlergehen auswirken. Studie für Studie jedoch belegt, dass dies häufig der Fall ist.

Welche Rolle spielt die Liebe?

Der Vorstellung, dass sich ein Faktor wie soziale Unterstützung auf Krankheit und Tod auswirken kann, steht eins der grundlegenden Gebote der modernen Medizin entgegen: Kochs Postulat. Im neunzehnten Jahrhundert erhielt der deutsche Arzt Robert Koch den Nobelpreis, da er als Erster ein spezifisches Agens (den Tuberkelbazillus) als Ursache einer bestimmten Krankheit (Tuberkulose) identifizierte. Koch zufolge gilt ein Organismus als Ursache einer Krankheit, wenn man ihn in Tieren oder Menschen findet, die unter dieser Krankheit leiden, und wenn man diese Krankheit durch Injektion dieses Organismus in Tier oder Mensch verursachen kann. Später schloss sich der französische Wissenschaftler Louis Pasteur, der die Bakterientheorie entwickelte, dieser Ansicht an. Krankheiten wurden durch eine einzelne Mikrobe verursacht und die Behandlung konnte auf die Vernichtung dieses Mikroorganismus ausgerichtet werden. Und welche Rolle spielt dabei die Liebe?

Das Problematische an Kochs Postulat ist die Tatsache, dass Bakterien oder Viren einerseits nicht durch Injektionen in einen Menschen hineingelangen (Rauschgiftsüchtige, die sich intravenös spritzen, einmal ausgenommen). Andererseits müssen Bakterien, Viren und andere Mikroorganismen – unabhängig von der Übertragsart – erst einmal unser Immunsystem, das neuroendokrine System und andere Verteidigungssysteme überwinden, bevor sie in Aktion treten können. Wie ich später in diesem Kapitel zeigen werde, lassen sich diese Verteidigungslinien durch Liebe und Beziehungen stärken, sodass sie wie eine Pufferzone wirken. Und nicht jeder Mensch, der Bakterien und Viren ausgesetzt ist, erkrankt – andernfalls wären Ärzte, Krankenschwestern und Pfleger beispielsweise, die sich um Patienten kümmern, ständig krank.

Selbst Pasteur änderte seine Auffassung später und glaubte, dass Bakterien für die Entstehung von Krankheiten nur teilweise verantwortlich sind und andere Faktoren eine wichtigere Rolle spielen. Angeblich soll er auf seinem Totenbett gesagt haben: »Le germe n'est rien, c'est le terrain qui est tout.« (»Die Mikrobe ist nichts, der Boden ist alles.«)[17]

Anders ausgedrückt: Es mag notwendig sein, Bakterien, Viren und anderen Krankheitserregern ausgesetzt zu sein, um zu erkranken, aber es reicht nicht aus, um eine Krankheit auszulösen. So erkranken beispielsweise die meisten Menschen, die bei einem Tuberkulosebazillustest positiv reagieren, nie an Tuberkulose. Und keineswegs alle Menschen, die mit Grippeviren infiziert sind, bekommen eine Grippe.

Ich werde in diesem Kapitel eine Reihe von Studien zitieren, die demonstrieren, dass Liebe und Beziehungen schützend wirken. Sie verbessern unser Immunsystem und stärken unsere Widerstandskraft gegenüber Krankheiten. Um Pasteurs Bild zu verwenden: Einsamkeit und Isolation schaffen den Nährboden, auf dem Mikroben wachsen können.

Vor der Entdeckung des Tuberkelbazillus glaubte man, Tuberkulose werde durch eine Kombination aus Wetter, seelischen Depressionen und schlechten Genen verursacht. Nach Entdeckung des Bazillus konzentrierte man sich vor allen Dingen darauf, die Ausbreitung des Krankheitserregers zu unterbinden und Medikamente zu entwickeln, die ihn abtöten konnten, während die psychosozialen Faktoren vernachlässigt wurden. Heute wissen wir, dass es gleichermaßen wichtig ist, den Organismus mit Medikamenten zu behandeln und die psychosozialen Faktoren zu berücksichtigen. So stellte man beispielsweise vor über vierzig Jahren fest, dass die höchsten Tuberkuloseraten bei isoliert lebenden Menschen mit geringer sozialer Unterstützung auftreten, selbst wenn die Betroffenen in einem wohlhabenden Viertel leben.[18]

Ähnlich verhält es sich mit der Cholesterinmenge, die schließlich die Arterien verstopft. Sie ist nur teilweise von der Fett- und Cholesterinaufnahme abhängig. Wie der Körper das Cholesterin verarbeitet und wie hoch die Wahrscheinlichkeit ist, einen Herzinfarkt oder plötzlichen Herzstillstand zu erleiden, wird ebenfalls durch Liebe und Beziehungen beeinflusst.

Prof. Dr. Lisa Berkman beschäftigt sich mit der Erforschung der sozialen Faktoren für die Gesundheit und ist auf diesem Gebiet führend. Sie ist Vorsitzende der Abteilung Gesundheit und Sozialverhalten und Professorin für Epidemiologie an der Harvard School of Public Health. In einer Fachzeitschrift beschrieb sie, mit welchen Widerständen sie zu kämpfen hatte, als sie 1975 ihre Prüfungen ablegte und die Idee vortrug, dass soziale Faktoren die Folgen vieler Krankheiten beeinflussen können. Hier ein redigierter Auszug ihres Artikels:

»Ich erklärte, dass soziale Unterstützung und soziale Netze viele Krankheitsfolgen beeinflussen, weil sich diese sozialen Bedingungen im Allgemeinen auf die Anfälligkeit gegenüber Krankheiten auswirken. Ich fügte einige Hypothesen hinzu, bei denen es um die neuroendokrine Regulierung und potenzielle Immunreaktionen ging, die wiederum Krankheiten infektiöser Art sowie Krebs und Herzerkrankungen beeinflussen können.

In diesem Augenblick erklärte der Vorsitzende des Komitees: ›Seit Pasteur und Koch war die medizinische Forschung während der letzten hundertfünfzig Jahre erfolgreich, da man davon ausging, dass es für eine Krankheit jeweils eine Ursache gibt, wobei die Theorie der Krankheitsspezifität einer der größten Fortschritte in unserem Denken während der letzten hundert Jahre ist.‹ Er stellte in Frage, ob wir uns mit so vagen Konzepten wie ›sozialen Kräften‹ überhaupt befassen sollten. Mit mehr Beweisen, als sie vor zwanzig Jahren zur Verfügung standen, möchte ich diese Frage heute genauso wie damals beantworten, nämlich mit einem Ja.«[19]

Die Harvard-Studie über den Umgang mit Stress

Eins der interessantesten und aussagekräftigsten Beispiele dafür, wie liebevolle Beziehungen die Anfälligkeit gegenüber Krankheiten im Allgemeinen beeinflussen können, war eine Studie mit Harvard-Studenten. Sie wurde von Dr. Stanley King, Dr. Harry Russek, Dr. Gary Schwartz, Dr. Linda Russek und anderen durchgeführt.[20, 21] Zu Beginn der Fünfzigerjahre wurden 126 gesunde Männer nach dem Zufallsprinzip in den Harvard-Klassen von 1952 bis 1954 ausgewählt. Sie erhielten einen Fragebogen, mit dem festgestellt werden sollte, welche Gefühle sie gegenüber ihren Eltern hegten.

Im ersten Test wurde den Studenten folgende Frage gestellt:
Wie würden Sie die Beziehung zu Ihrer Mutter und Ihrem Vater bezeichnen? (Eine Antwort ankreuzen.)

Sehr eng
Warmherzig und freundlich
Tolerant
Gespannt und kalt

Die Antwortskala reichte von 4 (sehr eng) bis 1 (gespannt und kalt).

Fünfunddreißig Jahre später griff man auf diese Aufzeichnungen zurück und nahm anhand der aktuellen Situation der damaligen Teilnehmer detaillierte medizinische und psychologische Auswertungen vor. Das Ergebnis war erstaunlich: 91 Prozent der Teilnehmer, die ihre Beziehung zur Mutter fünfunddreißig Jahre zuvor nicht als warmherzig bezeichnet hatten, litten um die Lebensmitte herum unter ernsten Krankheiten (unter anderem unter Erkrankungen der Herzarterien, Bluthochdruck, Zwölffingerdarmgeschwüren und Alkoholismus). Diese Zahl lag dagegen bei den Teilnehmern, die ihre Beziehung zur Mutter als warmherzig bezeichnet hatten, nur bei 45 Prozent. Ähnlich litten 82 Prozent der Teilnehmer, bei denen eine liebevolle Beziehung zum Vater nicht sehr ausgeprägt gewesen war, unter diversen Krankheiten im Vergleich zu nur 50 Prozent bei jenen Teilnehmern, deren Beziehung zum Vater warmherzig und eng gewesen war.

Die Auswirkungen einer liebevollen Beziehung zur Mutter und zum Vater schienen sich gegenseitig zu verstärken. Alle (100 Prozent) die Teilnehmer, die sowohl die Beziehung zur Mutter als auch zum Vater als wenig warmherzig und eng beschrieben hatten, litten um die Lebensmitte unter Krankheiten. Doch nur bei 47 Prozent derjenigen, die beide Beziehungen als sehr warmherzig und eng beschrieben hatten, war dies ebenfalls der Fall. Die anderen beiden Gruppen lagen dazwischen. 75 Prozent derjenigen, die Wärme und Nähe in der Beziehung zur Mutter als hoch, aber in der Beziehung zum Vater als negativ bewertet hatten, wiesen in den mittleren Jahren Krankheiten auf. 83 Prozent waren es im umgekehrten Fall (eine hohe Bewertung in Bezug auf Wärme und Nähe in der Beziehung zum Vater und eine niedrige Bewertung in der Beziehung zur Mutter).

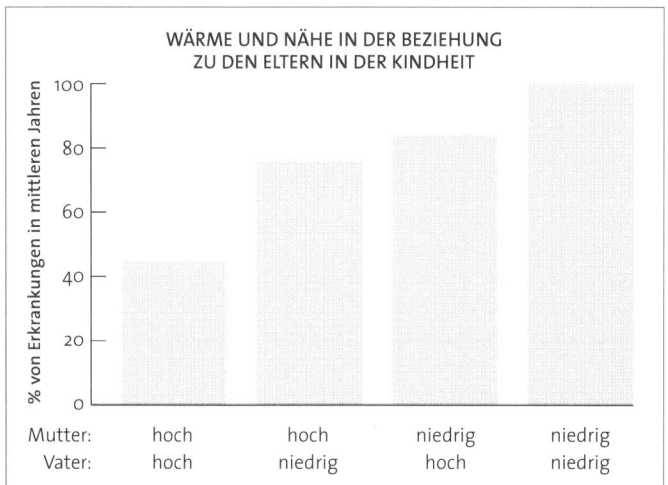

Die Forscher konstatierten: »Die Erfahrung von Liebe ... könnte ein wichtiger biopsychosozialer und spiritueller Puffer sein, der die negative Wirkung von Stressfaktoren und Pathogenen reduziert und welche die Abwehrfunktion des Immunsystems und eine Heilung fördert.«

Sie betrachteten die Daten auch auf etwas andere Art. Man hatte die Studenten gefragt: »Was für ein Mensch ist Ihre Mutter?« und »Was für ein Mensch ist Ihr Vater?« Anschließend zählten die Forscher einfach die positiven und negativen Wörter in den Beschreibungen.

Die Anzahl von positiven Beschreibungen während der Studienzeit erwies sich als ein wichtiger Indikator, um die Gesundheit in der Zukunft und Krankheiten in den mittleren Jahren einschätzen zu können. Obwohl die von den Studenten verwendeten Wörter viele Facetten von Liebe und Fürsorge beschrieben, konnte eine einfache Zahl, welche die Gesamtzahl von positiven Wörtern widerspiegelte, Gesundheit und Krankheit fünfunddreißig Jahre später vorhersagen.

Die Studenten, die um die Lebensmitte krank waren, hatten zur Beschreibung ihrer Eltern eine größere Zahl an negativen Wörtern verwendet, als sie die Universität besuchten.[22] Dieses Ergebnis war nicht abhängig von einer familiären Vorgeschichte hinsichtlich bestimmter Krankheiten, dem Rauchen, emotionalem Stress, dem späteren Tod oder einer Scheidung der Eltern sowie der Ehe der Studenten.

Als die Forscher die beiden Ergebnisse – die der Bewertung von Wärme und Nähe zu den Eltern während der Studienzeit und die der Zählung positiver Wörter in den Elternbeschreibungen – miteinander verbanden, stellten sie fest: 95 Prozent der Teilnehmer, die nur wenige positive Wörter verwendet und die Eltern zudem als wenig fürsorglich beschrieben hatten, litten in den mittleren Jahren unter Krankheiten. Dies traf dagegen nur auf 29 Prozent der Teilnehmer zu, die positive Beschreibungen verwendet und die elterliche Fürsorge als positiv bewertet hatten.

Selbstverständlich rufen negative Wörter keine Krankheiten hervor, aber sie spiegeln die Art und Weise unserer Wahrnehmung von Liebe und Beziehungen wider. Dies wiederum wirkt sich beträchtlich auf unsere Gesundheit und unser Überleben aus.

Die Forscher erkannten zudem einen Zusammenhang zwischen diesen emotionalen Erfahrungen und den Risikofaktoren (zum Beispiel das Verhalten der Betroffenen in Stress-Situationen). Man fand auch heraus, dass es eine Verbindung zwischen der negativ erlebten Beziehung zu den Eltern und Angstgefühlen während der Studienzeit gab. Nur 24 Prozent der Studenten, die elterliche Fürsorge als sehr positiv erlebten und während der Studienzeit unter geringer Angst litten, wurden in mittleren Jahren krank. Bei den Teilnehmern, die ihre Beziehung zu den Eltern als negativ empfanden und während der Studienzeit unter starker Angst litten, waren es dagegen 94 Prozent.

Die John-Hopkins-Studie

In einer ähnlichen Studie testeten Forscher an der John Hopkins Medical School in den Vierzigerjahren über 1100 Medizinstudenten und verfolgten deren Lebensgeschichte. Man wollte herausfinden, ob die Qualität menschlicher Beziehungen ein Faktor bei der Entstehung von Krebs sein könnte.[23]

Die Forscher verwendeten einen Fragebogen, der die Überschrift »Ausmaß der Nähe zu den Eltern« trug, um die Qualität der Be-

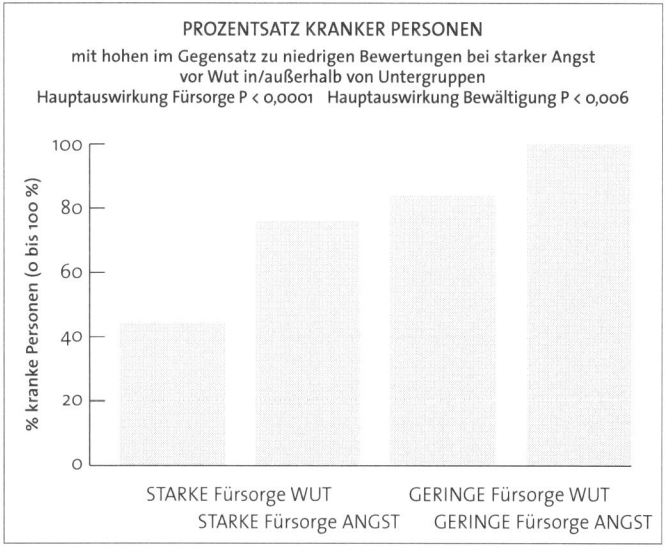

PROZENTSATZ KRANKER PERSONEN
mit hohen im Gegensatz zu niedrigen Bewertungen bei starker Angst
vor Wut in/außerhalb von Untergruppen
Hauptauswirkung Fürsorge P < 0,0001   Hauptauswirkung Bewältigung P < 0,006

% kranke Personen (0 bis 100 %)

STARKE Fürsorge WUT   GERINGE Fürsorge WUT
     STARKE Fürsorge ANGST   GERINGE Fürsorge ANGST

ziehungen der Studenten zu ihren Eltern zu bewerten. Als dieser Fragebogen verteilt wurde, waren alle Studenten wie in der oben beschriebenen Harvard-Studie gesund.

Jene Medizinstudenten, die später an Krebs erkrankten, hatten bei dem fünfzig Jahre zuvor vorgenommenen Test – im Gegensatz zu den immer noch gesunden Kommilitonen – eher einen Mangel an Nähe zu ihren Eltern beschrieben.[24] Die Forscher stellten fest, dass die Prognosen auch nach längerer Zeit noch Gültigkeit besaßen und sich nicht durch andere bekannte Risikofaktoren wie Rauchen oder Trinken erklären ließen. Man kam zu dem Schluss, dass der beste Faktor für die Vorhersage, wer Jahrzehnte später an Krebs erkranken würde, die Nähe der Vater-Sohn-Beziehung in früheren Jahren war.

Man fand auch heraus, dass jene Ärzte, die Selbstmord begingen, wegen Geisteskrankheiten behandelt werden mussten oder an bösartigen Tumoren erkrankten, ein bis fünfzig Jahre zuvor massiv unter Einsamkeit gelitten und größere Schwierigkeiten im zwischenmenschlichen Bereich hatten.[25] In einem zweiten Fragebogen konstatierten die Forscher bei den später an Krebs erkrankten Medizinstudenten im Vergleich zu den anderen getesteten Studenten weniger befriedigende Beziehungen.[26]

Die Durkheim-Studie

Der französische Soziologe Emile Durkheim führte 1897 eine der ersten Untersuchungen über die Kraft der sozialen Unterstützung durch. In seiner klassischen Studie beschrieb er Selbstmord als eine der individuellsten Entscheidungen beziehungsweise Taten. Die Selbstmordraten würden jedoch in verschiedenen Gruppen und Zeitperioden variieren. Durkheim kam zu dem Schluss, dass der Hauptfaktor, der für die wechselnden Selbstmordraten entscheidend war, im Grad der sozialen Integration in Gruppen zu suchen wäre. Das Maß der Integration des Einzelnen in einer Gruppe entschied also darüber, ob und welche Wahrscheinlichkeit für einen Selbstmord bestand.[27] Durkheim fand auch heraus, dass unverheiratete Männer und Frauen eher Selbstmord begingen als verheiratete Personen.[28]

Die Schottland-Studie

In den Fünfzigerjahren befassten sich Dr. David Kissen und Kollegen in Schottland mit Männern, die wegen Beschwerden in der Brust ins Krankenhaus eingeliefert wurden, bevor sie erfuhren, dass sie Krebs hatten. Diejenigen, bei denen anschließend die Diagnose Lungenkrebs lautete, mussten in ihrer Kindheit und Jugend viel mehr Probleme (beispielsweise den Tod von Vater oder Mutter oder beider Elternteile) verarbeiten als jene, bei denen die Diagnose positiver ausfiel.[29] Die Forscher stellten außerdem fest, dass diejenigen, bei denen die Diagnose Lungenkrebs gestellt wurde, Probleme im zwischenmenschlichen Bereich hatten. Diesem Personenkreis fiel es außerdem schwer, Gefühle auszudrücken. Diese Faktoren betrafen vor allem die engen persönlichen Beziehungen zur Ehefrau oder zu Freunden.[30]

Es kommt noch besser

Stammen Sie aus einer Familie, in der Sie die anderen Familienmitglieder häufig umarmen möchten? Oder ist es Ihnen lieber, möglichst große Distanz zu halten? Wie kann sich die Beziehung zu den Eltern während der Kindheit und Jugend darauf auswirken, ob jemand später im Leben herzkrank wird, an Krebs erkrankt oder an anderen Krankheiten leidet, die zu langwierigen Beschwerden oder gar zum vorzeitigen Tod führen können? Heißt das, dass Menschen, die keine warmherzige Beziehung zu Vater oder Mutter oder beiden Elternteilen hatten oder deren Eltern während ihrer Kindheit gestorben sind, verdammt sind, vorzeitig krank zu werden oder zu sterben?

Nicht unbedingt. Wir können das Erleben, das in unserer Kindheit oder Jugend stattgefunden hat, nicht mehr ändern, aber das müssen wir auch nicht. Meiner Meinung nach sind die aktuellen Beziehungsmuster im Zusammenleben mit anderen am wichtigsten und nicht ein bestimmtes weit zurückliegendes Ereignis.

Dr. Russek und Dr. Schwartz erklären: »Die Wahrnehmung elterlicher Liebe und Fürsorge kann ein starker Prädiktor für die zukünftige Gesundheit sein, da diese Art der Zuwendung so viele potenzielle Mechanismen umfasst und integriert.«[31] Dazu zählen:

- Ernährung, Stress und liebende Energie vor und nach der Geburt.
- Gesunde und ungesunde Verhaltensweisen, die sich in der Kindheit entwickelt haben.
- Die Art und Weise wie mit Problemen und Schwierigkeiten, zum Beispiel Angst, Wut, Feindseligkeit, Depressionen, Optimismus und Selbstachtung, umgegangen wird.
- Die Wahl und Stabilität von Beziehungen und Freundschaften.
- Die Unterstützung durch die Eltern, wenn die Betroffenen erwachsen sind.
- Spirituelle Werte und Praktiken.

Ein wichtiger Grund, warum die Beziehungen in jungen Jahren einen so guten Hinweis auf spätere Krankheiten geben, besteht darin, dass sich die Verhaltensmuster in Beziehungen bei den meisten Menschen im Verlauf der Zeit sich nicht besonders stark wandeln. Wie ich in Kapitel 1 gezeigt habe, ist es nicht einfach, sich zu ändern. Eine Umstellung der Gewohnheiten im Bereich der Ernährung, der körperlichen Bewegung und des Rauchens fällt den meisten Menschen schon schwer genug. Das aktuelle Verhalten jedoch in Beziehungen zu anderen Menschen zu ändern, ist weitaus schwieriger.

Ich kenne das Problem als Wissenschaftler und aus meiner klinischen Arbeit mit Patienten. Aber ich weiß das auch aus persönlicher Erfahrung, da es mir sehr schwer gefallen ist, meine eigenen Verhaltensweisen in meinen Beziehungen zu anderen fundamental zu ändern. Als mir die Heilkraft von Liebe und menschlicher Nähe bewusst wurde, wendete ich mehr Zeit und verstärkt Energie auf, mich mit meinen eigenen seelischen Verletzungen zu befassen und meinen Patienten zu helfen, sich mit den ihren zu beschäftigen. Ich werde diesen Prozess später in diesem Buch beschreiben.

Bei Tier und Mensch kann gleichermaßen die Widerstandskraft gegenüber einer Reihe von Krankheiten – wie Malaria, Krebs und Tuberkulose – durch Erfahrungen in der Kindheit und Jugend beträchtlich beeinflusst werden. Dr. Robert Ader schuf ein neues Gebiet – die Psychoneuroimmunologie –, als er die Auswirkungen sozialer Faktoren auf das Immunsystem von Tieren untersuchte.[32, 33]

Öffne dein Herz!

In der Kindheit sind die Eltern in der Regel die wichtigste Quelle für Liebe, soziale Unterstützung und menschliche Nähe. Die Psychotherapeuten bezeichnen diese Bindungen bisweilen als Objektbeziehungen – das heißt, die Menschen entwickeln als Erwachsene oft Beziehungsmuster, die sich nicht sehr von den in der Kindheit erlernten Verhaltensweisen unterscheiden. Sind Sie in einer Familie aufgewachsen, in der Liebe, Fürsorge und menschliche Nähe Mangelware waren, dann werden Sie ihre aktuellen Beziehungen eher mit Misstrauen und Argwohn betrachten. Ging man mit Ihnen in Ihrer Familie jedoch liebevoll und fürsorglich um, sind Sie wahrscheinlich in Ihren jetzigen Beziehungen offener und vertrauensvoller.

Enge und liebevolle Beziehungen zu entwickeln, fällt jenen Menschen besonders schwer, die in ihrer Familie menschliche Nähe aufgrund von emotionalem, körperlichem oder sexuellem Missbrauch als Gefahr und Leid erlebt haben.[34]

Zu seinem Schutz und seiner Verteidigung umgibt sich das Herz mit einer »eisernen Rüstung«. Diese emotionalen Verteidigungsmechanismen können uns aber auch isolieren, wenn wir immer auf der Hut sein müssen und uns nie und vor niemandem so zeigen können, wie wir wirklich sind. Mit dem Begriff »sein Herz öffnen« meine ich die Bereitschaft des Einzelnen, sich einem anderen Menschen gegenüber zu öffnen und Verletzbarkeit zu zeigen.

Wir können anderen nur in dem Maße nah sein, wie wir gewillt sind, uns zu öffnen und Verletzbarkeit zu zeigen. Wenn Menschen von denjenigen missbraucht werden, die sie eigentlich (besonders in der Kindheit) umsorgen und schützen sollten, überrascht es nicht, dass es den Betroffenen später im Leben nur schwer gelingt, anderen zu vertrauen.

Eine Forschergruppe erklärte: »Menschen, die eine Unterstützung durch eine gute Ehe am ehesten brauchten, können diese Beziehung möglicherweise nicht nutzen, da die Fähigkeit, enge Bindungen einzugehen, durch widrige Kindheitserfahrungen nachteilig beeinflusst wurde ... Eine negative Erfahrung in der Bindung [zu den Eltern] kann verhindern, ein echtes Selbstwertgefühl und unverwüstliche Selbstachtung zu entwickeln, Attribute, die später bei der Bewältigung des Lebens förderlich wirken. Dies kann zur Vermeidung enger Beziehungen aus Angst vor Nähe, Versagen und/oder Abweisung führen.«[35]

Alte Wunden können heilen

Einige Forscher sind der Meinung, dass eine vertraute, liebevolle Beziehung, die der Betroffene als Erwachsener erlebt, viele schädliche Folgen unglücklicher Kindheitserfahrungen und elterlichem Liebesentzug ausgleichen kann. Die Person und wie man sich ihm gegenüber verhält, vermag zu helfen, negative Kindheitserfahrungen zu überwinden oder aber – im negativen Fall – diese noch zu verstärken.[36] Ich habe beide Erfahrungen selbst gemacht.

Es mag schwierig sein, schwere, negative Erlebnisse der Kindheit zu überwinden, doch manches lässt sich abschwächen. In einer Fachzeitschrift erklärten die Autoren in einem Beitrag: »Menschen, die in der frühen Kindheit bei der elterlichen Fürsorge extreme Defizite erlebten, scheinen sich eher mit wenig fürsorglichen Intimpartnern zusammenzutun (wenn sie überhaupt eine Beziehung eingehen). Doch eine anfängliche Verletzbarkeit, die unter weniger großen Schwierigkeiten in der Eltern-Kind-Beziehung entstanden ist, scheint sich durch spätere Erfahrungen in Beziehungen mit vertrauten Partnern lindern zu lassen.«[37]

Die Roseto-Studie

Es gibt eine frühe, sehr wichtige Studie, die den hohen Stellenwert der Kraft von Liebe und menschlicher Nähe bei der Abschwächung schädlicher Auswirkungen negativer Verhaltensweisen erkannte. Sie wurde in Roseto, einer Stadt mit italo-amerikanischer Bevölkerung im Osten von Pennsylvania, durchgeführt. Über fünfzig Jahre hinweg wurden die Menschen der Stadt intensiv beobachtet.

Man stellte fest, dass während der ersten dreißig Jahre der Untersuchung in Roseto im Vergleich zu den Nachbarorten Bangor und Nazareth auffallend wenig Menschen an Herzinfarkt starben. In allen drei Gemeinden waren die Risikofaktoren für Herzerkrankungen, zum Beispiel Rauchen, fettreiche Ernährung, Diabetes und so weiter, vorhanden. Und in allen drei Orten standen vergleichbare Krankenhäuser, Ärzte und Wasserversorgungseinrichtungen zur Verfügung.

Warum also traten in Roseto so viel weniger Herzinfarkte auf? Die Gemeinde Roseto wurde 1882 von Einwandern, die alle aus einer Stadt in Süditalien stammten, besiedelt. In dem oben genannten Zeitraum herrschten in der Stadt noch ein hohes Maß an ethnischer und sozialer Homogenität sowie enge familiäre Bindungen und eine dichte soziale Vernetzung. Die Forscher fragten sich, ob Rosetos stabile Struktur, die Bedeutung des Familienzusammenhalts und die Unterstützung durch die Gemeinschaft möglicherweise vor Herzinfarkten schützte und ein langes Leben förderte.

Sie hatten Recht: Bis Ende der Sechziger- und Anfang der Siebzigerjahre lebten noch drei Generationen unter einem Dach. Religion, Tradition und soziale Bindungen besaßen bis dahin eine hohe Bedeutung. Dies änderte sich jedoch, und es entstand eine fragmentierte Gemeinschaft, in der Zusammenhalt weniger zählte. Diese

Lockerung der familiären Bindungen und die Schwächung der Gemeinschaft in Roseto ging einher mit einer starken Zunahme an Todesfällen durch Herzinfarkt. Die Sterblichkeitsrate stieg auf das gleiche Niveau wie in den Nachbargemeinden.[38]

Die Roseto-Studie zeigte, wie wichtig soziale Beziehungen und Bindungen sind. Die Forscher schrieben: »Menschen mit den konventionellen Risikofaktoren erleiden eher einen Herzinfarkt als Menschen ohne Risikofaktoren. Ein noch größerer Anteil der Bevölkerung konnte die Risikofaktoren haben und über fast drei Jahrzehnte hinweg keinen Herzinfarkt erleiden« – weil die Betroffenen durch ein starkes Zusammengehörigkeits- und Gemeinschaftsgefühl geschützt wurden.[39]

Von 1979 bis 1994 wurden acht groß angelegte Studien mit verschiedenen Bevölkerungsgruppen durchgeführt, um die Beziehung zwischen sozialer Isolation und Tod sowie Erkrankung zu untersuchen. Diese Gruppierungen unterschieden sich stark voneinander, und sie befanden sich an allen möglichen Orten – von Kalifornien bis Ostfinnland, von Georgia bis Schweden. Es bestanden zudem auch Unterschiede in der Methodik, wie soziale Unterstützung und soziale Isolation untersucht wurden. Trotzdem zeigten diese Studien bemerkenswert übereinstimmende Resultate. *Sozial isolierte Menschen hatten im Vergleich zu jenen, die über ein starkes Zusammengehörigkeits- und Gemeinschaftsgefühl verfügten, ein mindestens zwei- bis fünfmal so hohes Risiko, vorzeitig zu erkranken und zu sterben.* Wir wollen uns jetzt mit einigen dieser Studien näher befassen.

Die Alameda-County-Studie

1965 begannen Dr. Berkman und ihre Kollegen im kalifornischen Ministerium für Gesundheitswesen mit einer großen Studie. Fast siebentausend Männer und Frauen aus dem in der Nähe San Franciscos gelegenen Ort Alameda County nahmen daran teil. Die Forscher kamen zu dem Ergebnis, dass diejenigen, die über keine nennenswerten sozialen Bindungen (zum Beispiel Kontakte zu Freunden und Verwandten, Ehe, Mitgliedschaft in einer Kirchengemeinde) verfügten, mit einem 1,9- bis 3,1-mal höheren Risiko rechnen mussten, während der neunjährigen Nachfolgestudie von 1965 bis 1974 zu sterben.[40]

Dieser innere Zusammenhang zwischen dem Mangel an sozialen Bindungen und vorzeitigem Tod bestand unabhängig von Alter, Geschlecht, Rasse, sozioökonomischem Status, Gesundheitszustand nach Selbsteinschätzung, gesundheitsschädigender Lebensweise wie Rauchen, Alkoholkonsum, Überernährung oder Bewegungsmangel. Auch keine risikomindernde Rolle spielten hierbei körperliche Aktivität und andere gesundheitsfördernde oder vorbeugende Maßnahmen. Diejenigen, die über keinerlei soziale Bindungen verfügten, hatten ein höheres Risiko, an koronaren Herzerkrankungen, Schlaganfall, Krebs, Atemwegserkrankungen, Erkrankungen des Magen-Darm-Traktes und anderen schweren Krankheiten zu sterben.[41]

Die Forscher verfolgten das Leben dieser Menschen acht weitere Jahre (insgesamt also siebzehn Jahre) lang. Sie kamen auch dann noch zu dem gleichen Schluss: Bei denjenigen, die über die stärksten sozialen Bindungen verfügten, waren die Krankheits- und Todesraten sehr viel geringer als bei jenen, die sich isoliert und allein fühlten. Menschen mit engen sozialen Bindungen lebten trotz einer ungesunden Lebensweise länger als jene mit schlechten sozialen Bindungen, aber gesünderer Lebensführung. So überrascht es nicht weiter, dass jene Menschen am längsten lebten, die soziale Bindungen pflegten und dabei gesund lebten.[42]

Die Untersuchung zeigte auch: Frauen, die sozial isoliert waren oder einfach nur meinten, isoliert zu sein, hatten ein beträchtlich erhöhtes Risiko, an Krebserkrankungen aller Art zu sterben. Männer mit wenigen sozialen Bindungen überlebten Krebserkrankungen viel seltener.[43]

Die Beziehung zwischen sozialen Bindungen, Krankheitsstadium und Überleben wurde in einer Untergruppe von 525 schwarzen und 486 weißen Frauen in Alameda County analysiert, bei denen gerade die Diagnose Brustkrebs gestellt worden war. Das Fehlen enger Bindungen und Quellen emotionaler Unterstützung stand im Zusammenhang mit einer beträchtlich höheren Sterblichkeitsrate durch Brustkrebs. Sowohl schwarze als auch weiße Frauen, die auf wenig emotionale Unterstützung zurückgreifen konnten, hatten in der fünfjährigen Nachfolgestudie eine fast doppelt so hohe Sterblichkeitsrate durch Brustkrebs.[44]

Eine andere Forschergruppe befasste sich mit 283 Frauen, bei denen in den Jahren 1958 bis 1960 Brustkrebs diagnostiziert worden war. Als die Diagnose gestellt wurde, fragte man die Frauen nach dem Stressniveau und der sozialen Unterstützung in den fünf Jahren vor ihrer Diagnose. Zwanzig Jahre später halfen diese Interviews bei der Prognose, ob die Patientinnen überlebten oder nicht: Durch sozialen Stress nahm die Überlebensdauer dieser Frauen ab, während sie durch soziales Engagement zunahm.[45]

Die Tecumseh-Studie

In der Gesundheitsstudie der Gemeinde Tecumseh befassten sich die Forscher in einem Zeitraum von neun bis zwölf Jahren mit fast dreitausend Männern und Frauen. Nach Relativierung beziehungsweise Berücksichtigung von Alter und einer Vielfalt von Risikofaktoren für Sterblichkeit war der Tod von Männern, die auf ein hohes Maß an sozialen Beziehungen und Aktivitäten zurückgreifen konnten, in der Untersuchungsperiode viel weniger wahrscheinlich. Bei den Beziehungen spielte die Anzahl von Freunden, die Bindung der Betroffenen an ihre Verwandten, Gruppenaktivitäten und so weiter eine Rolle. Wenn diese sozialen Beziehungen zerbrachen oder abnahmen, erhöhten sich die Krankheitsraten in den folgenden zehn bis zwölf Jahren um das Zwei- bis Dreifache. Die Krankheiten umfassten Herzerkrankungen, Schlaganfälle, Krebs, Arthritis und Lungenerkrankungen.

Wie bei der Alameda-County-Studie standen diese Ergebnisse nicht in Zusammenhang mit Alter, Beruf oder Gesundheitszustand einschließlich Bluthochdruck, Cholesterinspiegel, EKG-Ergebnissen und so weiter.[46]

Die schwedischen Studien

In Schweden befasste man sich über einen Zeitraum von sechs Jahren mit über siebzehntausend Männern und Frauen im Alter von neunundzwanzig bis vierundsiebzig Jahren. Diejenigen, die am einsamsten und isoliertesten waren, hatten fast das vierfache Risiko, in dieser Zeit vorzeitig zu sterben. Nachprüfungen, die bei der Befragung hinsichtlich Alter und Geschlecht, Bildungsniveau, Berufstätigkeit, Rauchen, Sportgewohnheiten und chronischen Krankheiten vorgenommen wurden, hatten im Grunde keine Auswirkung auf das relative Risiko.[47] In einer anderen Studie, die sich mit älteren Männern in Schweden befasste, hatten diejenigen, die kaum auf emotionale Unterstützung zurückgreifen konnten oder allein lebten, eine mehr als doppelt so hohe vorzeitige Sterblichkeitsrate als andere Männer. Dies traf auch noch zu, nachdem eine Relativierung hinsichtlich anderer Faktoren, die Krankheiten beeinflussen, vorgenommen worden war.[48]

Die Betablocker-Herzinfarkt-Versuchsreihe

Forscher in der »Betablocker-Herzinfarkt-Versuchsreihe« befragten über 2300 Männer, die einen Herzinfarkt überlebt hatten. Diejenigen, die als sozial isoliert klassifiziert wurden und unter starkem Stress litten, hatten ein fast vierfaches Todesrisiko im Vergleich zu den Männern, die einem niedrigen Stressniveau und keiner sozialen Isolation unterlagen, selbst wenn Gegenchecks bezüglich anderer prognostischer Faktoren wie Genetik, Rauchen, Ernährung, Alkoholkonsum, körperliche Bewegung, Gewicht und so weiter durchgeführt wurden. Die Erhöhung des Risikos in Zusammenhang mit Stress und sozialer Isolation traf sowohl auf die Gesamtzahl der Todesfälle als auch auf den plötzlichen Herztod zu.[49] Diese psychosozialen Folgen besaßen einen stärkeren Einfluss auf vorzeitige Todesfälle als die in dieser Studie getesteten Betablocker. Mit dem Ziel, das Leben zu verlängern, werden diese Mittel von vielen Kardiologen verschrieben. Die psychosozialen Faktoren (und deren Bedeutung für diese Zielsetzung) werden dagegen oft ignoriert.

Die Finnland-Studie

Die Wirkung von sozialer Unterstützung war auch in dem Nord-Karelien-Projekt in Finnland klar ersichtlich, an dem über dreizehntausend Menschen teilnahmen. Im Verlauf von fünf bis neun Jahren hatten sozial isolierte Männer ein zwei- bis dreimal höheres Todesrisiko als jene, die über starke soziale Bindungen verfügten und ein starkes Zugehörigkeitsgefühl hatten. Die Ergebnisse waren dieselben, auch nachdem traditionelle kardiovaskuläre Risikofaktoren wie Cholesterinspiegel, Alter, Rauchen und Bluthochdruck in die Untersuchungen mit einbezogen wurden.[50]

Die Evans-County-Studie

In einer Studie, die in Evans County, Georgia, mit über zweitausend Menschen durchgeführt wurde, kam man zu ähnlichen Ergebnissen.[51] Die Forscher verwendeten einen ähnlichen Fragebogen wie in der Alameda-County-Studie. Sie stellten fest, dass sich mit den Faktoren Ehe, Kontakte zu Verwandten und Freunden, Mitgliedschaft in einer Kirchengemeinde und Zugehörigkeit zu einer Gruppe die Sterblichkeit bei Männern nach elf bis dreizehn Jahren vorhersagen ließ, selbst nachdem ein Abgleich mit anderen Faktoren vorgenommen worden war. Eine Verringerung der sozialen Bindungen stand mit einem höheren Todesrisiko durch koronare Erkrankungen in den folgenden neun Jahren im Zusammenhang.[52]

Die in drei Gemeinden durchgeführte Studie

Eine andere Studie wurde mit drei Gemeindegruppen, deren Mitglieder fünfundsechzig Jahre und älter waren, durchgeführt. Die Teilnehmer stammten aus East Boston (Massachusetts), New Haven (Connecticut) und zwei ländlichen Regionen in Iowa. Die Forscher nahmen identische Messungen beziehungsweise Untersuchungen der sozialen Bindungen vor. Man wollte herausfinden, ob soziale Isolation das Todesrisiko für ältere Männer und Frauen erhöht. In allen drei Gemeinden hatten die Teilnehmer, die über gar keine sozialen Bindungen verfügten, nach fünf Jahren ein zwei- bis dreifaches Todesrisiko im Vergleich zu den Teilnehmern mit mindestens vier sozialen Bindungen.[53]

Wozu hat man schließlich Freunde?

Viele Studien zeigten, dass verheiratete Frauen und Männer länger leben und bei fast allen Todesursachen eine geringere Sterblichkeitsrate aufweisen als allein stehende, getrennt lebende, verwitwete oder geschiedene Menschen.[54] Bei verheirateten Menschen treten Krankheiten weniger häufig auf, und sie haben nach der Diagnose eine bessere Überlebenschance.[55]

Der Prozentsatz von Personen, die nach einer Krebsdiagnose mindestens fünf Jahre lang überleben, ist bei Verheirateten in fast jeder

Kategorie wie Alter, Geschlecht und Krankheitsstadium viel höher als bei Unverheirateten. Selbst nach Abgleich bezüglich Krankheitsstadium bei der Diagnose und Behandlung haben verheiratete Menschen bessere Überlebenschancen. Die Autoren der Studie schrieben: »Die Ergebnisse dieser Studie lassen nicht erkennen, ob die förderliche Wirkung einer Ehe beim Überleben nach einer Krebsdiagnose durch soziale, psychologische, ökonomische oder andere Kräfte hervorgerufen wird oder ob, was wahrscheinlich ist, alle Kräfte beteiligt sind. Wir möchten jedoch die praktischen Folgen unserer Forschungsergebnisse betonen. Die Abnahme der Überlebensrate bei unverheirateten Personen ist nicht geringfügig und betrifft einen großen gefährdeten Anteil der Bevölkerung.«[56]

So befassten sich Dr. Redford Williams und seine Kollegen von der Duke-Universität mit fast vierzehnhundert Männern und Frauen, die sich einer koronaren Angiographie unterzogen und mindestens eine stark blockierte Herzarterie hatten. Nach fünf Jahren war die Sterblichkeitsrate bei unverheirateten Männern und Frauen, die auch über keinen engen Vertrauten verfügten, mit dem sie sich regelmäßig aussprechen konnten, mehr als dreimal so hoch wie bei den Teilnehmern, die einen Ehepartner oder einen Vertrauten oder beides hatten.

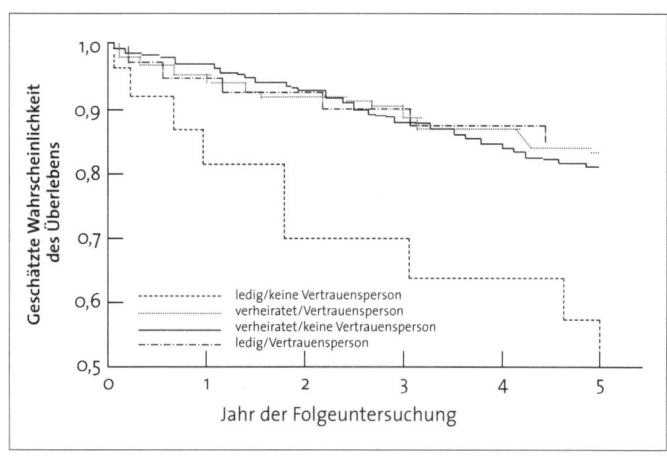

Nach fünf Jahren waren 50 Prozent der unverheirateten Teilnehmer, die keinen engen Vertrauten hatten, tot. Wieder bestanden diese Unterschiede unabhängig von anderen bekannten medizinischen, prognostischen Faktoren, einschließlich Anzahl der blockierten Herzarterien und Schwere der Blockierung, Funktion der linken Herzkammer, Rauchen, Cholesterinspiegel, körperlicher Bewegung und so weiter.[57]

Bei dieser Studie war von Interesse, dass es selbst denjenigen, die verheiratet waren, aber keine Vertrauensperson hatten, besser ging als den unverheirateten Teilnehmern ohne Vertrauensperson. Schon das Zusammenleben mit einem anderen Menschen ist besser als ein Leben in Isolation, zumindest den Resultaten dieser Studie zufolge.

Eine Studie in Baltimore zeigte ähnliche Ergebnisse. Fast neunhundert verheiratete Männer und Frauen hatten nach einem akuten Herzinfarkt sowohl im Krankenhaus als auch noch zehn Jahre nach ihrer Entlassung sehr viel bessere Überlebenschancen, die unabhängig von anderen Faktoren bestanden.[58] Bei einer Studie in Schweden mit über zweihundert Männern, die einen Herzinfarkt erlitten hatten, stellte man fest, dass Alleinstehende selbst mehr als acht Jahre später ein höheres Todesrisiko durch Herzerkrankungen und alle anderen relevanten Krankheits- beziehungsweise Todesursachen hatten.[59]

In Durham, North Carolina, befasste sich Dr. D. G. Blazer mit den Auswirkungen sozialer Unterstützung auf 331 Männer und Frauen, die fünfundsechzig Jahre und älter waren. Bei denjenigen, die ihre soziale Unterstützung als beeinträchtigt empfanden, lag die Wahrscheinlichkeit, während der nächsten dreißig Monate vorzeitig zu sterben, um 386 Prozent höher. Selbst nachdem Dr. Blazer einen Abgleich bezüglich anderer negativer Einflüsse wie Alter, Geschlecht, ökonomische Stellung, körperlicher Gesundheitszustand, depressive Symptome, kognitive Funktion, belastende Ereignisse und Rauchen durchgeführt hatte, war die Wahrscheinlichkeit, vorzeitig zu erkranken und zu sterben, bei denjenigen, die ihre soziale Unterstützung als beeinträchtigt empfanden, 340 Prozent höher.[60]

In einer anderen Studie wollten Dr. R. B. Case und andere herausfinden, ob Menschen, die kurz zuvor einen Herzinfarkt erlitten hatten und allein lebten, ein höheres Risiko hatten, einen weiteren

Herzinfarkt zu erleiden oder zu sterben, als jene, die mit einer oder mehreren Personen zusammenlebten.

Die Antwort lautete eindeutig ja: Bei den allein stehenden Teilnehmern kam es nach sechs Monaten zu fast doppelt so vielen Herzinfarkten und Todesfällen wie bei den anderen. Das Risiko blieb während der nächsten ein bis vier Jahre ähnlich hoch und bestand unabhängig von Alter, Geschlecht, der Schwere der Herzschädigung, Herzrhythmusstörungen, medikamentöser Behandlung oder nachfolgender Bypassoperation. Die Verfasser der Studie schrieben: »Wiederkehrende Herzinfarkte und damit im Zusammenhang stehende Todesfälle waren bei denjenigen, die mit anderen zusammenlebten, viel geringer, was den Schluss zulässt, dass das Zusammenleben mit anderen Menschen zumindest in dieser Situation eine Art Schutzwirkung hat.«[61]

Forscher in Amsterdam befragten 2800 holländische Bürger im Alter von fünfundfünfzig bis fünfundachtzig Jahren. Mit Hilfe der Interviews wurde das Ausmaß von Einsamkeit sowie die individuelle Wahrnehmung der emotionalen Unterstützung durch Verwandte und Freunde festgestellt. Anschließend verfolgten die Forscher fast zweieinhalb Jahre lang die Todesfälle unter den Teilnehmern dieser Studie. Sie stellten fest, dass bei älteren Menschen, die sich von einem liebevollen, unterstützenden Freundeskreis umgeben sahen im Vergleich zu jenen, die sich emotional isoliert fühlten, »die Wahrscheinlichkeit zu sterben, etwa halb so hoch war«. Bei denjenigen, die nach eigener Einschätzung besonders einsam waren, lag die Sterblichkeitsrate doppelt so hoch wie bei jenen, die nach eigener Einschätzung emotionale Bindungen zu anderen hatten.[62]

In einer anderen, in Vermont durchgeführten Studie fanden Forscher heraus, dass mangelnde Unterstützung durch andere nach Eigeneinschätzung »ein wichtiger Prädiktor hinsichtlich Tod und größerer funktionaler Verschlechterung« bei herzkranken Patienten war. Die Studie konzentrierte sich auf 820 kanadische Herzpatienten, die alle gefragt wurden, welche Hilfe sie ihrer Meinung nach bei alltäglichen Aktivitäten wie Körperpflege und Nahrungszubereitung brauchten. Der Gesundheitszustand der Teilnehmer wurde dann ein Jahr lang überwacht. Bei Patienten, deren Bedürfnisse nach eigenem Empfinden nicht erfüllt wurden, schien das Todesrisiko stark erhöht zu sein.

Im Vergleich zu den Patienten, die »ihrer Meinung nach kein Bedürfnis« nach Unterstützung von außen hatten, war das Risiko bei denjenigen, die zugaben, dass sie »mehr Hilfe« brauchten, mehr als dreimal so hoch, innerhalb des einjährigen Untersuchungszeitraums zu sterben. Teilnehmer, die nach »viel mehr Hilfe« verlangten, hatten ein sechseinhalbmal höheres Todesrisiko als diejenigen, die mit dem unterstützenden System in ihrer Umgebung zufrieden waren. Die Forscher stellten fest, dass »allein stehende oder allein lebende Personen eher nicht der Meinung waren, dass sie auf fühlbare Unterstützung zurückgreifen konnten« als jene, die mit anderen Personen zusammenlebten.[63]

Dr. L. F. Berkman und ihre Kollegen befassten sich mit dem Überleben älterer Männer und Frauen, die nach einem akuten Herzinfarkt ins Krankenhaus eingeliefert wurden und über emotionale Unterstützung verfügten. Sie verglichen die Betroffenen mit Patienten, die nicht auf solche Unterstützung zurückgreifen konnten. Mehr als dreimal so viele Männer und Frauen, die keine Quelle für emotionale Unterstützung hatten, starben im Krankenhaus im Vergleich zu denjenigen, die über zwei oder mehr derartige Quellen verfügten.

Unter den Überlebenden, die aus dem Krankenhaus entlassen wurden, waren nach sechs Monaten 53 Prozent der Patienten ohne unterstützende Quelle gestorben, im Vergleich zu 36 Prozent derjenigen mit einer unterstützenden Quelle und 23 Prozent der Patienten mit zwei oder mehr Quellen. Diese Zahlen änderten sich innerhalb eines Jahres nicht wesentlich. Die Forscher bezogen dann alle Patienten mit ein und nahmen Abgleiche vor bezüglich anderer Faktoren, die das Überleben möglicherweise beeinflusst hatten (beispielsweise die Schwere des Herzinfarkts, Alter, Geschlecht, andere Krankheiten, Depressionen und so weiter). Das Ergebnis: Männer und Frauen, die auf keine emotionale Unterstützung zurückgreifen konnten, wiesen eine fast dreimal so hohe Sterblichkeitsrate auf wie diejenigen, die zumindest über eine Quelle der Unterstützung verfügten.[64]

Noch mehr Belege, die bekannt vorkommen

Manchmal fällt es Forschern schwer, die Auswirkungen der Lebensweise (Ernährung, körperliche Bewegung, Rauchen) von den sozialen Faktoren zu trennen. In einer besonders eindeutigen Studie konnten die Forscher die Macht der sozialen Unterstützung unabhängig von anderen Faktoren demonstrieren.

Die »Ni-Hon-San«-Studie wurde in Nippon (Japan), Honolulu und San Francisco durchgeführt. Die Wissenschaftler untersuchten 11900 Japaner, die in Japan lebten, und verglichen sie mit Japanern, die nach Honolulu und San Francisco ausgewandert waren. Sie stellten fest, dass die Anzahl der Herzerkrankungen in Japan am niedrigsten war, in Hawaii einen Mittelwert hatte und in Kalifornien am höchsten war. Anfangs gewannen sie den Eindruck, dass die Nähe zum amerikanischen Festland die Betroffenen kränker zu machen schien. Dieses Gefälle ließ sich durch Unterschiede in der Ernährung, beim Blutdruck oder dem Cholesterinspiegel nicht erklären. Außerdem stellte man fest, dass es unter den Teilnehmern in Japan sogar einen größeren Anteil an Rauchern gab, obwohl dort Herzkrankheiten in geringerem Maße auftraten.[65]

Die Forscher klassifizierten die in Amerika lebenden Japaner nun danach, wie stark sie an ihrer traditionellen japanischen Kultur festhielten (dazu gehören unter anderem vor allem enge Familienbindungen und ein ausgeprägtes Gemeinschaftsgefühl). Wie in der Roseto-Studie wies die traditionellste Gruppe der in Amerika lebenden Japaner eine genauso geringe Herzerkrankungsrate auf wie die in Japan lebende Gruppe. Im Gegensatz dazu verzeichnete man bei der Gruppe, die sich der westlichen Kultur besonders stark angepasst hatte, eine drei- bis fünffache Zunahme von Herzerkrankungen.[66] Anders ausgedrückt: Soziale Netze und enge familiäre Bindungen schützen vor Krankheit und vorzeitigem Tod.

Thomas Oxman und seine Kollegen von der medizinischen Fakultät der Universität Texas untersuchten die Beziehung zwischen sozialer Unterstützung und Religion in Bezug auf die Sterblichkeitsrate von Männern und Frauen sechs Monate nach einer Herzoperation (Bypassoperationen, Ersetzung der Aortaklappe oder beides). Sie stellten zwei Fragen:

1. Nehmen Sie regelmäßig an organisierten sozialen Gruppentreffen (in Vereinen, in der Kirche, Synagoge, Gemeinde und so weiter) teil?
2. Finden Sie Kraft und Trost in Ihrem religiösen oder spirituellen Glauben (unabhängig davon, um welche Religion oder spirituellen Glauben es sich hierbei handelt)?

Es zeigte sich, dass diejenigen, die nicht regelmäßig an organisierten Treffen sozialer Gruppen teilnahmen, sechs Monate nach der Operation ein viermal so hohes Todesrisiko hatten, selbst nachdem Abgleiche bezüglich medizinischer Faktoren, die das Überleben hätten beeinflussen können (wie Schwere der Herzerkrankung, Alter, frühere Herzoperationen und so weiter), vorgenommen worden waren. Sie stellten auch fest, dass diejenigen, die in ihrer Religion keine Kraft und keinen Trost fanden, ein dreimal so hohes Risiko hatten, sechs Monate nach der Operation zu sterben.[67]

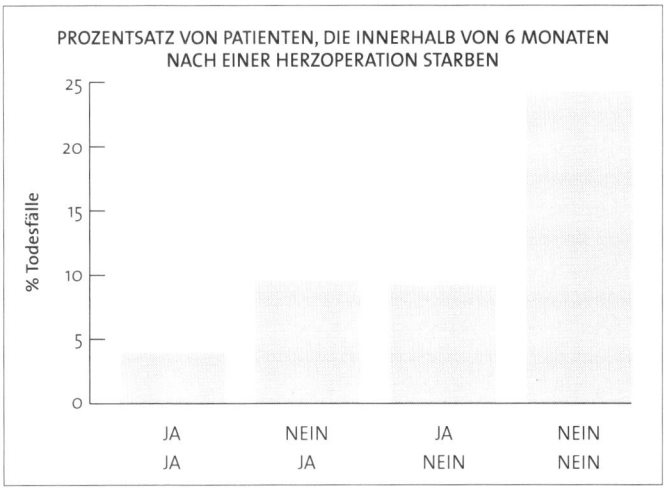

Diese Ergebnisse belegten außerdem: Mangelnde Teilnahme an Gruppen und die Tatsache, dass die Betroffenen weder Kraft noch Trost in einer Religion fanden, unabhängig voneinander Auswirkungen zeigten, die einander noch verstärkten. Die Wahrscheinlichkeit, innerhalb von sechs Monaten nach der Operation zu sterben, lag bei den hier beschriebenen Betroffenen siebenmal höher als bei jenen, auf die diese Konstellationen nicht zutrafen.

Obwohl ich keinen medizinischen Faktor kenne, der nur sechs Monate nach einer Herzoperation die Wahrscheinlichkeit zu sterben um das Siebenfache erhöht, würde ich gern wissen, wie viele

Chirurgen ihren Patienten die beiden oben genannten Fragen wohl stellen, wenn es um die Einschätzung des Risikos bei einer Herzoperation geht.

Liebe und menschliche Nähe können starke Auswirkungen auf unsere Gesundheit und unser Überleben haben, selbst wenn die Eingriffe von der Intensität oder Dauer her recht bescheiden sind. Wir wollen uns zu diesem Thema mit einigen Studien befassen.

Studien, die psychosoziale Maßnahmen betrachten

1989 veröffentlichte Dr. David Spiegel von der medizinischen Fakultät der Universität Stanford zusammen mit Kollegen einen Artikel in der britischen Fachzeitschrift *The Lancet*, der einen Wendepunkt markierte. Sie schrieben über Frauen, die an Brustkrebs erkrankt waren und bei denen sich Metastasen gebildet hatten.[68] Die Wissenschaftler wollten mit ihrer Studie eigentlich die Auffassung widerlegen, dass positive Änderungen im psychosozialen Umfeld das Leben von Frauen, die an Brustkrebs erkrankt waren, verlängern könnten. Ein weiterer Grund für diese Studie war die Tatsache, dass Dr. David Spiegel oft mit Dr. Bernie Siegel verwechselt wurde, der in mehreren Büchern die Theorie vertritt, dass psychologische und soziale Faktoren das Leben von Krebspatienten verlängern können.[69]

Dr. Spiegel schrieb: »Unsere Studie wurde durchgeführt, um zu untersuchen, ob psychosoziale Maßnahmen, die Angst, Depressionen und Schmerzen beträchtlich verringerten, ohne Auswirkungen auf den Verlauf der Krankheit blieben.«

In dieser Studie wurden Frauen mit metastatischem Brustkrebs ohne System in zwei Gruppen geteilt. Die Mitglieder beider Gruppen wurden auf konventionelle Weise mit Chemotherapie, Operationen, Bestrahlung und Medikamenten behandelt. Die Frauen der einen Gruppe trafen sich ein Jahr lang jede Woche für neunzig Minuten. Die Patientinnen wurden ermutigt, die Treffen regelmäßig zu besuchen, ihre Gefühle hinsichtlich ihrer Krankheit zu beschreiben und zu berichten, welche Auswirkungen sie auf ihr Leben hatten. In dieser unterstützenden Umgebung konnten sie sich öffnen, ihre wahren Gefühle kundtun und ihre Ängste ausdrücken, beispielsweise die Angst, entstellt zu werden, zu sterben oder von Freunden und Ehemann verlassen zu werden und so weiter.

Die Gruppentreffen wurden von einem Psychiater oder Sozialarbeiter und einer Therapeutin geleitet, die ebenfalls an Brustkrebs erkrankt und jetzt auf dem Weg der Besserung war. Niemand versteht besser, was es bedeutet, Brustkrebs zu haben, als diejenigen, die ähnliche Erfahrungen gemacht haben. Dr. Spiegel schrieb dazu:

> »Während des Gruppentreffens ermutigte man Patientinnen intensiv über den Umgang mit Krebs zu sprechen. Niemals aber vermittelte man den Frauen den Eindruck, die Teilnahme an den Gesprächen würde den Verlauf der Krankheit beeinflussen. Die Patientinnen wurden zur Teilnahme an der Gruppentherapie ermutigt, um regelmäßig ihre Gefühle gegenüber der Krankheit und deren Auswirkungen auf ihr Leben kundzutun ...
>
> Durch die Entwicklung starker Bindungen der Mitglieder untereinander wurde der sozialen Isolation entgegengewirkt ... Die Patientinnen versuchten, in ihrer persönlichen Tragödie einen Sinn zu entdecken, indem sie ihre Erfahrungen nutzten, um anderen Patientinnen und deren Familien zu helfen ... Die Frauen in dieser Gruppe spürten eindeutig eine intensive Bindung zueinander und hatten das Gefühl, durch das Teilen eines gemeinsamen Leids akzeptiert zu werden.
>
> Eine Patientin, bei der die Bestrahlung eine Verengung der Speiseröhre hervorgerufen hatte, beschrieb, wie sie sich von der Welt entfremdet fühlte. Als sie sich in einem Restaurant abmühte, Suppe zu schlucken, dachte sie: ›Die anderen wissen gar nicht, welches Glück sie haben, einfach nur essen zu können.‹ Die Patientinnen, die an der Gruppentherapie teilnahmen, besuchten einander im Krankenhaus, schrieben Gedichte und hielten sogar ein Treffen im Haus eines sterbenden Mitglieds ab. Auf diese Weise begegnete die Gruppe der sozialen Isolation, durch die Krebspatienten oft von wohlmeinenden, aber ängstlichen Verwandten und Freunden getrennt werden.«

Die Treffen ließen einen starken Gemeinschaftssinn und vertrauensvolle menschliche Nähe entstehen. Das Wort Liebe wurde in dem oben genannten Zeitschriftenbeitrag nicht erwähnt (ebenso wenig wie in den meisten anderen wissenschaftlichen Publikationen). Ersichtlich wird aber dennoch eindeutig, dass diese Frauen einander zugeneigt waren und Fürsorge füreinander zeigten.

Ein Jahr lang traf sich die Gruppe einmal pro Woche. Fünf Jahre später berichtete mir David Spiegel folgendes: »Als ich endlich Zeit hatte, mich mit den Daten zu befassen, fiel ich fast vom Hocker.

Jene Frauen, die an der wöchentlich stattfindenden Gruppentherapie teilgenommen hatten, lebten im Durchschnitt doppelt so lang
weiter wie die Frauen der anderen Gruppe, die nicht auf diese
Selbsthilfe zurückgreifen konnten.«

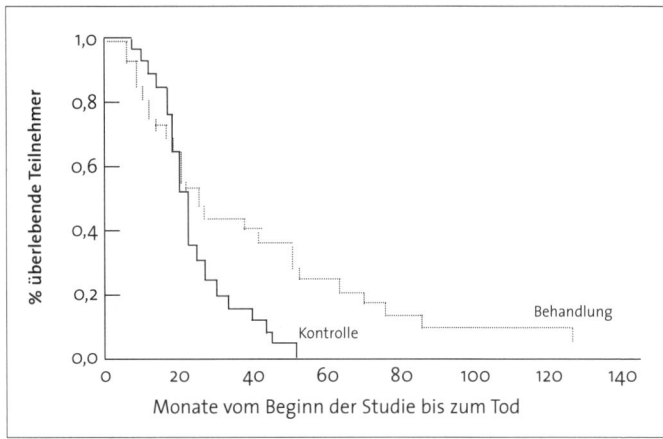

Alle Frauen in der Vergleichsgruppe, die keine soziale Unterstützung erfahren hatten, lebten nach fünf Jahren nicht mehr. Die
Frauen der Therapiegruppe dagegen lebten alle noch. Generell
dauerte es bei diesen Frauen nach Entwicklung der ersten Metastasen sehr viel länger, bis sie starben. Dr. Spiegels Arbeit wird in seinem Buch *Living Beyond Limits* ausführlicher beschrieben.[70]

Die Forscher konstatierten auch, dass umfangreiche psychologische Bewertungen vor den psychosozialen Maßnahmen im Grunde
keinen Schluss auf die Überlebensdauer zuließen. Die einzige Variable, die Auswirkungen auf das Überleben zu haben schien, war die
Teilnahme an den wöchentlichen Gruppensitzungen.

In einer ähnlichen Studie veröffentlichten Dr. F. I. Fawzy und Kollegen von der medizinischen Fakultät der Universität von Los Angeles 1993 einen Artikel, der das Wiederauftreten der Krankheit und
das Überleben von Patienten mit bösartigen Melanomen bewerte-
te, die fünf bis sechs Jahre zuvor an einer sechswöchigen Gruppentherapie teilgenommen hatten.[71] Die Patienten, deren bösartige

Melanome operativ entfernt worden waren, wurden willkürlich einer Gruppe, die Unterstützung erhielt, und einer nicht unterstützten Vergleichsgruppe zugeteilt. Die Patienten in beiden Gruppen erhielten abgesehen von den Operationen keinerlei konventionelle Behandlung.

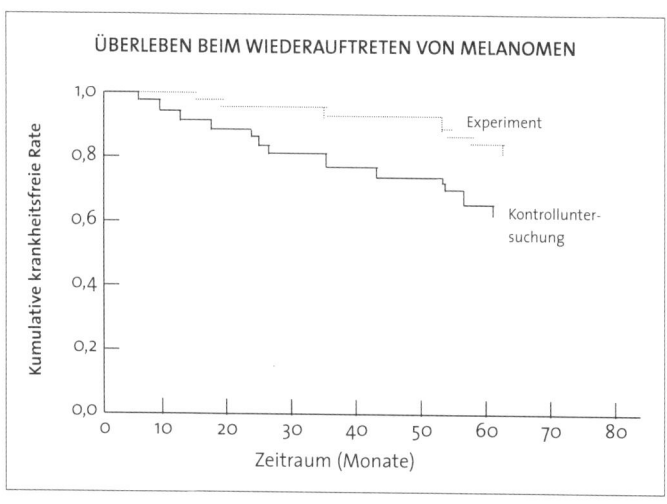

ÜBERLEBEN BEIM WIEDERAUFTRETEN VON MELANOMEN

Wie in David Spiegels Studie trafen sich die Patienten einmal wöchentlich neunzig Minuten lang in ihrer Gruppe, aber nicht ein ganzes Jahr, sondern nur sechs Wochen lang. Fünf bis sechs Jahre später wiesen diejenigen, die an den sechs Gruppensitzungen teilgenommen hatten, eine statistisch sehr viel bessere Überlebensrate auf als die Vergleichsgruppe. Von den vierunddreißig Patienten, die an den Gruppensitzungen teilgenommen hatten, waren nach fünf bis sechs Jahren nur drei gestorben, in der Vergleichsgruppe dagegen zehn (also mehr als dreimal so viele). Obwohl dies aufgrund der relativ kleinen Sample-Größe statistisch nicht bedeutsam ist, ließ sich, was das Wiederauftreten der Krankheit betraf, ein definitiver Trend in dieselbe Richtung ausmachen: Bei sieben Patientinnen, die an den Gruppensitzungen teilgenommen hatten, kam es zu einem Wiederaufflammen der Krankheit, während es in der Vergleichsgruppe dreizehn Patienten, also fast doppelt so viele, waren.

Was psychosoziale Maßnahmen bewirken können

Es ist schon erstaunlich, dass sechs Gruppensitzungen bei Patientinnen mit bösartigen Melanomen eine solch positive Auswirkung auf Überlebensdauer und Wiederauftreten der Krankheit haben. Ebenso bedeutsam sind die Ergebnisse der über ein Jahr lang stattfindenden Gruppensitzungen. Sie vermochten die Überlebensdauer von Frauen mit metastatischem Brustkrebs zu verdoppeln.

In gewisser Weise sind die Studien von Spiegel und Fawzy Gegenstücke zu den bereits beschriebenen Studien, die mit Harvard- und John-Hopkins-Studenten durchgeführt wurden. Genau wie Wärme und Nähe in den Beziehungen dieser Studenten zu ihren Eltern fünfunddreißig bis fünfzig Jahre später die Häufigkeit von Krankheiten beeinflusste, demonstrieren die Fawzy- und Spiegel-Studien, dass selbst wenige Wochen sozialer Unterstützung viele Jahre später Auswirkungen auf das Wiederauftreten von Krebs oder das Überleben nach einer Krebserkrankung haben können.

Wie bereits erwähnt, ist die Art und Weise, wie wir uns anderen gegenüber verhalten und welche Einstellung wir zu uns selbst haben, sehr entscheidend für Gesundheit und Krankheit, ja sogar für Leben und Tod. Die meisten Menschen verhalten sich im späteren Leben anderen gegenüber im Grunde genauso wie in ihrer Kindheit und Jugend. Weder in der Schule noch an anderen Orten lernen wir, wie wir dem Mitmenschen zugewandtere Beziehungen aufbauen können. Wenn wir jetzt nichts unternehmen, wird sich dies langfristig gesehen nicht ändern.

Wie die Fawzy-Studie zeigt, kann schon eine sechswöchige soziale Unterstützung noch fünf Jahre später das Wiederauftreten von Melanomen und den Tod durch Krebs positiv beeinflussen. Ich glaube zwar nicht, dass die sechs Sitzungen an sich so wirksam waren. Vielmehr lernten die Melanom-Patientinnen in diesen sechs Wochen, wirkungsvoller mit anderen zu kommunizieren. Außerdem erfuhren sie, wie gut es ist, sich in einer fürsorglichen, liebevollen, vertrauensvollen Umgebung geborgen zu fühlen. So vermochten die Frauen, ihre emotionalen Verteidigungsmechanismen abzulegen und Liebe freier zu geben und empfangen zu können. Dieses Bewusstwerden motivierte sie so stark, dass sie diese »Fertigkeiten« und Werte auch nach Abschluss der sechswöchigen Gruppentherapie in ihr Alltagsleben einbauen konnten. (In Kapitel 4 werde ich ausführlich aufzeigen, wie viele Möglichkeiten es gibt, lebenslang eingefahrene Verhaltensmuster zu ändern.)

Sowohl die Fawzy- als auch die Spiegel-Studie zogen andere mögliche Erklärungen für die Beobachtungen in Betracht. Spiegel stellte keine bedeutsamen Unterschiede fest, als er Abgleiche hinsichtlich des Fortschritts der Krankheit (Schwere) zu Beginn der Gruppensitzungen, Chemotherapie, Bestrahlung oder andere Faktoren durchführte. Fawzy räumte ein, dass die Sitzungen möglicherweise zu besseren Gewohnheiten (Vermeiden von Sonneneinstrahlung, bessere Ernährung, mehr körperliche Bewegung oder bessere Stressbewältigung) geführt hatten, aber es gab keine Belege dafür.

Gäbe es ein Medikament, das die Überlebensdauer von Frauen mit metastatischem Brustkrebs verdoppeln könnte, würde wohl jeder Arzt dieses Medikament verschreiben. Nun stelle man sich vor, die Patientinnen brauchten das Medikament nur sechs Wochen lang einzunehmen, aber fünf bis sechs Jahre später hätten sie beim Auftreten bösartiger Melanome immer noch bessere Überlebenschancen. Ganzseitige Anzeigen in medizinischen Fachzeitschriften und Nachrichtenmagazinen würden diese Vorteile herausstellen.

Über die Bedeutung von Liebe und menschlicher Nähe jedoch erfahren die Studenten in den meisten medizinischen Fakultäten nichts, und das trotz der intensiven Bemühungen von Dr. Spiegel und zahlreichen anderen Experten, möglichst viele Mitarbeiter des Gesundheitswesens entsprechend auszubilden. Eine Forschergruppe schrieb zu diesem Thema:

> »Es ist klar, dass psychologische Gruppentherapien die Lebensqualität vieler teilnehmender Krebspatienten verbessern. Es gibt vorläufige Beweise, dass sie in einigen Fällen lebensverlängernd wirken können. Heute findet man solche Gruppen häufiger, doch sie waren im Allgemeinen immer ein Extra und nicht wesentlicher Teil der Krebsbehandlung, sodass sie nicht sonderlich gefördert wurden. Aus diesem Grund nimmt nur eine kleine Anzahl von Patienten an ihnen teil. Doch mit zunehmenden Beweisen für die Vorteile der

psychologischen Therapie und das Fehlen schädlicher Nebenwirkungen könnte man argumentieren, dass diese Art von Hilfe vernünftigerweise gefördert und allen Patienten, die sie akzeptieren, zugänglich gemacht werden sollte. Wir sind der Meinung, dass es an der Zeit ist, die psychologische Therapie als unterstützendes Hilfsmittel bei der Krebsbehandlung und analog zur Chemotherapie einzubeziehen.«[72]

Studien, die sich mit psychologischen Faktoren befassen

Unterstützung durch eine Gruppe kann bei Krebspatienten besonders wohltuend wirken. Menschen, bei denen gerade eine Krebserkrankung diagnostiziert wurde, finden es wahrscheinlich schwierig, seelische Unterstützung zu erhalten, gerade wenn sie diese am meisten brauchen. Ein an Krebs erkrankter Mensch fühlt sich häufig stigmatisiert. Eine Patientin sagte zu mir: »Ich habe das Gefühl, die Gemeinschaft der Gesunden verlassen zu haben und in der Wüste der Kranken gelandet zu sein.« Sie sagte dies, weil sich viele Bekannte und Freunde von ihr zurückzogen oder sich unangemessen verhielten, als sie erfuhren, dass sie an Brustkrebs erkrankt war.

Für eine andere Studie gab man in den Fünfzigerjahren über zweitausend Männern mittleren Alters, die bei der Western Electric Company in Chicago arbeiteten, einen Fragebogen, um eine Reihe von psychologischen und emotionalen Faktoren einschließlich Depressionen einzuschätzen.

Zwanzig Jahre später wurde bei der Nachfolgestudie festgestellt, dass bei den Teilnehmern, die bei der ersten Untersuchung unter Depressionen gelitten hatten, die Wahrscheinlichkeit, innerhalb von zwanzig Jahren an Krebserkrankungen aller Art zu sterben, doppelt so hoch war.[73] Mehrere Untersuchungen haben gezeigt, dass Menschen, die an Krebs erkrankt sind, eher unter Depressionen leiden, doch dies überrascht im Grunde nicht weiter, da die Diagnose Krebs selbst oft Depressionen auslöst. Ein wichtiges Merkmal dieser Studie: Die Teilnehmer hatten keinen Krebs, als die psychologischen Tests durchgeführt wurden. Sie litten vor der Entwicklung dieser Krankheit unter Depressionen, die möglicherweise ein verursachender Faktor waren.

Dieser Zusammenhang zwischen Krebserkrankungen und Depressionen variierte in den ersten (1958 bis 1962), mittleren (1963 bis 1968) und späteren (1969 bis 1974) Jahren der Nachfolgestudien nicht spürbar. Auch der Abgleich bezüglich Alter, Rauchen, Alkoholkonsum, Krebserkrankungen in der Familie und beruflicher Stellung änderte daran nichts. Und er war nicht spezifisch für eine bestimmte Krebsart.[74] Interessanterweise stellten die Wissenschaftler fest: Psychologische Repression stand nicht in Zusammenhang mit einem höheren Krebsrisiko, während dies bei psychologischen Depressionen eindeutig der Fall war.

In einer ähnlichen Studie fragte man über zweihundert Frauen, die zwischen 1958 und 1960 an Brustkrebs erkrankt waren, direkt nach der Diagnose, wie viel Stress sie in den vorangegangenen fünf Jahren ausgesetzt gewesen waren und über welche soziale Unterstützung sie verfügten. Es zeigte sich, dass soziales Engagement und soziale Unterstützung unabhängig voneinander zwanzig Jahre später zu der Überlebensrate in Beziehung standen.[75]

Ein weiterer psychologischer Faktor, der großen Einfluss auf vorzeitige Erkrankungen und vorzeitigen Tod besaß, war Feindseligkeit. Bei Menschen, bei denen in dem zwanzig Jahre zurückliegenden Test die Ergebnisse bezüglich Feindseligkeit im oberen Fünftel gelegen hatten, war das Risiko, vorzeitig zu sterben, um 42 Prozent höher im Vergleich zu jenen, bei denen die Ergebnisse in diesem Bereich im unteren Fünftel lagen. Dieser Zusammenhang blieb auch nach Abgleichen bezüglich anderer, die Sterblichkeit beeinflussenden Faktoren (Alter, Bluthochdruck, Cholesterinspiegel, Rauchen und Alkoholkonsum) bestehen.

In einer Analyse von mehr als fünfundvierzig Studien stellte man fest, dass Feindseligkeit einer der wichtigsten Persönlichkeitsvariablen bei koronaren Erkrankungen ist.[76] Die Auswirkungen von Feindseligkeit sind genauso groß wie oder sogar größer als die traditionellen Risikofaktoren für Herzerkrankungen (erhöhter Cholesterinspiegel, Bluthochdruck und so weiter).[77]

Ich glaube, Feindseligkeit ist die Manifestation eines grundlegenden Problems: Einsamkeit und Isolation. Viele Menschen, die sich einsam und isoliert fühlen, neigen zu Wut und Feindseligkeit. Leben sie diese Gefühle ständig aus, dann werden sich andere Menschen von ihnen fern halten, sodass die Betroffenen sich noch einsamer und isolierter fühlen. Ein wahrer Teufelskreis![78]

Die Auseinandersetzung mit der ursächlichen Einsamkeit kann heilsam sein. Man untersuchte mehrere Behandlungsprogramme, die nach einem Herzinfarkt das Risiko durch Herzkrankheit zu sterben, um 50 Prozent oder mehr senkten. Dabei stellte man fest, dass all diese Programme unabhängig von der jeweiligen Methode auf einer therapeutischen Grundlage beruhten: Sie boten den Betroffenen in einer Zeit, in der sie Stress gegenüber sehr anfällig waren, emotionale Unterstützung an.[79]

Die Analyse neun anderer veröffentlicher Studien ergab, dass die Beziehung zwischen sozialen Netzen und dem Risiko kardiovaskulärer Erkrankungen vom Umfang dieser Netze abhing. Je besser die sozialen Bindungen entwickelt waren, desto weniger Herzerkrankungen traten auf.[80] Andere Forscher stellten Ähnliches fest: »Das Risiko variiert in Abstufungen als Bewertungsfunktion der sozialen Kontakte und besteht unabhängig von anderen Risikofaktoren und potenziellen verursachenden Faktoren.«[81]

Bei einem der Behandlungsprogramme handelte es sich um das RCCP, Recurrent Coronary Prevention Project (Projekt zur Vorbeugung von wiederauftretenden Koronarerkrankungen), das von Dr. Meyer Friedman geleitet wurde. Friedman hatte bahnbrechende Arbeit bei dem Konzept geleistet, das er als »Verhalten des Typs A« bezeichnete. Er definiert darin ein bestimmtes Verhaltensmuster, das unter anderem Verhaltensweisen wie Hektik, schnelles Sprechen, das Bestreben, gleichzeitig mehrere Dinge zu erledigen, und eine Abneigung gegenüber dem Schlangestehen umfasst. Wie spätere Forschungen zeigten, war eine Komponente des Typ-A-Verhaltens – Feindseligkeit – zum größten Teil für das erhöhte Erkrankungsrisiko verantwortlich.

1978 begannen Friedman und seine Kollegen mit einer viereinhalbjährigen Studie mit dem Ziel herauszufinden, ob Männer nach einem Herzinfarkt die Wahrscheinlichkeit eines weiteren Infarkts reduzieren und damit ihre Überlebenschancen verbessern konnten, indem sie ihr Typ-A-Verhalten änderten. Eine Gruppe wurde nur beraten über Ernährung, körperliche Bewegung, Medikamente und mögliche Operationen, außerdem wurden medizinische Einzelheiten der Herzerkrankung erklärt. Eine zweite Gruppe erhielt dieselben Informationen, nahm aber zusätzlich an Gruppentreffen teil, bei denen die Teilnehmer erfuhren, wie sich Typ-A-Verhalten ändern lässt und welche Möglichkeiten es zur Steigerung der Selbstachtung gibt. Eine dritte Gruppe erhielt keinerlei Beratung oder Informationen und nahm auch nicht an Gruppentreffen teil.

Wie sah das Ergebnis dieser Studie aus? Nach viereinhalb Jahren hatten 21,2 Prozent der Patienten, die nur Beratung und Informationen erhielten, einen weiteren Herzinfarkt erlitten, während die Rate bei der dritten Gruppe bei 28,2 Prozent lag. Bei der Gruppe, die an den Gruppentreffen teilgenommen hatte, lag die Rate bei nur 12,9 Prozent – 54 Prozent weniger als bei der Gruppe, die keinerlei Unterstützung erhielt.[82]

In welchem Maß dieses Ergebnis von der Änderung des Typ-A-Verhaltens und der emotionalen Unterstützung durch die Selbsthilfegruppe abhängt, wissen wir nicht. Einige bedeutungsvolle Einsichten lassen sich jedoch gewinnen, wenn man sich die Aufgabenbeschreibung des Gruppenleiters ansieht: »Die wichtigste Aufgabe des Leiters besteht vielleicht darin, den Patienten zu geben, was viele in der Kindheit nicht in ausreichendem Maß erhalten haben – bedingungslose Liebe und Zuneigung von einer respektierten Elternfigur.«[83, 84]

Dr. Friedman beschrieb die Gruppenleiterin bei diesem Feldversuch folgendermaßen:

> »Diane Ulmer wurde für Hunderte unserer Teilnehmer eine Art Ersatzmutter. Obwohl wir wussten, welch große Rolle unzureichende mütterliche Liebe und Zuneigung bei der Bildung des Typ-A-Verhaltens bei Männern spielt, wurde uns erst bewusst, dass solche Deprivation im Leben des Erwachsenen zu einem gewissen Grad kompensiert werden kann, als wir schon eine Weile mit dieser Studie beschäftigt waren ... Doch die Ehefrauen der Teilnehmer waren nur selten in der Lage, diese Rolle zu übernehmen, da viele von ihnen ebenfalls Typ-A-Verhalten zeigten und daher selbst sehr damit beschäftigt waren, die bedingungslose Liebe, die in der eigenen Kindheit fehlte, zu suchen (und nicht zu finden).«[85]

Die Forscher erkannten auch, dass neben Feindseligkeit auch Zynismus und Misstrauen giftige Bestandteile des Typ-A-Verhaltens sind. Eine Studie beispielsweise befasste sich mit fünfhundert Männern und Frauen über einen Zeitraum von fünfzehn Jahren hinweg. Die Teilnehmer, deren Bewertungen auf größeres Misstrauen hinwiesen, unterlagen einem höheren Sterblichkeitsrisiko, und zwar unabhängig von den anderen bekannten Risikofaktoren. Außerdem stand das Misstrauen in Zusammenhang mit den Gesundheitsbewertungen durch den Arzt zu Beginn der Nachfolgestudie.[86]

Warum? Wie ich bereits erläutert habe, können wir anderen nur nah sein, wenn wir uns öffnen und unsere Verletzbarkeit zeigen. Es kann angsterregend sein, einem anderen Menschen gegenüber Verletzbarkeit zuzugeben, denn dann könnte einem wehgetan werden.

Wenn man mit einem anderen Menschen eine Bindung eingeht, fühlt man sich sicherer und hat mehr Vertrauen. Es ist wahrscheinlicher, dass man das Risiko der Verletzbarkeit eingeht und sich der Liebe öffnet, die aus dem eigenen Herzen in das Herz eines geliebten Menschen fließt und wieder zurückfließen will – und die daraus resultierende Nähe kann heilsam sein. Wenn man andererseits voller Misstrauen und Zynismus ist, fällt es schwer, sich zu öffnen und Verletzbarkeit zu zeigen. Die daraus resultierende Isolation kann zu Krankheit und vorzeitigem Tod führen. Ich möchte es so zusammenfassen:

> Bindung → Vertrauen → Verletzbarkeit → Nähe → Heilung;
> Angst/keine Bindung → Misstrauen/Zynismus → Feindseligkeit → Unzugänglichkeit → Isolation → Krankheit/vorzeitiger Tod

Studien über die »ansteckende Liebe«

Soziale Bindungen, also Liebe und Beziehungen zu Freunden, Verwandten, im Beruf und in der Gemeinschaft können auch vor Infektionskrankheiten schützen. Um diese These zu überprüfen, rekrutierten Dr. Sheldon Cohen und seine Kollegen von der Carnegie-Mellon-Universität und der Universität von Pittsburgh 276 gesunde Freiwillige im Alter von achtzehn bis fünfundfünfzig Jahren. Die Freiwilligen erhielten Nasentropfen, die den normalen Schnupfenvirus enthielten. (Die Teilnehmer wurden für die Teilnahme an diesem Experiment bezahlt.)

Die Forscher betrachteten verschiedene Arten von Beziehungen: zum Ehepartner, zu den Eltern, Schwiegereltern, Freunden, Arbeitskollegen, Schulfreunden und zu Menschen, die ehrenamtlich Arbeiten in Wohltätigkeitsorganisationen oder in der Gemeinde leisteten. Mit zum Bewertungsspektrum gehörten auch die Beziehungen zu Mitgliedern von Gruppen ohne religiösen Hintergrund (im sozialen, Freizeit- oder beruflichen Bereich) und zu Mitgliedern in religiösen Gruppen. Die Teilnehmer an der Studie erhielten für den Beziehungstyp jeweils einen Punkt, wenn sie im persönlichen Gespräch oder per Telefon mindestens einmal alle zwei Wochen mit einer Person in dieser Kategorie sprachen. Die höchstmögliche Bewertung betrug zwölf Punkte. Außerdem wurde die Anzahl der Menschen, mit denen sie mindestens einmal alle zwei Wochen sprachen, festgehalten.

Fast alle Teilnehmer, die dem Schnupfenvirus ausgesetzt waren, wurden infiziert, aber nicht alle infizierten Personen zeigten die Anzeichen und Symptome einer Erkältung. Die Anzahl sozialer Beziehungen spielte beim Schutz der Infizierten eine wichtige Rolle und sorgte dafür, dass sie keinen Schnupfen bekamen.

Teilnehmer mit nur einer bis zu drei Beziehungsarten hatten ein viermal höheres Risiko, einen Schnupfen zu bekommen als jene, die sechs oder mehr Arten von Beziehungen hatten. Diejenigen mit vier bis fünf Arten von Beziehungen hatten ein mittleres Risiko zu erkranken. Diese Unterschiede ließen sich durch Antikörper-Titer, Rauchen, körperliche Bewegung, Schlafmenge, Alkoholkonsum, Vitamin C oder andere Faktoren nicht vollständig erklären.

Die Vielfalt der Beziehungen (also verschiedene Arten von Beziehungen) besaß einen höheren Stellenwert als die Gesamtzahl der Menschen, mit denen die Teilnehmer mindestens einmal alle zwei Wochen sprachen. Die soziale Unterstützung erhöhte demnach die Widerstandskraft gegenüber einem Schnupfen.[87]

Warum? Dr. Janice Kiecolt-Glaser und Dr. Ronald Glaser haben in verschiedenen von ihnen durchgeführten Studien die Auswirkungen von Beziehungen auf das Immunsystem dokumentiert. Bei einer der Studien beispielsweise kam heraus, dass Paare, die im Durchschnitt zweiundvierzig Jahre lang verheiratet waren und sich ständig stritten, ein geschwächtes Immunsystem aufwiesen. »Man sollte meinen, dass Streitigkeiten auf ältere Paare weniger Auswirkungen haben würden, weil die Betroffenen diese Meinungsverschiedenheiten schon viele Male zuvor erlebt haben und gelernt haben, mit ihnen umzugehen«, schrieben sie, »doch das ist nicht der Fall.«[88]

Für einen anderen Versuch der beiden Forscher hielten sich neunzig frisch verheiratete Paare vierundzwanzig Stunden lang in der Forschungsabteilung eines Krankenhauses auf. Die Teilnehmer diskutierten dreißig Minuten lang ihre Eheprobleme. Bei denen, die sich in dieser Diskussion eher negativ oder feindselig verhielten, zeigten die vorgenommenen Untersuchungen innerhalb von vierundzwanzig Stunden größere negative immunologische Veränderungen als bei den freundlichen und zugewendeten Teilnehmern. Das Immunsystem ist also weniger wirksam, wenn ein Konflikt mit dem Ehe- oder Lebenspartner besteht, selbst wenn man gerade erst geheiratet hat und sich eigentlich glücklich fühlt. Es bedrückt besonders, wenn der Ehepartner eine Konfliktquelle ist, statt Schutz, Liebe und Unterstützung zu bieten. Die Frauen zeigten eher negative immunologische Veränderungen als die Männer. Außerdem stieg bei besonders negativ eingestellten Paaren der Blutdruck stärker und blieb länger hoch.[89]

Dr. David McClelland und seine Kollegen führten eine faszinierende Studienreihe durch, die zeigte, wie stark sich Beziehungen auf das Immunsystem auswirken. Sie baten Studenten, sich einen Dokumentarfilm über Mutter Teresas Dienst an den Kranken und Sterbenden in den schlimmsten Slums von Kalkutta anzusehen. Eine andere Studentengruppe schaute sich einen belanglosen Film an. Im Durchschnitt wiesen jene, die den Film über Mutter Teresa sahen, eine beträchtliche Zunahme an schützenden Antikörpern auf, während dies bei den Studenten, die den belanglosen Film sahen, nicht der Fall war.[90]

Doch nicht alle Studenten, die den Film über Mutter Teresa anschauten, zeigten eine Verbesserung ihrer Immunfunktion. Einigen ging es sogar schlechter, und die Forscher suchten nach dem Grund.

Nachdem die Studenten die Dokumentation über Mutter Teresa gesehen hatten, zeigten die Forscher ihnen das Foto eines Paares, das an einem Fluss auf einer Bank saß. Sie baten die Studenten, eine Geschichte über dieses Paar zu schreiben, um größere Einblicke in die unbewussten Wahrnehmungen und Projektionen der Studenten zu erhalten.

Was kam dabei heraus? Ein Teil der Studenten schrieb Geschichten, in denen das Paar in einer glücklichen, vertrauensvollen Beziehung dargestellt wurde, in der die beiden einander halfen und respektierten und warmherzige, liebevolle Gefühle füreinander empfanden. Diese Teilnehmer wiesen die größten Zunahmen bei den Antikörpern auf. Ihren Angaben zufolge hatten sie im vorhergehenden Jahr auch verhältnismäßig wenig mit Infektionskrankheiten zu tun.

Die Studenten, die in ihren Geschichten beschrieben, wie das Paar sich gegenseitig manipulierte, betrog und im Stich ließ, zeigten die größten Abnahmen bei den Antikörpern und berichteten von beträchtlich mehr Krankheiten im vorhergehenden Jahr.[91, 92]

Wie die Studenten das Paar auf dem Foto »interpretierten«, war also ein gutes Barometer für ihre Wahrnehmung der Welt im Allgemeinen.

Auch diese Studie zeigt die Macht unserer Wahrnehmungen, die Art und Weise, wie wir uns in Beziehung zu anderen sehen. Zwei Menschen, die denselben Film sehen oder dasselbe Foto betrachten – oder auch denselben Beruf ausüben, in derselben Familie oder Stadt leben –, können völlig unterschiedliche Lebenserfahrungen machen, die darauf basieren, wie stark Misstrauen und Argwohn ausgeprägt sind.

Wenn man davon überzeugt ist, die Welt sei ein gefährlicher Ort, so wird sich dies bewahrheiten. Wie wir Beziehungen wahrnehmen, kann demnach Auswirkungen auf unsere Gesundheit und unser Überleben haben.

Studien über Schwangerschaft, Geburt und menschliche Nähe

Mehrere Studien haben belegt, dass sich soziale Unterstützung positiv auf Schwangerschaft und Geburt auswirken kann. Bei einer Analyse von über 144 Studien kamen Dr. Hoffman und Dr. Hatch von der Columbia-Universität zu dem Schluss, dass eine intensive soziale Unterstützung durch einen Partner oder ein Familienmitglied das Wachstum des Fetus beträchtlich verbessert. Und wenn die Frauen sich geliebt und unterstützt fühlen, erhöhen belastende Lebensereignisse während der Schwangerschaft nicht das Risiko einer Frühgeburt.[93]

Eine der ersten Studien zu dieser Thematik wurde 1972 in einem Militärkrankenhaus mit 170 Ehefrauen amerikanischer Armeeangehöriger durchgeführt. Die Teilnehmerinnen erhielten vor dem sechsten Schwangerschaftsmonat Fragebögen, um einschätzen zu können, über wie viel emotionale und psychologische Unterstützung sie verfügten. Die Frauen, die von vielen Lebensveränderungen in den Jahren vor der Schwangerschaft berichteten und nicht auf starke emotionale und psychologische Unterstützung zurückgreifen konnten, hatten bei der Geburt ihres Kindes mit dreimal so vielen Komplikationen zu kämpfen als jene, die über mehr Unterstützung verfügten.[94]

An der Universität von Arizona befassten sich Forscher mit ledigen werdenden Müttern im Teenageralter, die den Navahos (Indianerstamm) angehörten. Nach der Geburt kam es bei den Müttern, die über geringe bis mittlere soziale Unterstützung verfügten, zu viermal so viel Komplikationen wie bei den Müttern, die auf ein hohes Niveau an sozialer Unterstützung zurückgreifen konnten.[95, 96]

Zwei andere Studien wurden in Guatemala-Stadt durchgeführt. Sie zeigten, dass die ständige Gegenwart eines unterstützenden Gefährten während der Entbindung die Geburtsdauer verkürzte und ein Kaiserschnitt oder andere Eingriffe nicht nötig wurden. In Guatemala-Stadt war es üblich, dass die Frauen die Geburt allein – ohne Unterstützung durch Verwandte, Freunde, Ehemann oder Krankenschwester – erlebten. Das bot den Forschern gute Voraussetzungen herauszufinden, wie sich die Unterstützung durch einen Geburtsbegleiter auswirkte. Für die Studie wurden vierzig Frauen willkürlich zwei Gruppen zugeordnet. Die eine Gruppe erlebte die Geburt auf übliche Weise allein. Die Frauen der anderen Gruppe wurden von der Einlieferung ins Krankenhaus bis zur Entbindung von einer freundlichen (ihnen bis dahin unbekannten) Geburtsbegleiterin betreut. Von dieser – Doula genannten – Frau erfuhren die werdenden Mütter während der ganzen Zeit ständig emotionale Unterstützung. Die Geburtsdauer in der Gruppe von Frauen, die auf sich allein gestellt waren, betrug 19,3 Stunden im Vergleich zu nur 8,7 Stunden bei den Frauen, die von der Doula unterstützt wurden. Die Mütter, die mit Hilfe einer Doula entbunden hatten, waren zudem viel eher geneigt, ihr Baby anzulächeln, es zu streicheln und mit ihm zu sprechen als die Frauen in der anderen Gruppe.[97, 98]

Dieses Verfahren wurde im Krankenhaus von Cleveland nachgeahmt und eingehender untersucht. Etwa vierhundert gesunde Schwangere, bei denen die Geburt eingesetzt hatte, wurden willkürlich verschiedenen Gruppen zugeordnet. Die eine Gruppe erhielt ständig Unterstützung einer Doula, während die andere Gruppe von einem unauffälligen Beobachter überwacht wurde. Die werdenden Mütter wurden medizinisch in gleicher Weise überwacht, erhielten aber nicht dieselbe emotionale Unterstützung. Zweihundert andere Frauen wurden einer Vergleichsgruppe zugeteilt, die weder emotional unterstützt noch eng überwacht wurde.

Nur bei 8 Prozent der Frauen in der Gruppe, die auf ständige emotionale Unterstützung zählen konnte, wurde ein Kaiserschnitt vorgenommen, während dies bei 13 Prozent der beobachteten Gruppe und bei 18 Prozent der Vergleichsgruppe der Fall war. Noch auffälliger war, dass nur 8 Prozent der emotional unterstützten Gruppe eine epidurale Anästhesie brauchte. Bei der beobachteten Gruppe waren es 23 Prozent und 25 Prozent bei der Vergleichsgruppe. Bei Geburtsdauer, Dauer des Krankenhausaufenthalts des Säuglings, eingeleiteter Geburt und Fieber der Mutter ergab sich ein ähnliches Muster, nämlich ein drei- bis sechsfacher Unterschied.[99]

Würde Ihre Krankenversicherung eine Doula bezahlen, die Sie während der Geburt ständig emotional unterstützt? Würde eine 300- bis 600-prozentige Verringerung von Komplikationen bei der Geburt die Krankenversicherung weniger kosten als eine Doula? Hat Ihr Arzt oder Ihre Hebamme Sie ermutigt, eine Freundin, den Ehemann oder ein anderes Familienmitglied mit ins Krankenhaus zu bringen?

Ich lernte in einem Krankenhaus auf dem Land, wie Babys entbunden werden. Dabei ging es nach dem Motto »einmal zuschauen, ein Kind entbinden und das Gelernte weitergeben« zu. Zu Beginn meines dritten Studienjahrs an der medizinischen Fakultät brachte ich innerhalb von vier Wochen dreiundfünfzig Babys auf die Welt. Die Frauen warteten der Reihe nach in ihren Krankenhausbetten auf die Entbindung, und es war kein einziger Geburtsbegleiter zu sehen. Damals wurden Mütter während des Geburtsvorgangs vom Ehemann und anderen Verwandten getrennt. In den letzten zwanzig Jahren haben viele Krankenhäuser Entbindungsstationen eingerichtet, die dem Ehemann oder einer anderen vertrauten Person ermöglichen, die werdende Mutter zu umsorgen und auch bei der Geburt dabei zu sein. Das nehmen viele, die sich eine fürsorglichere und einfühlsamere Geburtserfahrung wünschen, in Anspruch.

In einer detaillierteren Studie führten Nancy Collins und ihre Kollegen von der Universität in Los Angeles eine prospektive Studie mit 129 Schwangeren durch, die aus verschiedenen ethnischen Gruppen stammten und wirtschaftlich benachteiligt waren. Man wollte herausfinden, ob soziale Unterstützung die körperlichen und mentalen Folgen der Schwangerschaft verbessern würde. Es zeigte sich, dass Frauen, die vor der Geburt mehr soziale Unterstützung erhielten, und jene, die mit dieser Unterstützung zufriedener waren, weniger Schwierigkeiten während der Geburt hatten, Kinder mit höherem Geburtsgewicht sowie gesündere Babys zur Welt brachten. Die Frauen, die mehr soziale Unterstützung während der Schwangerschaft erhalten hatten, berichteten zudem von weniger Depressionen nach der Geburt.[100]

Der Umfang der Unterstützung stellte sich als wichtig heraus. Als noch bedeutsamer jedoch erwies sich, wie zufrieden die Mütter mit der Qualität dieser Unterstützung waren. Die zufriedeneren Mütter brachten Babys mit höheren APGAR-Bewertungen zur Welt. (APGAR = Punktesystem für die Zustandsdiagnostik des Neugeborenen unmittelbar nach der Geburt – Atmung, Puls, Grundtonus, Aussehen, Reflexe.) Frauen, die sich mit der vorgeburtlichen Unterstützung unzufriedener zeigten (besonders, was den Vater des Babys betraf), litten nach der Geburt eher unter Depressionen. Wie bei anderen Studien, die in diesem Kapitel bereits beschrieben wurden, war die Wahrnehmung der Mutter, wie viel emotionale Unterstützung sie erhielt, wichtiger als die objektiven Messungen zur Ermittlung von Frühgeburten und Komplikationen bei der Geburt.

In mehreren anderen Studien stellte man fest, dass soziale Unterstützung während der Schwangerschaft das Wachstum des Fetus verbessert.[101, 102] So wurde beispielsweise in einer Studie festgestellt, dass die Wahrscheinlichkeit von Verzögerungen beim fetalen Wachstum fast fünfmal höher war, wenn die Unterstützung durch den Partner fehlte.[103] Andere Studien dokumentierten, dass soziale Unterstützung Auswirkungen auf die Schwangerschaftsdauer haben kann. In einer Londoner Studie waren Frühgeburten bei Frauen, die einen Partner hatten, dem sie vertrauen konnten, beträchtlich geringer als bei den Teilnehmerinnen ohne Partner. Auch engerer Kontakt zu den Nachbarn zeigte ebenfalls eine schützende Wirkung.[104] Eine andere Studie belegte, dass Unterstützung durch den Partner und das Leben in einer Ehe die Schwangerschaftsdauer beträchtlich verlängerten.[105]

Studien über die Wirkung von Haustieren

Soziale Unterstützung, Liebe und Nähe – und deren günstige Wirkung – müssen nicht immer von Menschen ausgehen. Mehrere Studien haben gezeigt, dass Halter von Haustieren gesünder sind als Menschen ohne Haustiere.

Eine Versuchsreihe, in der es um die Behandlung von Herzrhythmusstörungen ging (CAST), befasste sich mit Männern und Frauen, die einen Herzinfarkt erlitten und einen unregelmäßigen Herzrhythmus hatten. Nur einer der siebenundachtzig Teilnehmer (1,1 Prozent), die einen Hund hielten, starb während der Studie. Von den 282 hundelosen Teilnehmern starben dagegen neunzehn (6,7 Prozent) – also mehr als sechsmal so viele![106] Bei dieser Studie wurde zudem festgestellt, dass der Umfang der sozialen Unterstützung durch andere Menschen ebenfalls ein unabhängiger Prädiktor für das Überleben dieser Patienten war.

Eine frühere Studie konzentrierte sich auf Patienten, die man zu Beginn der Studie mit einem Herzinfarkt oder Angina pectoris ins Krankenhaus eingeliefert hatte. Nach einem Jahr waren nur 6 Prozent der Haustierbesitzer im Vergleich zu 28 Prozent der haustierlosen Patienten gestorben – viermal so viele Menschen, die kein Haustier besaßen, waren im Vergleich zu den Haustierbesitzern tot. Dieses Ergebnis hatte unabhängig von der Schwere der Krankheit, körperlichen Bewegung oder anderen bekannten Risikofaktoren Bestand.[107]

Kassenpatienten, die gleichzeitig Haustierbesitzer waren, suchten ihren Arzt nicht so häufig auf wie Patienten, die kein Tier hielten.[108] Der Besitz eines Haustiers führt zu verringerter kardiovaskulärer Reaktivität (beispielsweise Blutdruckreaktionen).[109] In einer Studie war die Wirkung eines Hundes bei der Senkung des Blutdrucks sogar größer als die Gegenwart eines guten Freundes, da Freunde oft als beurteilend empfunden werden, was bei einem Tier nicht der Fall ist.[110]

Viele Menschen erhalten durch ein Haustier »nichtbewertende soziale Unterstützung«, wie die Forscher es in ihrer klinischen Fachsprache ausdrücken. Das heißt, die Tierhalter erfahren bedingungslose, vorurteilslose Liebe.

Genau wie die Liebe von Tieren für den Menschen wohltuend ist, trifft dies auch im umgekehrten Fall zu. 1980 wurde in der Zeitschrift *Science*, einer der renommiertesten Fachzeitschriften, ein faszinierender Artikel veröffentlicht, der die Auswirkungen sozialer Faktoren auf das Fortschreiten von Arteriosklerose (Arterienverkalkung) bei Tieren darstellte.

Bei der betreffenden Studie erhielt eine Gruppe Kaninchen cholesterinreiche Nahrung. Die Kaninchen waren genetisch vergleichbar, und die Wissenschaftler erwarteten, dass alle etwa in demselben Ausmaß unter Arterienverkalkung leiden würden, was jedoch nicht der Fall war. Bei einigen Kaninchen »verkalkten« die Arterien sehr viel stärker als bei anderen. Die Wissenschaftler konnten sich nicht erklären, woran das lag, da alle die gleiche Nahrung erhielten und ähnliche Gene in sich trugen.

Die Kaninchen lebten in Käfigen, die bis zur Decke hochgestapelt waren. Die Tiere in den höher gelegenen Käfigen litten unter stärkerer Arterienverkalkung als die Tiere in den unteren Käfigen. Zuerst ergab dies überhaupt keinen Sinn, doch als sich die Wissenschaftler eingehender mit diesem Phänomen befassten, stellten sie fest, dass die Laborantin (die nicht sehr groß war) beim Füttern der Kaninchen mit den Tieren in den unteren Käfigen spielte, während sie die Tiere in den höheren Käfigen ignorierte. Man beschloss, der Sache auf den Grund zu gehen.

Man ordnete eine andere Gruppe Kaninchen willkürlich drei Gruppen zu (A, B, C) und wiederholte das Experiment später mit zwei weiteren Gruppen (D, E). Alle Kaninchen erhielten die gleiche cholesterinreiche Nahrung. Wie zuvor, waren alle Tiere genetisch vergleichbar. Die Kaninchen in den Gruppen C und E erhielten nur die normale, im Labor übliche Versorgung. Die Kaninchen in den Gruppen A, B und D wurden täglich aus ihren Käfigen genommen. Die Wissenschaftler notierten dazu Folgendes:

> »Das experimentelle Umfeld war so angelegt, dass zwischen jedem Tier und dem Forscher eine unmittelbare Beziehung entstehen konnte. Dies wurde durch einen halbstündigen Besuch am frühen Morgen erzielt, bei dem jedes Tier aufgenommen und gestreichelt und mit ihm gesprochen und gespielt wurde. Es folgte eine einstündige Fütterungszeit, in der das Tier ebenfalls berührt und angesprochen wurde, sowie eine Reihe von fünfminütigen Besuchen im Verlauf des Tages. Während dieser täglichen Prozedur lernten die Tiere schnell, ihren Betreuer zu erkennen. Einige Kaninchen versuchten sogar, die Aufmerksamkeit auf sich zu lenken.«

Die Tiere wurden also berührt, man sprach mit ihnen, streichelte sie, spielte mit ihnen, gab ihnen Liebe. Dann tötete man sie, um sich ihre Arterien anzusehen. (Dies ist einer der Gründe, warum ich keine Tierexperimente durchführe ...!) Die Forscher staunten, als sie feststellten, dass diese Kaninchen unter 60 Prozent weniger Arterienverkalkung litten als jene, die ignoriert wurden, obwohl sie genetisch vergleichbar waren und die gleiche Nahrung erhielten. Auch Blutdruck, Cholesterinspiegel und Herzfrequenz waren in beiden Gruppen vergleichbar, sodass die Auswirkungen von Liebe und Unterstützung nicht durch diese physiologischen Faktoren beeinflusst wurden.[111] Hier ging es offensichtlich um etwas anderes. Wenn zwischen Mensch und Tier also eine enge Beziehung besteht, ist es weniger wahrscheinlich, dass eine Krankheitsbehandlung notwendig wird ...

Studien über heilsame Berührungen

Berührung ist auch wichtig für Menschen, und eine einfache Berührung ist eine wirksame Möglichkeit, einen anderen Menschen von Einsamkeit und Isolation zu heilen. Obwohl die wichtigsten Vorteile dabei wahrscheinlich nicht gemessen werden können, lassen sich einige beobachten und untersuchen.

Auf der Intensivstation zu liegen, ist für viele Menschen eine sehr isolierende Erfahrung, da sie einen großen Teil der Zeit allein verbringen. Wenn ein Arzt, eine Krankenschwester oder ein technischer Assistent erscheint, stehen oft die Schläuche, Drähte und Geräte im Mittelpunkt des Interesses.

In einer Reihe von Studien, die auf Intensivstationen durchgeführt wurden, befassten sich Dr. James Lynch und Kollegen mit Männern und Frauen, die unter starken Herzrhythmusstörungen litten und auf der Intensivstation ständig überwacht wurden. Sie stellten fest, dass es zu einer starken Reduzierung des unregelmäßigen Herzschlags kam, wenn eine Krankenschwester oder ein Arzt den Patienten berührte, um den Puls zu messen. Bei einigen Patienten wurde der unregelmäßige Herzschlag, der zuvor vorhanden war, durch das Pulsmessen völlig beruhigt.[113] In Dr. Lynchs Buch *The Broken Heart* wird wunderbar erklärt, wie »sich in unseren Herzen die biologische Grundlage für unser Bedürfnis nach liebevollen Beziehungen zu anderen Menschen widerspiegelt. Wenn wir dieses Bedürfnis nicht erfüllen, ist unsere Gesundheit in Gefahr.«[114]

All diese Untersuchungen zeigen, dass Liebe das Überleben fördert. Sich um andere zu kümmern und von anderen umhegt zu werden, ist lebensbejahend. Wenn Menschen aus sich herausgehen und auf andere zugehen, wird Heilung gefördert – unergründlich, aber messbar, und zwar unabhängig von bekannten Faktoren wie Ernährung und körperlicher Bewegung.

Der nächste Schritt zur Liebe und menschlichen Nähe

Ich könnte noch viel mehr Studien anführen. Es wurden mehrere Bücher geschrieben, in denen die wissenschaftliche und medizinische Literatur zu den gesundheitsschädlichen Folgen von Einsamkeit und Isolation und die lebensfördernde Macht von Liebe und menschlicher Nähe (gleich, mit welchen Begriffen diese Konzepte beschrieben werden) zusammengefasst wurde.[115–120]

Mir ging es jedoch hier nur darum, einen Überblick zu geben, um klarzumachen, dass eine starke wissenschaftliche Basis dokumentiert, wie wichtig diese Vorstellungen in jedem Lebensalter sind, angefangen bei Säuglingen bis hin zu alten Menschen in allen Teilen der Welt und in allen Lebensbereichen. Der Rest des Buches widmet sich der Frage, warum Liebe und menschliche Nähe eine so wichtige Rolle in unserem Leben spielen, und wie wir Möglichkeiten finden können, all das zu heilen, was uns von uns selbst, voneinander und von unserem wahren Ich trennt.

Im nächsten Kapitel beschreibe ich einen Teil meiner eigenen Suche, bei der ich lernte, mein Herz zu öffnen. Warum hatte ich so große Angst vor dem, was ich mir am meisten wünschte?

»Das bist du!«

Was hülfe es dem Menschen, wenn er die
ganze Welt gewinnen würde, und nähme
an seiner Seele Schaden?

MARKUS 8,36

Es gibt viele Pfade zur Weisheit, aber jeder
beginnt mit einem gebrochenen Herzen.

LEONARD COHEN

In der Mitte meines Lebenswegs befand ich
mich in dunklen Wäldern, in denen der
richtige Weg unauffindbar war.

DANTE, INFERNO – GÖTTLICHE KOMÖDIE

Ich habe geliebt und ich wurde geliebt, und
alles andere ist nur Hintergrundmusik.

ESTELLE RAMEY

An meinem vierzigsten Geburtstag glaubte ich, all meine Träume würden wahr. In der Geburtstagswoche ereignete sich Folgendes:

Mein drittes Buch erreichte die Nummer eins der Bestsellerliste der *New York Times*.

Meine Kollegen und ich erhielten einen Brief von der American Heart Association, in dem uns mitgeteilt wurde, dass unsere neuesten Forschungsergebnisse für die jährlich stattfindende wissenschaftliche Tagung akzeptiert worden waren: Wir hatten festgestellt, dass sich die Reversibilität der Herzerkrankungen bei unseren Forschungspatienten nach vier Jahren sogar noch mehr verstärkt hatte als nach einem Jahr. Man plante eine Pressekonferenz zur Bekanntgabe unserer Ergebnisse.

Ich wurde eingeladen, den Abend im Weißen Haus zu verbringen.

Zwei Wochen zuvor war auf der Titelseite der *New York Times* und in allen Abendnachrichten über unsere Forschungsergebnisse berichtet worden, als eine private Krankenversicherung, die Mutual of Omaha, bekannt gab, dass unser Programm zur Behandlung von Herzerkrankungen von ihr anerkannt werden würde. Es war das erste Mal, dass eine große Krankenversicherung Leistungen für eine alternative medizinische Behandlung bezahlte. Später hieß es in einer Schlagzeile auf der Titelseite von *USA Today*: »Patient bezeichnet Ornish-Programm als WUNDER.«

Ich besuchte das fünfundzwanzigste Treffen meiner High-School-Klasse, und der ehemalige Kapitän der Football-Mannschaft, der mich nie weiter beachtet hatte, als wir gemeinsam die Schule besuchten, kam auf mich zu, umarmte mich und verkündete mit dröhnender Stimme: »Dean, ich hätte während der Schulzeit netter zu dir sein sollen, aber ich wusste nicht, dass du so viel Erfolg haben würdest!«

Erfolg und trotzdem unzufrieden

Warum fühlte ich mich trotz all dieser Erfolge einsam und unzufrieden? Das Gefühl, unglücklich zu sein, war nichts Neues für mich. Im Alter von neunzehn Jahren litt ich unter starken Depressionen und dachte sogar an Selbstmord. Ich habe diese Zeit in meinem Leben in einem meiner früheren Bücher (*Revolution in der Herztherapie*) beschrieben. Es hatte mir etwas Angst eingejagt, so viel von mir preiszugeben. Schließlich versuche ich wie alle anderen Menschen auch, mich möglichst von meiner besten Seite zu zeigen, statt die dunkelsten Momente meines Lebens jedem zugänglich zu machen.

Seit der Veröffentlichung jenes Buches habe ich viele tausend Briefe von Menschen erhalten, von denen viele schrieben, dass gerade dieser persönliche Bericht für sie besonders bedeutungsvoll und nützlich gewesen war. Da sie den Prozess, den ich durchgemacht hatte, besser verstanden, konnten sie oft mehr Einblick in ihr eigenes Leben gewinnen. Meine Bereitschaft, mich selbst zu offenbaren, erleichterte es ihnen, dasselbe zu tun.

Für mich ist die Beschreibung der Suche eines Menschen nach persönlicher Weiterentwicklung und Selbstfindung in der Regel interessanter als die Predigt eines Propheten. Ich möchte wissen, wie der Betroffene gelernt hat, ich möchte hören, welche Erfahrungen und Fehler er gemacht hat, und nicht nur erfahren, was er weiß.

In diesem Sinn möchte ich Sie an meinem Lernprozess der letzten Jahre teilhaben lassen. Ich habe diese Kapitel geschrieben in der Hoffnung, dass Sie aus dieser Phase meiner Suche einen Nutzen ziehen können. Natürlich ist meine Reise noch nicht zu Ende, doch vielleicht können meine Erfahrungen Ihnen schon jetzt helfen, einige meiner Fehler zu vermeiden. (Sie können ja andere Fehler machen!)

Eine der schmerzhaftesten Überlegungen in meinem Leben als Neunzehnjähriger war, dass ich mich als dumm empfand und fast das Gefühl hatte, ein Betrüger zu sein. Irgendwie glaubte ich, es sei mir gelungen, andere glauben zu machen, ich sei klug, während ich mich in Wirklichkeit als Hochstapler sah. Jetzt, da ich die Universität mit meiner Meinung nach wirklich klugen Leuten besuchte, erschien es mir, als sei es nur noch eine Frage der Zeit, bis man herausfinden würde, dass man mit meiner Aufnahme einen Fehler begangen hatte. Ich fühlte mich unwürdig und schämte mich dafür.

Noch Furcht erregender als die Gefühle von Unzulänglichkeit war ein tiefer sitzendes Leid: eine Krise des Geistes. Im Alter von neunzehn Jahren hatte ich eine klare Vision: Keine Leistung oder materieller Lohn würde mir je andauernden Frieden und Glück bringen. Diese spirituelle Erkenntnis ist im Grunde Kern aller Religionen und geistigen Traditionen, aber in so jungen Jahren konnte ich mit dieser Einsicht einfach nicht umgehen.

Es war schlimm genug zu glauben, dass aus mir nie etwas werden würde. Schlimmer noch war die Erkenntnis, dass dies sowieso bedeutungslos sein würde. Dieses doppelte Dilemma führte zu starken Depressionen.

In gewisser Hinsicht wäre es tröstlicher gewesen, wenn ich hätte glauben können, dass mich einige Dinge glücklich machen würden, auch wenn ich sie möglicherweise nie würde erreichen können. Stattdessen musste ich mit der Gewissheit leben, dass sie mir sowieso nie anhaltendes Glück bringen würden. Ich erkannte: Selbst wenn ich all die Dinge erreichen würde, die nach Auffassung unserer Kultur glücklich machen – Berühmtheit, Leistungen, Sex, Macht, Geld –, dieses Glück nicht ewig vorhielte.

Für einen kurzen Augenblick scheinen diese Dinge tatsächlich glücklich zu machen und vom Schmerz zu befreien, sodass unser Glaube daran verstärkt wird. Sie machen für kurze Zeit tatsächlich Spaß, und das ist das Verführerische daran. Es verhält sich ähnlich wie mit Nitroglyzerin, das bei Angina pectoris vorübergehende Erleichterung bringt und den Patienten glauben lässt, er werde durch die Gabe von Medikamenten gesund. Auch durch Aspirin verschwinden Kopfschmerzen – vorübergehend.

Leider hält dieses Glück und Wohlgefühl nur kurze Zeit an. Fünfzehn Minuten lang, vielleicht ein paar Wochen, doch bald stellt sich die Frage: »Und was nun?« Man bekommt einfach nie genug. Oder die Frage lautet: »Na und?« Warum sollte ich mich überhaupt bemühen? Für wen hätte es überhaupt eine Bedeutung? Nichts ist wichtig. Mir blieben nur Nihilismus und Verzweiflung.

Zu einem der erschreckendsten Aspekte einer so starken Depression gehört der Glaube, die Welt erstmals klar zu sehen. Das Leben ist schrecklich, und das wird sich nie ändern. Leid. Tod. Krankheit. Gewalt. Armut. Schrecken. Dies waren die einzigen Dinge, die ich damals sehen konnte.

Diese Verzerrung der Realität führte zu den Gefühlen der Hilflosigkeit und Hoffnungslosigkeit, die das Merkmal schwerer Depressionen sind. Ich war davon überzeugt, dass alle Augenblicke, in denen ich gedacht hatte, ich sei glücklich oder könnte glücklich sein, trügerisch gewesen waren. Ich hatte mich nur selbst zum Narren gehalten. Immer dann, wenn ich glaubte, ich könnte einen Sinn oder Zweck sehen, war ich fehlgeleitet worden.

Vom Zusammenbruch zum Durchbruch

Dieses Leiden eröffnete mir die Möglichkeit, mein Leben zu ändern und die ersten Schritte auf einem spirituellen Weg zu gehen. Im Januar 1972 litt ich unter extrem starken Depressionen. Ich verließ deshalb das College und fuhr zu meinen Eltern nach Hause, um mich dort zu erholen. Ich werde ihnen immer dankbar dafür sein, dass sie mich zu einer Zeit aufnahmen, als ich sie so sehr brauchte.

Meiner älteren Schwester hatte es sehr gut getan, bei Sri Swami Satchidananda, einem herausragenden, ökumenischen, spirituellen Lehrer, Yoga und Meditation zu studieren, sodass meine Eltern zu seinen Ehren einen Empfang in ihrem Haus organisierten. Ein altes Sprichwort sagt: »Wenn der Schüler bereit ist, wird der Lehrer erscheinen«, was auf mich sicherlich zutraf.

Sri Swami Satchidananda hielt eine kurze Rede in unserem Wohnzimmer, die begann mit dem Satz: »Nichts kann euch anhaltenden Frieden bringen.« Dies schien meine Auffassung zu bestätigen, aber ich litt unter starken Depressionen, während er vor Glück strahlte. Er fuhr mit der anderen Hälfte der Gleichung fort: »*Nichts kann euch anhaltenden Frieden bringen, denn ihr besitzt ihn bereits, wenn ihr nur damit aufhört, ihn zu behindern. Er ist immer da.*«

Dieser Augenblick änderte mein Leben, und ich beschloss, von diesem Mann zu lernen. Ich hatte nichts zu verlieren, und schließlich konnte ich mich immer noch umbringen, wenn er nicht Recht hatte.

Ein paar Monate später begann ich, bei ihm Yoga und Meditation zu studieren, und er riet mir zu einer vegetarischen Ernährung. Damals wusste ich nicht, dass ich mich auf eine spirituelle Reise begeben würde. Ich wünschte mir nur, mein emotionaler Schmerz würde verschwinden, sodass ich im Grunde bereit war, alles auszuprobieren. Ich lernte, dass ein Zusammenbruch unter der richtigen Anleitung und mit der entsprechenden Unterstützung zu einem Durchbruch werden kann.

Zuerst fiel es mir schwer, überhaupt lang genug stillzusitzen, um Yoga und Meditation zu praktizieren. Ein großes Problem bestand darin, dass ich mir der Quelle für Wohlgefühl nicht bewusst war und den bereits vorhandenen Frieden behinderte, indem ich vielen Dingen hinterherrannte, die mir angeblich Glück bringen würden. Praktisch bedeutete dies: Die Angst, Furcht und Sorge, die aus der Behinderung meines inneren Friedens resultierten, erschwerten es mir, die Dinge zu bekommen, denen ich hinterherrannte, oder verhinderten, sie zu genießen, wenn ich sie schließlich erreichte.

Mit der Zeit wurde mir jedoch bewusst, was es bedeutet, Augenblicke des inneren Friedens zu erleben. Ich erkannte diese Augenblicke als etwas, das nicht von außen kommt. Ich konnte jetzt vorübergehend meinen Geist und Körper durch Meditation so stark beruhigen, dass das, was bereits und immer da ist, nicht gestört wurde.

Die Entdeckung dieser Wahrheit war eine Sache, doch es war eine ganz andere, sie zu verstehen und in mein Leben zu integrieren.

Obwohl ich mit neunzehn Jahren erfahren hatte, dass äußerliche, materielle Dinge mir kein bleibendes Glück bringen würden, war dies eine überwältigende Erkenntnis, die ich lieber ignorierte. Ich wollte es einfach nicht glauben. Tief in meinem Innern begann ich, diese Wahrheit in Zweifel zu ziehen.

Ich fragte mich, ob es mich nicht vielleicht doch glücklich machen würde, wenn ich genug bekam und tat. Vielleicht gaukelten sich die Menschen nur etwas vor, wenn sie diese Dinge nicht als allein selig machend betrachteten, um sich selbst gegenüber ein besseres Gefühl zu haben, weil sie all diese Dinge nicht bekommen oder tun konnten – die Trauben hingen ihnen einfach nur zu hoch. Und selbst wenn es kein andauerndes Glück war, konnten vielleicht Augenblicke vorübergehenden Glücks aneinander gereiht werden, um einen großen Teil des Lebens auszufüllen.

Ein paar Monate später besuchte ich wieder das College. Meditation und Yoga halfen mir, viel ruhiger zu werden und mich besser zu konzentrieren, sodass ich mein Studium *summa cum laude* abschloss und die Festrede halten durfte. In den nächsten zwanzig Jahren erreichte ich viel.

Dennoch war ich keineswegs freier als zu jener Zeit, als ich unter starken Depressionen gelitten hatte, und ich glaubte, dass ich in meinem Leben nie etwas Bedeutungsvolles leisten würde. Ich lebte zwar nicht in einem Käfig aus Stahl, sondern in einem goldenen Käfig, aber dennoch war es ein Gefängnis. Ich suchte immer noch an den falschen Orten nach Glück und Frieden, obwohl ich es eigentlich hätte besser wissen müssen. Der indische Weise Ramana Maharshi beschrieb es zu Beginn dieses Jahrhunderts folgendermaßen: »Die Suche nach Äußerlichkeiten zum Erlangen andauernden Glücks, ohne dabei das wahre Ich zu entdecken, ähnelt dem Versuch, die ganze Welt mit einer Schicht aus Leder zu versehen, um den Schmerz beim Laufen über Steine und Dorne auszuschalten. Es ist viel einfacher, Schuhe zu tragen.«

Meine Einsamkeit konnte nicht lange durch äußerliche Leistungen und Aktivitäten gemildert werden, gleichgültig, wie interessant oder aufregend diese auch waren. Und ich versuchte wirklich alles. So arbeitete ich mindestens achtzig Stunden und mehr pro Woche, was eine gute Möglichkeit ist, um sich von solchen Gefühlen abzulenken. Ich erinnere mich daran, wie ich einmal gerade noch ein Flugzeug erreichte, bevor die Tür geschlossen wurde.

»Sie sehen gestresst aus«, sagte die Stewardess zu mir.

»So fühle ich mich auch«, erwiderte ich.

Offensichtlich erkannte sie mich nicht, denn sie fuhr fort: »Wissen Sie, ich habe gerade dieses Buch von Dean Ornish gelesen und kann es Ihnen nur empfehlen. Es enthält einige wunderbare Methoden zur Stressbewältigung, die Ihnen vielleicht helfen könnten.«

»Ja, ich kenne das Buch ...«

Ein kleiner Fingerzeig von Gott.

Die Ironie dieser Situation blieb mir nicht verborgen. Obwohl ich recht gesund war, litt ich unter immer stärkerem Stress. Ich stellte mir schon die Schlagzeilen vor: »Autor von *Stress, Diet & Your Heart* (»Stress, Diät und dein Herz«) erleidet trotz ausgezeichneter Ernährungsweise einen durch Stress verursachten Herzinfarkt.«

Das Ganze sollte an meinem vierzigsten Geburtstag ein Ende finden. Der Kontrast zwischen dem, was ich erreichte, und meinen Gefühlen war enorm groß, und ich konnte mir selbst gegenüber nicht länger vorgaukeln, dass diese Dinge mich glücklich machen würden. Ich konnte einfach nicht mehr so weiterleben wie bisher und nicht mehr zu mir sagen: »Wenn ich vielleicht noch mehr erreiche, könnte ich glücklich sein.« Schließlich hatte ich bereits mehr Erfolge gehabt, als ich mir je hätte träumen lassen.

Ich konnte die Diskrepanz zwischen weltlichem Erfolg und innerer Aufruhr einfach nicht mehr ignorieren. Es war, als sagte das Universum: »Hallo, Dean – hör zu! Achtung! Kann ich es dir noch irgendwie klarer machen?«

Warum war ich so unzufrieden? Hatte jene weise innere Stimme, die im Alter von neunzehn Jahren zu mir gesprochen hatte, vielleicht Recht gehabt? All meine Leistungen, all diese Dinge wie Ruhm und Vermögen, die angeblich glücklich machen, brachten mir keinen beständigen Lebenssinn, kein anhaltendes Glück, keinen dauernden Frieden.

Natürlich erlebte ich Augenblicke der Befriedigung und Freude, die jedoch nicht anhielten. Es brachte Befriedigung zu wissen, dass die Forschungsarbeiten, die Bücher und die anderen Arbeiten von mir und meinen Kollegen so vielen Menschen halfen. Wir konnten ihnen helfen, ein glücklicheres Leben zu führen, innere Quellen für Frieden und Freude wiederzuentdecken und oft einen Weg zu finden, ihren körperlichen, seelischen und spirituellen Schmerz zu heilen – aber mir selbst gelang dies nicht. Ich begriff das Wesentliche nicht. Ich erlebte nicht die große Liebe und Nähe, die ich mir für meine wichtigste Beziehung wünschte. Ich hatte Angst davor, mein Herz zu öffnen.

Arzt, heile dich selbst!

Die Diskrepanz zwischen der Tatsache, wie sehr ich anderen und wie wenig ich mir selbst in diesem Bereich helfen konnte, wurde Katalysator und Feuerprobe für die nächste Phase meiner Suche.

Im Lauf der Zeit erhielt ich durch Meditationspraktiken einen kurzen Einblick in die Verbundenheit und gegenseitige Abhängigkeit allen Lebens. Mir wurde klar, dass wir einerseits allein sind und eine separate Existenz getrennt von allen und allem führen, doch andererseits das Selbst in verschiedenen Verkleidungen, verschiedenen Namen und Formen, also ein Teil von allen und allem sind. So verkünden viele Religionen als grundlegende Wahrheit: »Der Herr ist eins.«

Diese Erfahrung von Verbundenheit ist Teil spiritueller Traditionen und immerwährende Weisheit in fast allen Religionen und Kulturen. Albert Einstein schrieb:

»Ein Mensch ist Teil des Ganzen, das wir als Universum bezeichnen, ein in Zeit und Raum begrenzter Teil. Er erlebt sich selbst, seine Gedanken und Gefühle, als etwas von der übrigen Welt getrennt bestehendes – es ist eine Art optische Täuschung seines Bewusstseins. Diese Täuschung ist ein Gefängnis für uns, da sie uns auf unsere persönlichen Wünsche und Zuneigung zu den wenigen Menschen beschränkt, die uns am nächsten sind. Unsere Aufgabe muss darin bestehen, aus diesem Gefängnis auszubrechen, indem wir unseren Kreis des Mitgefühls erweitern, um alle Lebewesen und die gesamte Natur zu umarmen.«

Obwohl diese flüchtigen Einblicke in transzendente Erfahrungen mir viel bedeuteten, mir Hoffnung gaben und mein Bewusstsein schärften, hielten sie nicht an. Ich konnte den Frieden spüren, wenn ich diesen völligen Einklang erlebte, aber wie ein Besucher in einem fremden Heim konnte ich nicht lange bleiben. Heute weiß ich, dass ich erst lernen musste, mehr Mensch zu sein. Diese Stufe überspringen zu wollen, ähnelte dem Versuch, so zu tun, als ob ich nicht wütend sei, ohne mir selbst zuerst die Erlaubnis zu geben, Mensch zu sein und meine Gefühle anzuerkennen, bevor ich den Schritt der Vergebung tat. Ich musste versuchen, nicht mehr Kopfmensch zu sein, sondern mein Herz zu erforschen.

Ein Freund von mir, der mit ähnlichen Problemen zu kämpfen hatte, schrieb mir Folgendes:

»Es ist meine Angewohnheit, mich immer in meinen Kopf zurückzuziehen. In einen kalten Raum, der denkt statt fühlt. Wahrscheinlich tust du das Gleiche. Dies erschwert unseren Mitmenschen den Umgang mit uns ungemein und trifft besonders dann zu, wenn diejenigen, die sich so verhalten, Menschen sind, die ein warmes Äußeres haben und sich warmherzig verhalten, aber kälter werden, wenn man ihnen näher kommt. Ich verspüre oft Sicherheit, wenn ich mich in meine Arbeit zurückziehe ... Dinge, die ich kenne und gern tue, Dinge, mit denen ich Erfolg haben kann, indem ich all meine Lebensenergien einbringe.

Doch der Geist ist letztendlich ein weniger befriedigender Ort als das Herz. Der Geist kann oft wütend sein, während das Herz Mitgefühl zeigt. Bisweilen habe ich mich auf meiner Reise wie ein Vulkan gefühlt – geschmolzene Lava, die gleich hochgeschleudert wird.«

Von der Leidenschaft zum Mitgefühl

Während meiner Schul- und Studienzeit traf ich mich wie viele in meiner Generation mit vielen Mädchen. Und zuerst schien es befreiend, gleichzeitig mehrere Freundinnen zu haben. Doch nach einiger Zeit stellte ich fest, dass das, was mir meiner Meinung nach die größte Freiheit zu geben schien, tatsächlich sehr einschränkend wirkte. Später lernte ich, dass Dinge wie Pflichtgefühl, Disziplin und Monogamie, die besonders einschränkend scheinen, in Wirklichkeit die befreiendsten und schönsten sind. Doch in meiner Schul- und Studienzeit empfand ich diese Wörter als trocken, langweilig und einengend. Ich wollte frei sein und das Leben genießen.

Viele Mitglieder meiner Generation stellten folgende Fragen: »Warum soll man sich irgendwelche Selbstbeschränkungen auferlegen, wenn dies nicht unbedingt nötig ist? Warum soll man nicht alles essen, was man möchte? Warum soll man nicht all die Dinge tun, auf die man Lust hat?«

Mittlerweile habe ich gelernt, dass wir dies damals völlig falsch sahen. Sich bewusst für Pflichtgefühl, Disziplin und Monogamie zu entscheiden, kann befreiend sein, denn diese Wörter sind gleichbedeutend mit Freiheit. Warum? Sich freiwillig für Disziplin zu entscheiden, verleiht mehr Kraft – Kraft zu kreieren, sich auszudrücken, zu genießen. Ein Musiker, der stundenlang übt, kann sich auf neue Weise ausdrücken, sodass seine Seele genährt wird. Sich freiwillig für Pflichtgefühl und Monogamie zu entscheiden, erzeugt Sicherheit und ermöglicht Zuwendung und menschliche Nähe.

Menschliche Nähe ist befreiend und heilsam, aber nur, wenn man sich sicher fühlt. Wenn man »sein Herz öffnet«, drückt man lediglich auf andere Weise aus, dass man gewillt ist, seine emotionalen Schutzvorrichtungen fallen zu lassen und sich die Erlaubnis zu geben, emotional verletzbar zu sein. Wie ich in einem anderen Kapitel bereits beschrieben habe, kann man anderen nur wirklich nah sein, wenn man seine eigene Verletzbarkeit zugibt. Um Verletzbarkeit zu zeigen und sein Herz zu öffnen, muss man sich sicher fühlen – denn wenn man anderen gegenüber Verletzbarkeit zeigt, könnte man verletzt werden.

Ich machte in meiner Schul- und Studienzeit nur oberflächliche Erfahrungen, als ich mit verschiedenen Freundinnen ausging. Mehr als eine Freundin zu haben, half mir, eine Pufferzone aufzubauen und mich vor zu viel Nähe zu schützen. Wenn ich mich einem Mensch zu stark öffnete und zu verletzbar wurde, konnte ich mich einfach einem anderen Menschen zuwenden. Es war ein ständiges Hin und Her. Ich war nicht allein, aber anderen auch nicht richtig nah. Ich genoss den Augenblick, aber oft fühlte ich mich anschließend noch leerer und einsamer.

Wie ein Medikament, das vorübergehend Erleichterung verschafft, aber bald zur Sucht führt, befand ich mich in einem Teufelskreis. Es war die vorübergehende Erleichterung von seelischem Schmerz und Einsamkeit, den ein Abend mit einer Freundin, eine Auszeichnung oder ein Erfolg mir verschaffen konnte, und das machte diese Dinge so verführerisch. Was verstehen Sie unter Erleichterung?

Merkwürdigerweise fiel es mir leichter, gegenüber Menschen, die ich nicht besonders gut kannte, offen zu sein und eine gewisse Nähe zu erleben, statt diese Dinge in einer langfristigen Beziehung zu finden. Zu diesen fremden Menschen hatte nie eine Beziehung bestanden, sodass wir uns nicht jahrelang wehgetan und Teile unseres Ichs verschlossen hatten, um diese verletzbaren Bereiche zu schützen. Doch die Nähe, die ich bei diesen Menschen fand, war begrenzt und hatte keine Fortsetzung.

Warum hatte ich solche Angst vor der Nähe?

Wie viele Menschen wuchs ich in einer liebevollen Familie auf, in der kaum persönliche oder emotionale Grenzen bestanden. Ich bezeichne dies liebevoll als den Ornish-Kloß. In jeder Familie finden die einzelnen Familienmitglieder zu ihrem individuellen Ich und nehmen sich von der übrigen Familie als getrennt wahr. Darin bestand meine Aufgabe, was nichts Besonderes war.

In gewisser Hinsicht verlieh mir das Fehlen persönlicher Grenzen ein Gefühl von Wärme und Behaglichkeit, so, als lebte ich in einer Schüssel mit warmem Haferschleim. Doch dann wurde mir bewusst, dass ich nicht über ein ausgestaltetes, von den anderen getrenntes Selbst verfügte, eine Erfahrung, die Mitglieder vieler Familien machen. Mit der Zeit erkannte ich, dass ich erst lernen musste, ein separates und gut entwickeltes Ichgefühl zu haben, um in einer intimen Beziehung bestehen zu können, da es mir sonst nicht gelingen würde, einen anderen Menschen an mich heranzulassen, ohne dadurch überwältigt zu werden.

Kein gut ausgebildetes Ichgefühl zu haben, kann beängstigend sein, denn man hat das Gefühl, nicht zu existieren oder tot zu sein. In der Psychologie wird dies als Narzissmus bezeichnet. Bei dem Wort Narzissmus denken wir oft an einen egozentrischen, mit sich selbst beschäftigten oder sich selbst überschätzenden Menschen. In Wirklichkeit jedoch handelt es sich um ein schlecht definiertes Ich- und Selbstwertgefühl, das oft mit einem Gefühl tiefer Traurigkeit und Einsamkeit einhergeht. Dieser Zustand ist in unserer Kultur speziell bei Menschen mit Herzerkrankungen sehr häufig anzutreffen.

In meiner Kindheit und Jugend lautete die unausgesprochene, aber so von mir wahrgenommene Botschaft meiner Eltern wie in vielen anderen Familien auch: »Du existierst nicht als separater Mensch, sondern du bist eine Erweiterung von uns. Daher verfügst du über die Fähigkeit, uns Freude oder Schmerz zu bereiten. Wenn du das Richtige tust, werden wir sehr stolz auf dich sein. Tust du es nicht, werden wir leiden. Wenn du nichts aus deinem Leben machst, werden wir sehr leiden. Und wenn wir zu viel leiden, werden wir sterben und dich allein lassen. Da du nicht getrennt von uns existierst, wirst du ebenfalls sterben, und es wird ganz allein deine Schuld sein.«

Man kann es auch so zusammenfassen, wie meine Eltern es in einem Brief an mich einmal getan haben. Sie schrieben: »Dean als Heiler, Dean als Mörder.« Wenn der Anspruch so hoch ist, kann der Stress sehr intensiv werden.

Diese Botschaften sind seit Generationen Teil meiner Familie, und jede Familie verfügt über ihre eigene Version. Ich will damit meinen Eltern, die ich sehr liebe, nicht die Schuld zuschieben. Ich bin ihnen sehr dankbar für alles, was sie mir gegeben und für mich getan haben, und weiß die vielen Opfer, die sie für mich gebracht haben, zu schätzen. Sie hatten Eltern, Großeltern und Urgroßeltern, die ihnen wahrscheinlich unbewusst ähnliche Botschaften vermittelt haben. Unbewusst haben sie diese dann an mich weitergegeben. Jede Generation übernimmt die emotionale Arbeit, die frühere Generationen nicht abgeschlossen haben.

Es gibt viele Wege zur Selbstständigkeit, von denen einige gesünder sind als andere. Eine altehrwürdige Möglichkeit, anders als die Eltern zu sein, besteht in der Rebellion, indem man Dinge tut, mit denen sie nicht einverstanden sind. Ich habe Möglichkeiten der Rebellion gefunden, die oft sozial konstruktiv waren. So unterbrach ich beispielsweise mein Medizinstudium für ein Jahr, um mein erstes Forschungsprojekt durchzuführen. »Ist das nicht ironisch?«, sagten meine Eltern in einem denkwürdigen Augenblick. »Du willst dein Studium unterbrechen, um Stress und Herzerkrankungen zu erforschen, und sorgst damit dafür, dass wir einen Herzinfarkt bekommen!« Da sie mich nicht als einen von ihnen separaten – eigenständigen – Menschen wahrnahmen, war mein Verhalten für sie oft unbegreiflich.

Ich wollte in einer intimen Beziehung leben, aber ich hatte auch Angst davor. Ohne erkennbare Grenzen kann Nähe als große Gefahr empfunden werden. Wenn man sich gegenüber einem anderen Menschen zu stark öffnet, könnte man von diesem Menschen kontrolliert, verletzt oder sogar vernichtet werden, ohne sich dessen überhaupt bewusst zu sein. Andererseits kann das Alleinsein für einen Menschen ohne gut ausgebildetes Ichgefühl sehr unbehaglich sein, da es das Gefühl von Nichtexistenz vermittelt. Ich hatte daher Beziehungen, in denen ich mich nicht allein fühlte, die aber auch nicht sehr intim waren.

Da ich nachdachte, neigte ich zu Beziehungen mit Frauen, die damals ähnliche Probleme quälten, sodass sich das Verhalten des einen oft auf sehr ungute Weise in dem des anderen widerspiegelte. Ich konnte diesen Menschen dann die Schuld dafür geben, dass sie nicht offener waren und nicht meine Nähe suchten, ohne mich mit meiner damals begrenzten Fähigkeit für enge Beziehungen auseinander setzen zu müssen. Wenn sie sich doch nur ändern würden, dachte ich immer ...

Ich erinnere mich an ein Gespräch, das ich vor fünfundzwanzig Jahren während meiner Studienzeit mit Swami Satchidananda führte. Es ging um eine Frau, in die ich damals verliebt war.

»Sie macht mich wahnsinnig!«

»Gut!«

»Was soll das heißen – gut!? Es ist nicht gut, es ist schrecklich.«

»Warum ist es schrecklich?«

»Sie tut dies, aber nicht jenes ... Wie kann ich es erreichen, dass sie jenes tut und nicht dies? Wenn sie sich doch nur ändern würde! Dann könnte ich glücklich sein und alles wäre wunderbar.«

»Hör zu, mein Junge«, sagte er und lachte teilnahmsvoll. »Es geht gar nicht um sie, sondern es geht um dich. Solange du denkst, dass sie das Problem verursacht, wirst du weiter leiden.« Er erklärte, wie ich gestärkt werden würde, wenn ich verstehen könnte, dass es sich im Grunde um mein Problem handelte, da ich dann in der Lage wäre, etwas dagegen zu unternehmen. Damals begriff ich nicht, was er damit meinte, und es dauerte eine Weile, bis ich es schließlich verstand.

Diese einfache Idee – Verantwortung zu übernehmen und sich mit den eigenen Problemen auseinander zu setzen – bildete die Grundlage für eine starke Wandlung meiner Motivationen, die schließlich mein Leben veränderten. Wenn es früher in einer Beziehung zu Problemen kam, konzentrierte ich mich darauf, Beweise für die Dinge zu finden, die der andere falsch machte, um meine eigenen Angewohnheiten und Verhaltensweisen zu rechtfertigen und vernünftig zu erklären. Später befasste ich mich eingehend mit mir selbst, um meine eigenen Reaktionen kennen zu lernen und Verantwortung zu übernehmen.

Wenn ein Mensch sich für seine eigenen Handlungen verantwortlich fühlt, statt dem Partner in der Beziehung die Schuld zu geben, verändert sich diese Beziehung. Sie wird dann entweder wachsen, glaubwürdiger und intimer werden. Andere Möglichkeit: Der eine Partner (vielleicht auch beide) beschließt, eine als destruktiv erkannte Beziehung zu beenden und einen anderen Partner zu wählen, der besser zu ihm passt oder zu diesem Zeitpunkt eine größere Fähigkeit für eine engere Bindung hat.

Als ich mir dieser Verhaltensmuster bewusster wurde, überprüfte ich meine Beziehungen zu einigen Menschen in der Vergangenheit. Mir tat es sehr Leid, dass ich ihnen möglicherweise Schmerz zugefügt hatte. In früheren Jahren hatte ich mehrmals eine sehr unkluge Wahl getroffen, was ich nun aufrichtig bereute. Ich wusste, an der Vergangenheit konnte ich nichts mehr ändern, aber ich fasste den Entschluss, diese Fehler nicht zu wiederholen.

Meiner Meinung nach ist es sehr wertvoll, sein Leben intensiv zu leben und Fehler zu machen, wenn man überlebt und aus diesen

Fehlern lernt. Das auf diese Weise gewonnene Wissen ist wirklich echt, da es auf eigenen Erfahrungen beruht. Große Fehler können zu großer Weisheit führen, wenn wir auf sie achten, lernen und sie nicht wiederholen. William Blake schrieb vor vielen Jahren: »Wenn der Narr in seiner Narrheit unbeirrt fortfahren würde, würde er klug werden.« Robert Frost sagte: »Der einzige Ausweg ist der Weg hindurch.«

Ich begann, ein separates Ichgefühl zu definieren und mit den Schrecken der Einsamkeit zu leben, ohne vor ihnen zu fliehen. Schließlich konnte ich mich dafür entscheiden, in einer intimen Beziehung zu leben, ohne den Zwang zu verspüren, mich durch mehrere Beziehungen auf einmal von echter Nähe abzulenken.

Ich wünschte mir mehr Nähe

Seit ich vor zwanzig Jahren mit den Forschungsarbeiten über Behandlung und Überwindung von Herzerkrankungen begonnen habe, sind Gruppensitzungen ein fester Bestandteil meines Programms. Diese Treffen gaben mir die Möglichkeit, jeweils längere Zeit mit derselben Patientengruppe zu verbringen. Da diese Gruppentreffen den Beteiligten in zunehmendem Maß ein Gefühl der Sicherheit verliehen, offenbarten sie immer mehr von ihren eigenen Gefühlen und kamen einander dadurch näher. Auf diese Weise lernten wir uns sehr gut kennen.

In meiner ersten Studie vor zwanzig Jahren berichteten viele Männer und Frauen in den Gruppentreffen, wie ein Mangel an Liebe und menschlicher Nähe in ihren Beziehungen in der Vergangenheit zu ihrer Krankheit beigetragen hatte. Ich erkannte, dass ich mich in einigen Jahren in einer ähnlichen Situation befinden könnte, wenn ich mich nicht ändern würde, da eine andere Ernährungsweise, Meditation und körperliche Bewegung allein nicht ausreichen würden. Es genügt nicht, diese Probleme intellektuell zu verstehen oder über sie zu schreiben. Ich musste sie leben, da ich sonst durch sie sterben würde! – Liebe und Überleben. Es war seltsam, dass die Menschen, die zu mir kamen, um geheilt zu werden, mir halfen, mich selbst zu heilen.

Was ich als sehr befreiend empfunden hatte – die gleichzeitige Beziehung zu mehreren Frauen –, frustrierte mich immer mehr. Ich wusste, dass ich einige wichtige Änderungen in meinem Leben vornehmen musste, und ich schenkte nun dem Drang, der diese Probleme verursachte, meine Aufmerksamkeit, damit ich mich mit diesen Problemen auseinander setzen konnte. Ich wünschte mir in meinem Leben mehr Nähe zu anderen Menschen.

Für meine Selbstheilung war es wichtig, den Umgang mit dem Alleinsein zu lernen. Wenn ich mir Nähe und Liebe wünschte, musste ich zuerst lernen, mit diesem Schmerz zu leben, ohne ihn zu betäuben, vor ihm wegzulaufen oder mich durch meine bisherigen, vertrauten Gewohnheiten von ihm abzulenken.

Ich verbrachte immer mehr Zeit allein. Am schwersten fiel mir das, wenn ich Reisen unternahm, um Tagungen zu besuchen oder Vorträge zu halten, denn danach war ich in meinem Hotelzimmer allein. Doch im Gegensatz zu früher versuchte ich nicht, irgendjemanden anzurufen oder Zeit mit einem anderen Menschen zu verbringen. Ich versagte es mir sogar, fernzusehen oder ein Buch zu lesen, um mich ganz auf die zutage tretenden Gefühle zu konzentrieren. Dabei stellte ich fest, dass das Alleinsein mir das Gefühl gab, zu verschwinden.

In gewisser Weise traf dies auch zu. Ich erlebte mein Selbst – oder genauer gesagt, den Mangel an Selbst – ohne irgendwelche Ablenkungen. Diese erschreckende Erkenntnis half mir, ein echtes Ich- und Selbstwertgefühl aufzubauen.

Obwohl diese Zeit sehr schmerzhaft war, brachte sie mir Heilung. Derselbe Schmerz, den ich zu vermeiden versucht hatte, begann einige Schichten und Mauern zu durchbrechen, die mein Herz geschützt, es aber auch viele Jahre lang isoliert hatten. Ich erkannte, dass ich nicht mit anderen Menschen zusammen sein musste, um das Gefühl zu haben, zu existieren. Langsam und in kleinen Schritten begann mein Herz, sich zu öffnen.

Als Teil meiner persönlichen Entwicklung musste ich ein separates Ich bestimmen. Genauso wichtig für mich war es aber, noch einen weiteren Schritt zu tun und über diesen Trennungsvorgang hinauszugehen. Die Psychotherapie konzentriert sich größtenteils auf die erste Hälfte dieses Wegs, indem sie Menschen hilft, ein autonomes, unabhängiges, separates Ich zu entwickeln, aber sie lehrt nicht, wie der Betroffene in einer intimen, engen Beziehung leben und Gemeinschaft finden kann. Meiner Meinung nach finden wir echte Freiheit, wenn wir uns für eine gegenseitige Abhängigkeit entscheiden, statt die falsche Wahl zwischen Ko-Abhängigkeit und Unabhängigkeit zu treffen.

In der Vergangenheit verlieh es mir ein Gefühl von Sicherheit, Beziehungen zu Frauen einzugehen, deren Fähigkeit für Nähe so begrenzt wie die meine war. Zumindest würde ich dadurch nicht kontrolliert und verschlungen werden, obwohl es sehr frustrierte, da es in solchen Beziehungen kaum menschliche Nähe gab. Meine Fähigkeit für Nähe wuchs, als ich mich mit diesen Problemen befasste, sodass ich mich anders entscheiden konnte. Als meine Heilung einsetzte, lebte ich in einer engagierten Beziehung zu einer wunderbaren Frau.

Ich will damit nicht sagen, dass der Schlüssel zum Glück darin besteht, das richtige Aschenputtel oder einen Märchenprinzen zu finden, zu heiraten und für immer glücklich und zufrieden zu leben. Bis ich genug an den Dingen gearbeitet hatte, die meinem Wunsch nach Nähe im Weg standen, konnte ich zu niemandem eine intime Beziehung aufbauen, ganz gleich, um wen es sich dabei handelte. Es ging nicht darum, den richtigen Menschen zu finden, sondern darum, selbst der richtige Mensch zu sein. Ich kannte diese wunderbare Frau lange, bevor wir eine Beziehung eingingen, aber ich konnte sie damals nicht einmal richtig wahrnehmen.

Oft sehen wir nicht, wie Menschen wirklich sind. Wir machen uns ein idealisiertes Bild von ihnen, in das wir uns verlieben, und projizieren dieses Bild auf diesen Menschen. Wenn wir den Betroffenen besser kennen lernen, werden wir desillusioniert, da er nicht dem Bild entspricht, das wir uns von ihm gemacht haben. Als ich jünger war, dachte ich, dass ich in intimen Beziehungen lebte, da ich nicht wusste, was echte Nähe wirklich bedeutet: Dabei geht es darum, die innere Welt eines anderen Menschen zu sehen, zu fühlen, zu hören und zu verarbeiten, statt nur Bilder auf ihn zu projizieren, die eine eigene Meinung und eigene Wünsche widerspiegeln.

Als meine geliebte Partnerin und ich uns dazu verpflichteten, Verantwortung für unser eigenes Verhalten zu übernehmen, statt idealisierte Bilder aufeinander zu projizieren, wuchs die Möglichkeit zu echter menschlicher Nähe.

Nun sah ich, wie wunderbar sie wirklich war, und konnte sie lieben.

Diese Beziehung veränderte mein Leben auf eine Art und Weise, die mich in Erstaunen versetzte – eine Gnade für mich. Durch diese Beziehung habe ich gelernt, Glück auf einer anderen Ebene zu erleben – natürlich nicht ständig, aber mit viel größerer Kontinuität und Tiefe als je zuvor. Je mehr ich mich in meinem Innern intakt fühle, desto größer ist die Fähigkeit, einem anderen Menschen wirklich nahe zu kommen.

Der große Wissenschaftler Louis Pasteur schrieb einmal: »Der Zufall bevorzugt den vorbereiteten Geist.« Ich glaube, Gnade bevorzugt ein offenes Herz, oder genauer gesagt: Gnade ist gleichbedeutend mit einem offenen Herzen.

Wenn man sich »verliebt«, verliebt man sich normalerweise in eine Illusion oder Projektion, aber gegenüber einem geliebten Menschen sein Herz zu öffnen, ist etwas ganz anderes. Ich paraphrasiere den Schriftsteller Henry Miller, wenn ich sage, dass ich mich meiner Meinung nach nicht mehr verliebe, aber vielleicht jetzt wirklich lernen kann, jemanden zu lieben. Diese Idee wird in Psalm 1 in der modernen Übersetzung von Stephen Mitchell wunderbar ausgedrückt:

> Gesegnet sind die Männer und Frauen,
> die über ihre Gier hinausgewachsen sind
> und ihrem Hass ein Ende bereitet haben
> und keine Illusionen mehr nähren.
> Aber sie freuen sich daran, wie das Leben ist,
> und halten ihr Herz offen, Tag und Nacht.
> Sie sind wie Bäume, die an fließende Flüsse gepflanzt wurden,
> und die Früchte tragen, wenn sie bereit sind.
> Ihre Blätter werden nicht abfallen oder verkümmern.
> Alles, was sie tun, wird Erfolg haben.

Liebe als Verpflichtung

Wenn zwei Menschen einander gegenüber eine Verpflichtung eingehen, können magische Dinge passieren. Statt die gleiche oberflächliche Erfahrung mit immer wieder anderen Menschen zu wiederholen, mache ich andere, überwältigende Erfahrungen mit demselben Menschen.

Vor über einhundert Jahren sprach Ramakrishna darüber, wie wichtig es ist, sich einem spirituellen Lehrer oder einer Tradition zu verpflichten und diesen Weg weiterzugehen, statt von einem Lehrer zum nächsten zu wechseln. Man kann einen tiefen Brunnen graben und auf Wasser stoßen oder man kann einhundert seichte, trockene Brunnen graben. Das Gleiche trifft auf andere Beziehungen zu.

Ich hatte schon lange zuvor festgestellt, dass großartige sexuelle Erfahrungen kein Ersatz für ein offenes Herz sind. Langsam lernte ich, dass ein offenes Herz hingegen zu aufregendem und ekstatischem Sex führen kann. Jeden Tag lernen meine geliebte Partnerin und ich, einander ein wenig mehr zu vertrauen, sodass sich die Mauern um unser Herz immer ein wenig mehr öffnen. Dabei fallen mir alle möglichen Bilder ein – so öffnen sich unsere Herzen immer mehr wie die Schichten einer Zwiebel, die geschält wird. Mir ist klar geworden, wie wunderbar es ist, in der Gegenwart eines anderen Menschen wirkliche Entspannung zu genießen und sich wohl zu fühlen.

Der Gitarrist Tuck Andress und die Sängerin Patti Cathcart sind außergewöhnliche Musiker, deren Musik sowohl kraftvoll als auch liebevoll ist. Die beiden sind miteinander verheiratet. Einmal hörte ich, wie Tuck ihre Beziehung beschrieb:

> »Mein Lebenswerk besteht darin, mein Ich in musikalischer Hinsicht und in unserer persönlichen Beziehung einem größeren Ganzen unterzuordnen. Ich habe viele Jahre damit verbracht, ein großer Techniker auf der Gitarre zu werden, indem ich allein übte. Es bedeutete ein große Veränderung für mich, mit einem anderen Menschen zusammen zu spielen, denn dabei musste ich lernen, zuzuhören und mit den Ohren des anderen zu hören.
>
> Ich habe viel Zeit dafür aufgewendet, zu lernen, wie man eine bestimmte Note spielt – immer und immer wieder. Wir haben manche Songs tausendmal gespielt, aber jedes Mal stoßen wir dabei genau wie in unserer Beziehung auf etwas erfrischend Neues. Droht sie schal zu werden, grabe ich tiefer und gebe nicht auf. Stattdessen suche ich nach der Frische, die sich irgendwo versteckt. Das Universum befindet sich direkt hier bei uns. Ich versuche, Raum und Platz für die Magie zu schaffen. In jeder Vergrößerungsstufe existiert dasselbe Ausmaß an Detail, angefangen beim kleinsten Atom bis hin zum Universum. Man muss nur richtig hinschauen.«

Abschied von »lieben« Gewohnheiten

Verpflichtung in einer Beziehung kann zu echter Freiheit und Glück
führen. Dies trifft nicht nur auf Beziehungen, sondern auch auf die
Ernährung zu. Viele Menschen haben im Lauf der Jahre mir gegenüber behauptet, sie könnten ihre Ernährungsweise nie ändern:
»Schließlich will ich das, was ich esse, auch genießen. Für mich ergibt das keinen Sinn, etwas aufzugeben, das ich genieße, es sei
denn, dass ich schnell noch etwas Besseres dafür bekomme.«

Mit neunzehn begann ich, mich vegetarisch zu ernähren. Ich tat
dies nicht, weil ich mir wegen meines Herzens oder meiner Gesundheit Sorgen machte oder hundert Jahre alt werden wollte, sondern weil ich mich dadurch einfach viel besser fühlte. Ich hatte
mehr Energie, brauchte weniger Schlaf und fühlte mich insgesamt
wohler.

Herzkranke Menschen erleben dadurch im Allgemeinen eine
starke Verbesserung der Symptome von Angina pectoris. Menschen, die nicht arbeiten oder laufen, sich nicht sexuell betätigen
oder duschen und sich nicht rasieren können, ohne dabei Schmerzen zu bekommen, stellen oft fest, dass ihnen all diese Aktivitäten
wenige Wochen, nachdem sie ihre Ernährung umgestellt haben,
keine Schwierigkeiten mehr bereiten. Das funktioniert aber nur,
wenn sie tatsächlich umfangreiche Veränderungen in ihrer Ernährungsweise vornehmen. Grund für eine solche Umstellung ist dann
nicht mehr die Angst vor dem Tod, sondern die Freude am Leben.
Man muss nicht dreißig Jahre lang warten, bis sich die Vorteile einstellen, und viele Menschen bevorzugen heute den Geschmack
gesunder, fettarmer Nahrung.

In einer besonders wirkungsvollen Anzeigenkampagne gegen
das Rauchen hieß es: »Wollen Sie für Ihre Geliebte wie ein
Aschenbecher schmecken?« Küssen macht mehr Spaß als Rauchen.
Diese Frage war viel wirkungsvoller als: »Wollen Sie Lungenkrebs
bekommen?«, da die Vorteile des Küssens viel realer und unmittelbarer sind als eine zukünftige Bedrohung durch Krebs, wobei der
Gedanke an die Krankheit doch schon schrecklich ist.

Ähnlich stelle ich fest, dass mir eine engagierte, monogame Beziehung mehr Freude und Freiheit schenkt als meine früheren Beziehungen. Das Eingehen einer Verpflichtung an sich hat einen

Wert, und dies trifft sowohl auf Beziehungen als auch auf die Ernährung zu.

In allen Religionen gibt es Einschränkungen bei der Ernährung, die jedoch sehr verschieden sind. In einer Religion sind bestimmte Nahrungsmittel zugelassen, die in einer anderen verboten sind. Ich glaube nicht, dass Gott unter Verwirrung leidet, was auch auf uns nicht zutrifft. Ganz gleich, welche Vorteile das Essen oder Nichtessen bestimmter Nahrungsmittel bringen mag, uns hilft allein die Entscheidung, bestimmte Dinge nicht zu essen oder zu essen, unser Leben heiliger zu gestalten und zu etwas Besonderem zu machen.

Vielleicht befolgen wir die Einschränkungen der eigenen Religion oder Tradition nicht, um Gott zu gefallen, sondern um Gott zu erfahren. Wir können auf diese Weise unsere Trennung von Gott und voneinander überwinden. Die Entscheidung, etwas nicht zu tun, hilft uns, uns selbst zu erfahren. Ein Mensch ohne eigenes Selbst hat keine echten Wahlmöglichkeiten. Freiheit entsteht, wenn wir uns entscheiden, etwas nicht zu tun und bestimmte Dinge zu tun. Nur wenn wir Nein sagen können, sind wir frei, Ja zu sagen.

In einer engagierten Beziehung wird die Bindung an den geliebten Menschen dadurch geheiligt, dass man zu allen anderen intimen Beziehungen Nein sagt. Dies meine ich nicht in einem trockenen oder langweiligen Sinn – vielmehr bedeutet heilig, dass diese Beziehung etwas ganz Besonderes ist, dass sie Spaß macht und Freude bringt, weil sie so wunderbar ist.

Natürlich können Beziehungen verdummend wirken und bedrückend sein, und manche Menschen erleben religiöse Einschränkungen oder Ernährungsvorschriften ganz ähnlich. Ob Disziplin, Monogamie, Verpflichtung und Pflichtgefühl als befreiend oder einschränkend wahrgenommen werden, hängt teilweise davon ab, ob man sich frei fühlt, eine Wahl zu treffen, oder ob einem diese Einschränkungen auferlegt werden.

Wenn ich Gott in einem geliebten Menschen und dann in mir selbst sehen und lieben kann, dann kann ich beginnen, Gott in allen Menschen und allen Dingen zu lieben, zu sehen und zu erfahren. So lerne ich, dass wir Heiligkeit nicht nur in den Altären von Kirchen und Synagogen und durch die Suche nach dem Außergewöhnlichen finden, sondern vielmehr dadurch, dass wir das Außergewöhnliche in dem Gewöhnlichen finden und so Grenzen aufheben, die uns voneinander und von unserem wahren Ich trennen.

Zusammen auf dem Sofa sitzen und einen Film ansehen, Popcorn essen, gemeinsam einen Spaziergang unternehmen, ihre Hand halten, sie im Schlaf beobachten, küssen, gemeinsam eine Mahlzeit einnehmen. In gewisser Weise sind diese einfachen Augenblicke viel bedeutungsvoller für mich als jede Auszeichnung oder ein großer Erfolg – die alltäglichen Lebenserfahrungen machen oft am meisten Spaß.

Ein dankbarer Patient sagte kürzlich zu mir: »Ich möchte Ihnen in allen Sprachen der Welt danken.« Als ich nach Hause kam, sagte ich zu meiner geliebten Partnerin: »Ich möchte ›Ich liebe dich‹ in allen Sprachen der Welt sagen.«

»Wie wäre es mit Blindenschrift?«, erwiderte sie.

Viele Jahre lang hatte ich das Gefühl, zeigen zu müssen, dass ich etwas Besonderes bin, damit man mich liebte. Dies bewirkte jedoch genau das Gegenteil, denn es führte zu Isolation. Ich war anders und hob mich von den anderen Menschen ab, weil ich hoffte, mich ihnen auf diese Weise nah fühlen zu können. Doch langsam lernte ich, dass jene Menschen, denen ich wirklich etwas bedeutete, mich trotz dessen, was ich getan hatte, liebten, und nicht deswegen. Andere Menschen empfanden vielleicht sogar Neid, was zu weiterer Trennung und Isolation führte.

Ich fühlte mich geliebt, weil ich etwas Besonderes war. Heute empfinde ich mich als etwas Besonderes, weil ich geliebt werde und weil ich lieben kann. Wir alle verfügen über die Fähigkeit zu lieben, geliebt zu werden und uns dadurch als etwas Besonderes zu empfinden.

Ich lerne, dass wahre Gnade nicht darin besteht, geliebt zu werden, sondern vielmehr im Erlernen wahrer Liebe. Ich brauchte Vertrauen, Bindung und völlige Ehrlichkeit, um mich so sicher zu fühlen, dass ich meine Verletzbarkeit zeigen und einen anderen Menschen lieben konnte, ohne meine Gefühle zu unterdrücken. In diesem Zusammenhang kann Bindung befreiend sein.

In dem Film *Die Großstadthelden* wird die von Billy Crystal dargestellte Person von einem Freund, der ebenfalls verheiratet ist, Folgendes gefragt: »Stell dir vor, ein Raumschiff landet, und die schönste Frau, die du je gesehen hast, steigt aus. Sie wünscht sich nichts mehr, als mit dir den tollsten Sex des Universums zu erleben. In dem Augenblick, als alles vorbei ist, fliegt sie weg in die Ewigkeit. Niemand wird je etwas erfahren. Und du willst mir erzählen, du würdest es nicht tun?«

»Nein. Was du da beschreibst, ist meinem Cousin Ronald tatsächlich passiert. Und seine Frau hat es beim Friseur erfahren. Dort weiß man einfach alles.«

»Vergiss es!«

»Hör zu, Ed. Ich will damit nur sagen, dass eine solche Begegnung nicht dadurch besser wird, dass Barbara es nicht erfahren würde. Ich wüsste es, und das würde mir nicht gefallen. Das ist alles.«

Ich kenne ein verheiratetes Paar, das sexuelle Probleme hatte. Der Mann zog es ernstlich in Betracht, eine Beziehung zu einer Frau, die er schon länger kannte, einzugehen. Er berichtete mir, dass er seiner Frau nichts über seinen Frust erzählte, weil er Angst hatte, ihr damit wehzutun und die sexuellen Probleme sich nur noch verschlimmern würden.

»Dies könnte zu einer sich selbst erfüllenden Prophezeiung werden, denn ein Teil von ihr wird es bereits wissen«, erwiderte ich ihm. »Wir sind alle irgendwie miteinander verbunden, und jede Lüge ist auf irgendeiner Ebene bekannt, selbst wenn der andere dies nicht bewusst zugeben will. Jede Lüge gegenüber einem geliebten Menschen, jeder Betrug, ganz gleich, wie klein oder banal er auch scheint, führt dazu, dass Vertrauen stirbt. Wenn Vertrauen stirbt, welkt ein Teil dieser Beziehung.«

»Wenn Sie ihr nichts sagen, könnte sie sich von Ihnen zurückziehen, weil sie Angst davor hat, dass ihr wehgetan werden könnte. Vielleicht werden Sie sich wegen ganz banaler Dinge streiten, weil es im Grunde gar nicht um diese Kleinigkeiten geht. Wenn dies geschieht, werden Sie wahrscheinlich aufgrund der Streitigkeiten und wegen der mangelnden Nähe zwischen Ihnen immer frustrierter reagieren. Die neue Partnerin wird dann noch attraktiver wirken (sie kennt das Geheimnis, aber Ihre Frau kennt es nicht), und Sie können das Zusammensein mit ihr für sich immer stärker rechtfertigen. Vielleicht werden Sie sogar mit ihr schlafen, was zu einem noch größeren Geheimnis und zu einer noch dickeren Mauer führt.«

»Aber die neue Partnerin kann Ihnen ebenfalls nicht vertrauen, weil sie weiß, dass Sie zu Ihrer Frau nicht ehrlich waren. Aus diesem

Grund ist die Fähigkeit zur Nähe bei dieser neuen Partnerin ebenfalls begrenzt. Sie werden also durch die Grenzen der Intimität mit Ihrer Geliebten immer frustrierter reagieren, genau wie es bei Ihrer Frau der Fall war, und Sie sind wieder am Anfang gelandet – in der Einsamkeit. Im *I-ching* gibt es einen Vers, der lautet: ›Drei wird zwei wird eins.‹«

»Stattdessen könnten Sie Ihrer Frau Ihre Gefühle ganz ehrlich schildern. Das mag am Anfang wehtun, aber zumindest haben Sie damit die Möglichkeit, echte Nähe zu erleben. Vielleicht stellen Sie nach einiger Überlegung und Arbeit an der Beziehung auch fest, dass sie nicht die Richtige für Sie ist. In diesem Fall könnten Sie die Beziehung ehrlich und auf gesündere und freundschaftlichere Weise beenden, als wenn Sie das Vertrauen Ihrer Frau missbrauchen. Das bringt auch Vorteile für eine neue Beziehung.«

Er beschloss, seiner Frau seine wahren Gefühle zu eröffnen. Zuerst war dies für beide tatsächlich sehr schmerzhaft, aber dann suchten sie gemeinsam eine Eheberatung auf. Heute erleben sie in ihrer Beziehung viel mehr Nähe und sind viel glücklicher. Natürlich haben sie hin und wieder noch immer Meinungsverschiedenheiten, aber heute können sie Probleme diskutieren und lösen, statt sie zu ignorieren oder auf destruktive Weise auszuleben.

Während ich lerne, meiner Geliebten mein Herz zu öffnen, erlebe ich Augenblicke, in denen ich Liebe für mich selbst empfinde. Nicht auf narzisstische Weise (es ist schwer, sich selbst zu lieben, wenn man nicht über ein Selbst verfügt), sondern auf holistische, heilige und heilsame Weise. Je mehr Liebe ich für mich selbst empfinde, desto mehr Liebe kann ich anderen geben.

Wenn ich mehr Mitgefühl für mich selbst empfinde, kann ich auf andere einfühlsamer eingehen und beurteile sie weniger kritisch. Bisweilen kann ich die transzendente Verbundenheit erfahren – das universale Selbst, das viele Namen und Formen hat –, ohne darin verloren zu gehen, und eine »Doppelvision« von Einklang und Vielfalt aufrechterhalten. Manchmal kann ich das Schachbrett und die verschiedenen Figuren in ihrer jeweiligen Rolle wahrnehmen, aber ich kann auch das Holz sehen, aus dem das Brett und die Schachfiguren geschnitzt wurden.

Vor vielen tausend Jahren schrieb der ägyptische Philosoph Hermes Trismegistus: »Wie oben, so unten.« Wir können das Heilige und das Irdische vereinen, das Innere und das Äußere, das Spirituelle und das Weltliche, den transzendenten Gott und den Gott in uns selbst.

Aus dieser Perspektive können wir unseren Nachbarn wie uns selbst in verschiedenen Formen lieben, womit die eigentliche Bedeutung von Mitgefühl und Mitleid beschrieben wird. So schrieb der amerikanische Dichter Walt Whitman 1855 in seinem Meisterwerk *Grashalme*: »Ich frage nicht, wie sich der Verwundete fühlt; ich selbst werde zu dem Verwundeten.« Mehr darüber in Kapitel 4.

Einige sehr alte Wunden begannen zu heilen. Ich hatte einen langen Weg zurückgelegt, seit ich im Alter von neunzehn Jahren Selbstmord begehen wollte.

Dein Lebensstil entspricht noch nicht deinem neuen Leben

Gefühle wie Vertrauen, Verletzbarkeit und Nähe, die ich in meinem eigenen Leben als heilsam erlebt habe, sind eine wichtige Kraft in meiner Arbeit mit anderen Menschen. Wenn Menschen an einem der Seminare teilnehmen, die meine Kollegen und ich anbieten, halten viele die Gruppensitzungen am Anfang für den vielleicht unbedeutendsten Teil meines Programms. Doch am Ende der Woche – und oft schon am Ende des ersten Tages – empfinden sie die Unterstützung durch die Gruppe oft als das Wichtigste überhaupt, denn sie nährt den Geist, so wie der Körper durch Nahrung am Leben erhalten wird. Ich werde in Kapitel 4 eingehender auf diesen Gruppenprozess eingehen.

Für eine Weile wusste ich nicht so recht, wo ich hin gehörte – es erging mir ähnlich wie dem Affen, dessen Hand in der Keksdose steckt und der den Keks loslassen muss, um seine Hand aus der Dose zu ziehen. Mir war dies zwar bewusst, aber ich wollte den Keks nicht loslassen.

Doch langsam mache ich Fortschritte. Wenn ich glaube, dass die Beziehung zu meiner geliebten Partnerin der bedeutsamste und wichtigste Aspekt meines Lebens ist – und ich glaube dies –, dann muss ich mich entsprechend verhalten.

Irgendjemand sagte einmal zu mir, dass die Art und Weise, wie wir unsere Zeit verbringen, viel mehr über die Dinge aussagt, die wir wirklich schätzen, als das, was wir für wichtig erklären. Mir wurde klar, dass ich mich dementsprechend verhalten musste, wenn mir diese Beziehung wirklich etwas wert war. Das führte dazu, dass ich nun meine Zeit anders verbringe und lerne, viele Kekse dankbar abzulehnen.

Ich erhielt ein phantastisches berufliches Angebot, eine Aufgabe, von der ich früher in meiner Karriere nur geträumt habe. Doch dafür hätte ich in den nächsten Jahren noch härter arbeiten müssen, als ich es in der Vergangenheit bereits getan habe. In vielen schlaflosen Nächten überlegte ich, ob ich dieses Angebot ablehnen sollte, bis ich eines Tages folgendes Gespräch mit Rachel führte, die mich schon lange kennt. Nachdem sie sich geduldig angehört hatte, wie ich denselben Teufelskreis bereits zum vierten Mal beschrieb, stellte sie mir eine herausfordernde Frage:

Rachel: Kommen wir doch zur Sache. Warum hörst du nicht auf deine innere Stimme? Was bringt deine Seele zur Entfaltung?

Dean: Liebe und Glück.

Rachel: Dieses Glück sagt dir, was für dich richtig ist. Wir erleben Glück, wenn wir eine Verbindung zu unserer Seele eingehen. Wird diese neue Gelegenheit dir mehr Glück bringen als die Zeit, die du in deine Beziehung und die Gründung einer Familie einbringen kannst?

Dean: Nein, aber es ist eine wirklich phantastische Gelegenheit.

Rachel: Wenn du im Meer schwimmst und dir jemand einen großen Sack Gold anbietet – eine goldene Gelegenheit sozusagen – und du diesen Sack annimmst und festhältst, wirst du ertrinken. Wirst du an etwas festhalten, das dich von den Dingen fern hält, die deine Seele am meisten nähren? Du musst jetzt loslassen, oder du wirst zum Sklaven dessen, was du erschaffen hast und dir vorschreibt, wie du leben solltest. Jetzt ist ein echter Mensch in dein Leben getreten, und du wirst keine Zeit haben, nach Hause zu gehen und deine Partnerin zu sehen. Dein Lebensstil entspricht noch nicht deinem neuen Leben!

Ich begriff, dass es nicht darum geht zu arbeiten oder nicht zu arbeiten, etwas zu leisten oder nichts zu leisten, vielmehr geht es um die Absicht, die hinter dem jeweiligen Tun steht. Diese Absicht entscheidet darüber, ob das Tun zu Heilung und Glück oder zu Leiden und Krankheit führt. In einem meiner liebsten Zen-Sprichworte heißt es: »Vor der Erleuchtung sollst du Holz hacken und Wasser tragen; nach der Erleuchtung sollst du Holz hacken und Wasser tragen.« Die jeweiligen Aktionen sind die gleichen und die Arbeit mag schwer sein, aber die Motivation kann eine ganz andere sein.

Wenn die der Arbeit zugrunde liegende Absicht die Suche nach Anerkennung und Macht ist – »Schaut mich an, ich bin etwas Besonderes, ich bin wichtig, ich verdiene eure Liebe und euren Respekt« –, grenzt man sich von den anderen ab, um auf diese Weise mit ihnen verbunden zu sein. Es scheint offensichtlich, warum dies sinn- und zwecklos ist, und dennoch ist es oft die Norm in unserer Kultur. Doch die Norm ist nicht normal.

Nicht nur seinen Selbstwert, sondern auch sein Ichgefühl in das Ergebnis seines Tuns zu investieren, ist ein Spiel mit sehr hohem Einsatz. Es geht nicht nur um Gewinnen oder Verlieren, sondern darum, Sieger oder Verlierer zu sein. Sieger werden geliebt, Verlierer sind einsam, sodass die Einsätze und Belastungen sehr hoch werden. Zumindest glauben wir das.

Doch der Arbeit kann auch eine andere Absicht zugrunde liegen: »Ich liebe und fühle mich geliebt. Ich leiste diese Arbeit als einen Ausdruck von Liebe und Dienst am anderen. Ich werde um meiner selbst willen geliebt, nicht wegen der Dinge, die ich tue, oder wegen meiner Besitztümer.« Obwohl die Arbeit scheinbar dieselbe ist, unterscheiden sich die Auswirkungen auffällig.

Mit dieser Motivation durchgeführte Aktionen geleiten zu Ganzheit und Heilung, nicht zu Isolation und Leid. Man ist von dem Ergebnis, das viel weniger mit Angst belastet ist, weniger abhängig, weil der Einsatz ein ganz anderer ist. Und aufgrund dieser Tatsache mag die Qualität der Arbeit paradoxerweise viel größer sein.

Es fällt mir leichter, eine ausgewogene Wahl zu treffen, wenn ich mich nicht gezwungen fühle, eine Gelegenheit wahrzunehmen, weil sie in meinen Bewerbungsunterlagen einen positiven Eindruck macht. Vorher hatte ich im Grunde keine andere Wahlmöglichkeit. Als mein Selbstwertgefühl durch mein Tun definiert wurde, musste ich jede wichtige Gelegenheit, die sich bot, wahrnehmen, selbst wenn Beziehungen darunter litten. Jetzt verstehe ich, dass wahre

Macht nicht anhand von Besitz gemessen wird, sondern daran, wie weit man sich von Besitz befreien kann.

In einem Interview wurde der Schauspieler Ralph Finnes (*Der englische Patient*) Folgendes gefragt: »Fühlen Sie sich durch Ihre Berühmtheit und Ihren Erfolg nicht von Ihrem früheren Leben und von den Menschen, die Sie geliebt haben, isoliert?« Dies ist ein Auszug aus dem Interview:

> »Erfolg?« Finnes schaute mich vernichtend an. »Ich bin mir nicht sicher, was Sie mit Erfolg meinen. Materiellen Erfolg? Weltlichen Erfolg? Persönlichen, emotionalen Erfolg? Die Menschen, die ich als erfolgreich betrachte, sind aufgrund der Art und Weise erfolgreich, wie sie mit ihrer Verantwortung gegenüber anderen Menschen umgehen, wie sie in die Zukunft blicken und was sie mit ihr anfangen wollen.«
>
> »Ich bezeichne Menschen nicht aufgrund ihres Geldes oder ihres geschäftlichen Erfolges als ›erfolgreich‹, sondern weil sie als Menschen über viel Lebensenergie verfügen und ihr Leben dem Zusammenwirken mit anderen Menschen verschrieben haben – mit ihren Müttern und Vätern, ihrer Familie, ihren Freunden, geliebten Menschen, Freunden, die sterben, und Freunden, die geboren werden.«
>
> »Erfolg?«, wiederholte er nachdrücklich. »Wissen Sie nicht, dass es dabei nur darum geht, anderen Menschen seine Liebe zu zeigen? Nicht, um damit Schlagzeilen zu machen, sondern im alltäglichen Leben. Nach und nach, bei allem, was man tut, mit jeder Geste und mit jedem Wort.«

Dass ich weiterhin lerne, mein Herz zu öffnen und die menschliche Nähe anderer zu suchen, ist immer noch eine starke und heilende Erfahrung für mich. Natürlich ist dies nur einer von vielen Wegen zur Heilung und Nähe. In Kapitel 4 werde ich mehrere Methoden beschreiben, die Ihnen helfen können.

Ich erfahre, dass die Liebe der Schlüssel zu unserem Überleben ist. Wenn wir einen Menschen lieben und uns von ihm geliebt fühlen, lässt unser Leiden irgendwann nach, unsere tiefsten Wunden heilen, unser Herz fühlt sich sicher, sodass man Verletzbarkeit zeigen und sich ein wenig mehr öffnen kann. Nach und nach erleben wir unsere eigenen Emotionen und die Gefühle der Menschen in unserer Umgebung.

Dr. George Wald, ein Biologe von der Harvard University, der mit dem Nobelpreis ausgezeichnet wurde, schrieb einmal: »Wir brauchen eigentlich gar keine Nobelpreisträger, sondern Liebe. Wie wird man Ihrer Meinung nach zum Nobelpreisträger? Weil man Liebe sucht – ganz einfach. Man wünscht sich Liebe so sehr, dass man die ganze Zeit über arbeitet und schließlich den Nobelpreis gewinnt. Es ist ein Trostpreis. Wirklich wichtig ist nur die Liebe.«

Wege
zur Liebe
und Nähe

Es gibt viele Wege zur Liebe und menschlichen Nähe. Während ich lernte, mein Herz zu öffnen (und dieser Lernprozess ist noch längst nicht abgeschlossen), habe ich einige Möglichkeiten gefunden, die mir sehr geholfen haben. Ich werde einige von ihnen beschreiben, aber es handelt sich keineswegs um eine vollständige Liste, sondern nur um eine Übersicht. Viele Patienten, mit denen ich gearbeitet habe, konnten aus diesen Methoden ebenfalls großen Nutzen ziehen.

Wie gesagt, ich lerne noch immer, mein Leben vollkommener zu gestalten. Doch eine Liebesbeziehung ist nur eine von unzähligen Möglichkeiten, die Heilkraft von Liebe und Nähe zu erfahren. In diesem Kapitel werde ich einige andere Strategien untersuchen, mit deren Hilfe sich Liebe und Nähe verbessern und leichter erfahren lassen.

In diesem Buch wird nicht beschrieben, wie man etwas tun sollte. Vielmehr geht es um die Frage, was wäre wenn. Es geht um die Untersuchung der wichtigen Rolle, die Liebe und Nähe für unser Überleben spielt. Was geschieht, wenn wir eine andere Wahl treffen?

Es wurden bereits viele wunderbare Bücher über Kommunikationsfähigkeiten, Meditation und viele andere Möglichkeiten geschrieben, die das Erleben von Nähe steigern. Wie ich bereits an anderer Stelle geschrieben habe, ist Bewusstsein der erste Schritt zur Heilung. Falls es mir gelungen ist, zu erklären, warum Liebe und menschliche Nähe so wichtig sind, hoffe ich, dass Sie dadurch angeregt werden, selbst weiter zu forschen. Dieses Kapitel gibt nur einen Vorgeschmack auf das vor Ihnen liegende Festmahl. Wenn Sie beabsichtigen, mehr zu lernen, werden Sie feststellen, dass ungeheuer viele Informationen zur Verfügung stehen, die Sie vielleicht bisher nur noch nicht wahrgenommen haben.

Die Suche nach mehr Liebe und Nähe ist vielleicht das persönlichste und bedeutsamste Abenteuer des Lebens überhaupt. Seinen eigenen Weg zu gehen, ist wertvoller, als dem Beispiel anderer zu folgen, obwohl wir alle aus den Erfahrungen anderer lernen können. So schrieb Carlos Castaneda in seinem Buch *Die Lehren des Don Juan*:

> »Bevor man sich auf den Weg begibt, stellt man sich folgende Frage: Hat dieser Weg ein Herz? Wenn die Antwort Nein lautet, ist es offensichtlich, und in diesem Fall muss man einen anderen Weg wählen ... Ein Weg ohne Herz ist nie angenehm. Man muss hart arbeiten, um ihn überhaupt gehen zu können. Andererseits ist ein Weg mit Herz leicht; es fällt nicht weiter schwer, an ihm Gefallen zu finden.«

Wenn Ihr Bewusstsein präsent ist und Sie sich auf Ihre Absicht konzentrieren, werden Sie Ihren eigenen Weg finden. Ihnen werden

Hilfsmittel, Bücher, Lehrer, Ereignisse, Leitfäden und Informationen zur Verfügung stehen, sodass das Ganze fast etwas Geheimnisvolles oder sogar Magisches hat. Teilweise ist dies eine Funktion des eigenen, erhöhten Bewusstseins: Sie werden die Dinge, nach denen Sie suchen, eher sehen. Wenn Sie hungrig sind und die Straße entlangfahren, sehen Sie wahrscheinlich die Restaurants, bemerken aber die Tankstellen nicht. Doch wenn Ihnen das Benzin ausgeht, werden Sie wahrscheinlich die Tankstellen sehen und die Restaurants ignorieren. Wir nehmen im Grunde nur einen Bruchteil der Dinge wahr, die wir direkt vor uns haben. Erinnern Sie sich beispielsweise an das gerahmte Bild, das in dem Hotel an der Wand hing, in dem Sie zuletzt übernachtet haben?

Doch es geht um mehr als nur erhöhtes Bewusstsein – es geht auch um Gnade. Wenn man sich der Reise des Herzens verpflichtet, kommen Mächte ins Spiel, die zum Geheimnis des Lebens gehören. »Bittet, so wird euch gegeben; suchet, so werdet ihr finden; klopfet an, so wird euch aufgetan.« (Matthäus 7,7)

Ich gebe nicht vor zu verstehen, warum dies so ist, aber ich habe es in meinem eigenen Leben und im Leben anderer immer wieder erfahren. Lehrer gibt es in vielen Formen und Verkleidungen.

Sie könnten sich einen Lehrer suchen oder versuchen, es allein zu schaffen. Möglicherweise greifen Sie bereits auf die Kraft und Weisheit Ihrer eigenen Religion zurück. Vielleicht befassen Sie sich auch mit anderen Religionen. Oder vielleicht entdecken Sie neue Bedeutung und Werte in Ihrer eigenen Religion, nachdem Sie die reichen spirituellen Traditionen anderer Glaubensrichtungen erforscht haben, wie es bei mir der Fall war. Möglicherweise setzen Sie sich mit dieser Thematik lieber mit einer weltlichen Einstellung auseinander. Obwohl die Techniken und Verfahren von Form und Stil her alle anders sind, geht es dabei immer um Folgendes: Alles, was Nähe fördert, führt zu mehr Glück und Heilung. Alles, was Isolation und Einsamkeit fördert, verursacht mehr Leid und Krankheit.

Techniken können nützlich sein, aber sie haben ihre Grenzen. Ich stelle fest, dass ich in jedem Augenblick die Wahl habe, mein Herz offen zu halten oder zu verschließen, das heißt in Liebe oder in Angst zu leben. Ich greife nicht auf bestimmte Praktiken zurück, sondern habe erkannt, dass die Aufrechterhaltung dieser Wahlfreiheit der wichtigste Faktor ist, um das Herz offen zu halten. Jede

Aktion, jeder Gedanke, jeder Augenblick enthält das Potenzial, uns näher an Nähe und Heilung oder an Isolation und Leid heranzuführen. Die Richtung, in die wir gehen, ist nicht in unseren Aktionen selbst enthalten, sondern vielmehr die diesen Aktionen zugrunde liegende Absicht und Motivation.

Die Hand, die streichelt, kann auch töten. Die Stimme, die beruhigt, kann auch scharf kritisieren. Geschlechtsverkehr kann ein Ausdruck großer Liebe und eine Rückkehr an die Quelle transzendenter Vereinigung und Einheit sein. Im Fall einer Vergewaltigung jedoch ist er einer der isolierendsten und destruktivsten Lebenserfahrungen überhaupt. Millard Fuller ist der visionäre Gründer von Habitat for Humanity, einer Organisation, die weltweit für Hunderttausende von obdachlosen Menschen Häuser gebaut hat. In seinem Buch *The Theology of the Hammer* beschreibt er, wie derselbe Hammer, mit dem Jesus ans Kreuz geschlagen wurde, eingesetzt werden kann, um Häuser für Bedürftige zu bauen und zu renovieren.

Wenn hinter Absicht und Motivation ein offenes Herz steht, führen uns unsere Aktionen näher an Nähe und Heilung heran, statt an Isolation und Leid. Swami Satchidananda schrieb dazu:

> »Bei der spirituellen Praxis geht es nicht um das Tun, sondern um das Denken: Worin besteht die Motivation für die eigenen Aktionen? Man muss nicht seine Aktivitäten ändern und sagen: ›Dies ist eine spirituelle Praxis und jenes nicht.‹ Selbst wenn man auf der Toilette sitzt, handelt es sich um eine spirituelle Praxis, wenn die richtige Absicht zugrunde liegt. Wir sollten all unsere Aktivitäten in eine spirituelle Erfahrung umwandeln. Das heißt: ›Alles, was ich tue, ist Meditation, Opfer, Gebet, um Gott durch den Dienst an der Menschheit zu dienen.‹«

Beim Essen könnten Sie sich beispielsweise Folgendes vor Augen führen: »Ich esse nicht nur, um die Nahrung zu genießen und meinen Körper zu nähren, sondern auch, um stark und gesund zu bleiben, damit ich anderen Menschen helfen kann.« Mit derselben Einstellung können weltliche Aktivitäten in spirituelle umgewandelt werden.

Auf ähnliche Weise verfügt die Technik über das Potenzial, uns näher zusammenzuführen oder uns weiter zu isolieren. Wie bei allen anderen Dingen auch, geht es dabei nicht um die Technik an sich, sondern darum, wie wir sie einsetzen. Das explosive Wachstum von interaktiven Computernetzen ist größtenteils auf die Chatrooms und Möglichkeiten zur »virtuellen Gemeinschaft« zurückzuführen, die zur Verfügung gestellt werden. Gut genutzt, können E-Mails und Chatrooms als weitere Möglichkeit dienen, die Verbindung und Beziehung zu geliebten Menschen aufrechtzuerhalten, die Tausende von Kilometern voneinander entfernt leben, aber im Cyberspace sofort erreichbar sind. Doch allzu oft bietet die Technik die Möglichkeit, Gefühle der Einsamkeit zu betäuben, ohne dass die Beteiligten dabei echte Nähe erleben.

Sherry Turkle nahm am Massachusetts Institute of Technology an dem Programm für Wissenschaft, Technik und Gesellschaft teil, als sie Folgendes schrieb:

> »Wir haben schreckliche Angst vor der Einsamkeit, aber gleichzeitig Angst vor Nähe, und wir erleben starke Gefühle von Leere, Bindungslosigkeit und der Unwirklichkeit des Ichs. Und hier bietet der Computer als Gefährte, der keine emotionalen Forderungen stellt, einen Kompromiss an. Man kann ein Einzelgänger sein, ist aber nie allein. Man kann zu anderen in Beziehung treten, muss jedoch nie Verletzbarkeit zeigen.«

Doch die Bereitschaft, sich verletzbar zu fühlen – sein Herz zu öffnen –, ist für wahre Nähe unumgänglich. Kommunikation ist eine fundamentale Fähigkeit, um Beziehungen und Kontakte, Verbindung und Gemeinschaft aufzubauen. Wir wollen mit den Kommunikationsfähigkeiten beginnen, die darauf beruhen, dass man anderen gegenüber freiwillig Verletzbarkeit zeigt, um sich diesen Menschen näher zu fühlen.

Auf die Wortwahl kommt es an

Was – und wie wir es sagen, kann viel dazu beitragen, dass wir einem anderen Menschen näher kommen oder uns von ihm entfernen.

Ich möchte mit einem Beispiel beginnen, das ich oft verwende, wenn ich Vorträge halte. Für diese Übung braucht man mindestens zwei Personen: eine, die vorliest, und mindestens eine, die zuhört.

> **Vorleser:** Schließen Sie die Augen, und holen Sie tief Luft. Machen Sie es sich bequem. Konzentrieren Sie sich. Achten Sie auf Ihre Empfindungen bei dem, was ich gleich sagen werde:
> »Ich glaube, Sie haben Unrecht! Und außerdem sind Sie ein Blödmann!«
> Gut. Öffnen Sie die Augen. Was haben Sie gerade empfunden? Achten Sie auf alle Gefühle und Empfindungen, die Sie in diesem Augenblick erlebt haben.

Die meisten Menschen erklären, dass sie sich dabei nicht gut gefühlt haben. Sie empfinden Wut und haben das Gefühl, angegriffen, kritisiert und beurteilt zu werden. Sie empfinden Scham, sind bestürzt und feindselig gestimmt. Kampflust. Niedergeschlagenheit. Möglicherweise spüren sie Druck oder ein Engegefühl in der Brust, im Kiefer, im Rücken, im Bauch oder in den Schultern.

Dieses Engegefühl, dieses einschnürende und abschottende Gefühl ist eine physiologische Reaktion – die Muskeln ziehen sich zusammen, ja, selbst die Arterien können sich verengen. Aber es ist auch eine emotionale und sogar metaphorische Reaktion: Einschnürung und Rückzug von den anderen, um sich selbst körperlich und emotional zu schützen. Vielleicht hat für einen Augenblick sogar die Atmung ausgesetzt.

Und Sie? Würden Sie die vorlesende Person besser kennen lernen wollen? Wahrscheinlich nicht. Wollen Sie wissen, warum Sie Unrecht hatten oder warum Sie für einen Blödmann gehalten werden? Wahrscheinlich nicht. Haben Sie sich angegriffen und beurteilt gefühlt? Wenn es sich um eine reale Situation handelte, was würden Sie dann am liebsten als Nächstes tun?

Wir sehen uns selbst oft als komplexe menschliche Wesen mit einer Unzahl an menschlichen Reaktionen. Doch in Wirklichkeit reagieren die meisten Menschen auf Angriff oder Beurteilung mit einer von zwei grundlegenden Verhaltensweisen:

• Rückzug
• Angriff

Man kann sich auf vielfältige Weise von anderen entfernen. Eine Möglichkeit besteht darin, sich körperlich zurückzuziehen, indem man den Raum verlässt – »Das reicht!« Wenn man den Raum nicht verlassen kann, weil man beispielsweise Angst vor den Folgen solch einer Reaktion hat, weil die andere Person über mehr Macht verfügt, entfernt man sich möglicherweise nur innerlich. Man entzieht sich jedenfalls der Situation. »Siehst du, ich hab dir doch gleich *gesagt*, dass das gefährlich ist«, sagt die Mauer, die Ihr Herz umgibt und wird noch dicker.

Wenn man mit einem Angriff reagiert und sagt: »Nein, Sie sind der Blödmann und derjenige, der Unrecht hat«, reagiert der andere in der Regel mit einem neuen Angriff. Dieses Hin und Her setzt sich wie in einer Spirale fort, bis die Situation eskaliert.

Die Nähe ist das erste Opfer von Angriff oder Rückzug

Da mangelnde Nähe Lebensqualität, Gesundheit und Lebensdauer beeinflusst, bringen wir uns in Gefahr, wenn wir auf die oben beschriebene Weise miteinander kommunizieren.

Es gibt eine andere Möglichkeit.

> **Vorleser:** Schließen Sie wieder die Augen und holen Sie tief Luft. Machen Sie es sich bequem. Konzentrieren Sie sich. Achten Sie auf Ihre Empfindungen bei dem, was ich gleich sagen werde:
> »Ich bin wütend und erregt.«
> Gut. Öffnen Sie die Augen. War es wie beim letzten Mal oder anders? Achten Sie auf alle Gefühle und Empfindungen, die Sie gerade erlebt haben.

Die meisten Menschen nehmen diese Situation ganz anders wahr. Vielleicht sind sie neugierig und wollen wissen, warum der andere so empfindet. Sie wollen herausfinden, warum er wütend und erregt ist. Die Zuhörer werden dieses Engegefühl in der Brust, das zugeschnürte Gefühl in Kehle oder Magen nicht verspüren. Es ist viel unwahrscheinlicher, dass sie sich beurteilt, angegriffen oder kritisiert fühlen, sodass sie nicht das Bedürfnis haben, sich zurückzuziehen oder mit einem Angriff zu reagieren.

Hier geht es nicht um die Macht des positiven Denkens. Vielmehr geht es um Realität und Glaubwürdigkeit.

Man könnte den Eindruck bekommen, dass es in beiden Beispielen darum geht, seine Gefühle real auszudrücken. Wenn ich sage: »Sie sind ein Blödmann«, dann ist dies real, und wenn ich sage: »Ich bin wütend«, dann ist dies ebenfalls real. Doch warum ist die Wirkung so unterschiedlich?

Bei dem ersten Beispiel handelt es sich um einen Gedanken, während das zweite Beispiel ein Gefühl ausdrückt.

Wir neigen dazu, Gedanken als Beurteilungen und Kritiken wahrzunehmen, die das Herz verschließen. Gefühle hingegen hören wir eher mit einem offenen Herzen – wie eine Einladung, näher zusammenzurücken, als ein Gefühl der Offenheit. Unsere Gefühle verbinden uns miteinander.

Vielleicht hört sich das Ganze für Sie wie eine semantische Übung an, bis Sie den Unterschied selbst erleben. Bei diesem Beispiel handelte es sich nicht einmal um das wahre Leben. Sie wissen, dass es nur eine Übung war, und dennoch haben Sie in Ihrem Innern wahrscheinlich die negative und positive Wirkung verspürt. Die Wörter, die wir verwenden, spielen also tatsächlich eine Rolle. Sie sind sowohl für andere Menschen als auch für uns selbst wichtig.

Warum werden Gefühle eher gehört und wahrscheinlich nicht wie Gedanken als Angriffe wahrgenommen?

Wenn wir unsere Gefühle ausdrücken, zeigen wir unsere Verletzbarkeit stärker. Wenn wir unsere Verletzbarkeit zeigen, wird sich unser Gegenüber sicherer fühlen und ebenfalls seine Verletzbarkeit zeigen. Wie wir gesehen haben, können wir Nähe nur in dem Ausmaß erfahren, wie wir Verletzbarkeit riskieren. Offene Herzen fühlen sich miteinander verbunden.

Es kann Angst erregend sein, einem anderen Menschen gegenüber Verletzbarkeit zu zeigen, weil einem wehgetan werden könnte. Die in einer langfristigen Beziehung vorhandene Verbundenheit kann beiden Partnern ein größeres Gefühl von Sicherheit vermitteln, sodass sie eher gewillt sind, ihre Verletzbarkeit zu zeigen. Doch diese Verletzbarkeit ist ein zweischneidiges Schwert: Sie kennen die Schwächen des anderen, wenn Sie eine Beziehung miteinander haben, sodass niemand Ihnen so sehr wehtun kann wie der von Ihnen geliebte Mensch, der weiß, wo Sie verletzbar sind und wo er ansetzen muss.

Genau das ist das Dilemma. Sie können nicht in einer wirklich intimen Beziehung leben, ohne verletzbar zu sein, aber wenn Sie sich angegriffen fühlen, wollen Sie genau dieser Verletzbarkeit aus dem

Weg gehen. Wenn Sie sich beurteilt, kritisiert oder angegriffen fühlen, hören Sie nicht mehr zu. In diesem Fall werden die positivsten Aspekte einer Beziehung zu den schmerzlichsten. Im Lauf der Zeit haben Sie vielleicht sogar das Gefühl, das Ganze lohnt sich nicht, weil es zu sehr wehtut: »Wir wollen lieber auf Nummer sicher gehen, auch wenn die Beziehung dadurch erstarrt.« Sie erleben keine wahre Nähe, und die Beziehung ist nicht besonders erfüllend, aber das ist besser, als diesen Schmerz zu erleben. In extremen Fällen leben die Beteiligten nebeneinander her, sie sind zwar beide körperlich anwesend, aber nicht eins im Geist.

Doch das ist noch nicht alles. In Beziehungen geht es auch um die Ausgewogenheit und das Teilen von Macht. Wenn der eine Partner meint, angegriffen oder beurteilt zu werden, fühlt er sich entmachtet und nimmt ein Machtungleichgewicht wahr, während der andere die Oberhand gewinnt. In diesem Fall findet der entmachtete Partner normalerweise eine Möglichkeit, wieder Macht für sich zu gewinnen, was sich auf unterschiedliche Weise manifestieren kann.

Wenn der andere das nächste Mal Sex haben möchte, zeigt der Partner oder die Partnerin möglicherweise kein Interesse. Oder wenn er irgendwohin gehen möchte, will der andere nicht mitkommen. Vielleicht gibt der Partner nicht einmal den wahren Grund an, sondern sagt einfach nur: »Ich fühle mich heute Abend nicht besonders gut, Liebling.« Oder: »Ich habe eigentlich gar keine Lust dorthin zu gehen« oder »Ich habe furchtbar viel zu tun. Ich muss heute Abend länger im Büro bleiben.« Wenn ein Mensch sich kritisiert fühlt, fällt es ihm schwer, dem anderen das Gewünschte zu geben, selbst wenn er es eigentlich gern tun würde.

Es ist schmerzhaft, sich von einem geliebten Menschen angegriffen zu fühlen, doch genauso schmerzhaft ist es, wenn der geliebte Partner sich zurückzieht:

»Ich sehe, dass du wütend bist. Lass uns darüber reden. Was ist los?«

»Nein, es ist alles in Ordnung«, lautet die Antwort, und dennoch ist die vorhandene Wut spürbar.

Wenn sich jemand nicht stark genug gefühlt, um aggressiv oder selbstbewusst aufzutreten, wird er sich passiv-aggressiv verhalten und seine Gefühle zurückhalten. Mit beiden Verhaltensweisen wird das Gewünschte – die Wiederherstellung des Machtgleichgewichts – erreicht.

Warum verhalten Menschen sich auf diese Weise? Sie reagieren auf einen wahrgenommenen Angriff oder eine Beurteilung so, wie sie es gewohnt sind. Wir treffen diese Verhaltensweisen in Beziehungen häufig an, aber sie sind unerquicklich und liegen nicht in unserem besten Interesse.

Ich habe aus den vielen schmerzhaften Fehlern in meinem Leben gelernt, dass mir fast nichts so viel Freude und Vergnügen bereitet wie die Nähe zu meiner geliebten Partnerin. Ich habe auch gelernt, wie schnell Kritik dieses Gefühl der Nähe stören kann. In der Vergangenheit gingen mir Kritiken schnell und locker von der Zunge, doch heute muss mir etwas schon sehr wichtig sein, bevor ich Kritik an meiner Partnerin übe. Nur wenige Dinge sind es wert, dieses wunderbare Gefühl der Nähe zu stören.

Wir wollen beide in einer ehrlichen Beziehung leben, aber gleichzeitig die vorhandene Nähe nicht aufs Spiel setzen. Wie gelingt es uns, wahre Gefühle zu äußern, ohne dadurch diese Nähe in Gefahr zu bringen?

Das Mitteilen echter Gefühle ist gleichbedeutend mit Nähe. Wenn wir Gefühle als echte Gefühle und nicht als Gedanken ausdrücken, dann können wir ehrlich und einander nah sein.

Das bedeutet nicht, dass Gefühle besser sind als Gedanken – schließlich lebe ich vom Denken. Es geht viel mehr darum zu wissen, wann das eine oder andere jeweils wirkungsvoller ist. »Ich finde, Sie haben gute Arbeit geleistet«, ist ein Gedanke. Als Vorgesetzter kann es angebracht sein, den Mitarbeitern Gedanken und Beurteilungen mitzuteilen. Doch die Wirkung, die dies auf die anderen hat, muss dabei in Betracht gezogen werden.

Ehrlichkeit ist sehr machtvoll. Wenn Sie sagen: »Alles ist in Ordnung«, obwohl dies nicht der Fall ist, stimmen Ihre wahren Gefühle und das, was Sie sagen, nicht miteinander überein. Wenn Sie sich selbst und anderen gegenüber unehrlich sind, ist es auf einer Ebene ein Betrug an der eigenen Integrität und am eigenen Körper, an Ihrem Immunsystem und an Ihrem kardiovaskulären System, und auf irgendeiner Ebene weiß Ihr Körper dies.

In dem Film *Dummschwätzer* wird die von Jim Carrey gespielte Figur dazu gezwungen, einen Tag lang nur die Wahrheit zu sagen.

Wie schwierig dies ist, wirkt komisch. Das brachte mich auf folgende Frage: Wie oft sagen wir an einem Tag nicht die Wahrheit? Wie oft sagen wir an einem Tag etwas, das nicht ganz ehrlich gemeint ist?

Wenn Sie gegenüber sich selbst und gegenüber anderen ehrlich sind, verfügen Sie über Integrität. Wenn Sie über Integrität verfügen, haben Sie mehr persönliche Macht, Charisma und Autorität – alles Dinge, die von Ihnen und den Menschen in Ihrer Umgebung wahrgenommen werden.

Es ist schwierig, ehrlich zu sein, wenn nur folgende Wahl zu bestehen scheint: »Wenn ich ihm sage, dass er ein Blödmann ist, dann werde ich mich mit ihm streiten oder er wird sich zurückziehen, sodass ich mich schlecht fühlen werde. Wenn ich nichts sage, werde ich mich dabei auch nicht gut fühlen.« Mit der Zeit lernen viele Menschen daher, ihre Gefühle zu unterdrücken, wenn sie nicht wissen, wie sie mit ihnen umgehen sollen.

Doch es gibt in diesem Fall noch eine andere Strategie: Sie können ehrlich sein, aber dabei Ihre Gefühle und nicht Ihre Gedanken ausdrücken. Es geht darum, jemandem die Wahrheit, so wie Sie diese empfinden, auf eine Art und Weise mitzuteilen, dass sich der Betroffene nicht beurteilt oder kritisiert fühlt. Das Erlernen einiger grundlegender Kommunikationsfähigkeiten kann viel dazu beitragen, wie nah und verbunden wir uns anderen Menschen fühlen. Es lohnt sich, diese Fähigkeiten zu erlernen und zu üben, obwohl sie den meisten Menschen zuerst fremd scheinen mögen.

Der erste Schritt besteht darin, den Unterschied zwischen einem Gedanken und einem Gefühl zu verstehen.

Dies sind einige Beispiele für Gedanken:

> Ich glaube, du hast Unrecht.
> Ich spüre, dass du Unrecht hast.

Stopp! »Ich spüre, dass du Unrecht hast«, ist ein Gefühl, oder nicht?

Nein. Wenn man sagt: »Ich spüre, dass ...« handelt es sich meistens um einen Gedanken, der sich als Gefühl verkleidet hat. Es handelt sich immer noch um eine Beurteilung. Das trifft auch auf Ausdrücke wie »Ich finde, du solltest ...« oder »Ich finde, du bist ...« zu. Ausdrücke wie »Du tust immer ...«, »Nie tust du ...«, »Du soll-

test ...« und »Du musst ...« werden fast immer als Kritik und Beurteilungen wahrgenommen.

Einige Beispiele für Gefühle:

> Ich fühle mich verletzt.
> Ich bin wütend.
> Ich habe die Fassung verloren.
> Ich mache mir Sorgen.
> Ich fühle mich ungeliebt und nicht geschätzt.
> Ich fühle mich gut.
> Ich bin glücklich.
> Ich fühle mich einsam.
> Ich habe Angst.
> Ich bin ängstlich.
> Ich bin sexuell erregt.
> Ich fühle mich schlecht.
> Ich fühle mich krank.
> Ich fühle mich gesund.

Sie sehen schon, was ich meine.

Wenn man sagt: »Ich will ...«, so ist dies auch ein Gefühl. Manchmal vermeiden wir es, »ich will« zu sagen, weil es oberflächlich betrachtet zu direkt oder sogar fordernd und unangemessen scheint.
Doch ich glaube, dass wir in Wirklichkeit zögern, »ich will« zu sagen,
weil es uns verletzbar macht. Wie bereits erwähnt, werden wir verletzbar, wenn wir anderen unsere Gefühle offenbaren – und genau
das ist der Grund, warum wir Nähe zu anderen dann stärker empfinden können. Wenn Sie sagen: »Ich will ...«, hat ein anderer
Mensch nun zumindest in diesem Zusammenhang die Macht, Sie
unglücklich oder glücklich zu machen, was davon abhängt, ob er
Ihnen das Gewünschte gibt oder nicht.

In asiatischen Ländern gilt es als unhöflich, Wünsche direkt aus-
zusprechen. Ich dachte immer, die Menschen dort seien einfach nur
vorsichtiger in ihrer Ausdrucksweise, aber jetzt verstehe ich, dass
diese Reserviertheit für sie auch eine Möglichkeit ist, nicht das Gesicht zu verlieren, indem sie keine Verletzbarkeit zeigen. Sie würden
ihr Gesicht verlieren, wenn sie einen Wunsch ausdrücken und das
Gewünschte nicht bekommen.

In einer gesunden Beziehung will man dem anderen oft geben,
was er sich wünscht. Es macht Sie glücklich, Ihrem Partner oder

Ihrer Partnerin einen Gefallen zu tun, selbst wenn dies für Sie mit Unbequemlichkeiten verbunden ist. Doch sobald Sie sich angegriffen oder beurteilt fühlen, wollen Sie Ihren Partner keinesfalls glücklich machen, selbst wenn Sie ihm normalerweise jeden Wunsch erfüllen würden.

Ganz gleich, ob dies aus Selbstsucht oder Uneigennutz geschieht, bekommen Sie das Gewünschte eher, wenn Sie Ihre Gefühle kundtun. Selbst wenn Sie das Gewünschte nicht bekommen, wird das Gefühl von Nähe aufrechterhalten, was ein noch kostbareres Geschenk ist.

Es gibt viele gute Gründe, warum Gefühle im Gegensatz zu Gedanken nicht so sehr als Beurteilungen oder Angriffe wahrgenommen werden.

Gefühle sind wahr, über Gedanken lässt sich streiten

Wenn Sie mir sagen, was Sie fühlen, teilen Sie mir Ihre Erfahrung mit, über die ich mich mit Ihnen nicht streiten kann. Ich kann nicht sagen: »Nein, Sie fühlen sich nicht so«, denn nur Sie wissen, wie Sie sich tatsächlich fühlen. Wenn Sie hingegen sagen: »Ich glaube, Sie sind ein Blödmann«, dann können wir darüber streiten, ob dies wirklich stimmt. Wenn Sie sagen: »Ich bin wütend«, dann ist dies der Definition nach eine wahre Aussage. In diesem Fall könnte ich Sie fragen, warum Sie sich so fühlen, was dann der Anfang eines echten Dialogs sein könnte.

Durch Gefühle bleiben wir in der Gegenwart, wo unendlich viele Möglichkeiten existieren, während wir durch Gedanken der Vergangenheit verhaftet bleiben. »Sie waren schon immer ein Blödmann. Sie sind nicht nur heute ein Blödmann, sondern waren auch früher einer.« In der Gegenwart ist alles möglich. Nur weil wir uns in der Vergangenheit ähnlich verhalten oder ähnlich reagiert haben, müssen wir dies keineswegs weiterhin tun. Wir können uns heute anders verhalten.

Emotionen beeinflussen uns stärker als Gedanken. Gedanken werden im Kopf verarbeitet und gefiltert, während Gefühle direkt das Herz ansprechen. Einige der erfolgreichsten Filmproduzenten haben mir gesagt, dass sie fast immer nach den Szenen streben, die Gefühle statt Gedanken erregen. Werbeanzeigen, politische Kampagnen und Wohltätigkeitsveranstaltungen, Propagandamaterial – also systematische Bemühungen, Ihr Verhalten zu beeinflussen – sprechen viel eher Emotionen als das Denkvermögen an und zeigen auf diese Weise mehr Wirkung.

Die Fähigkeit, die Gefühle eines anderen Menschen wahrzunehmen, ist die Grundlage für Mitgefühl. Wenn wir ausdrücken, was wir füreinander empfinden, bieten wir unserem Gegenüber als Geschenk unser Verständnis an. Ich werde auf diesen Prozess im nächsten Abschnitt näher eingehen.

Zusammenfassend finden Sie hier einige wichtige Punkte zur Verbesserung der Kommunikation, damit Liebe und Nähe verstärkt werden.

Gehen Sie Ihren Gefühlen auf den Grund. Es geht um Ihre wahren Gefühle und nicht darum, was Sie Ihrer Meinung nach fühlen sollten. Dies kann schwerer sein, als es klingt, und es bedarf einiger Übung. Wenn Sie Ihren Geist durch Meditation oder Gebet beruhigen, kann dies dazu beitragen, dass Sie Ihren wahren Gefühlen mehr Aufmerksamkeit schenken. So frage ich mich beispielsweise oft mitten in einer intensiven Diskussion, was ich in dem Moment wirklich empfinde. Wenn Sie den eigenen Gefühlen Aufmerksamkeit schenken, kann dies auch Hinweis auf die Gefühle des anderen sein. Herzen schwingen im Gleichtakt. Als ich während meines Medizinstudiums psychiatrische Vorlesungen besuchte, lernte ich, darauf zu achten, was ich empfand, wenn ein Patient zum ersten Mal den Raum betrat, um auf diese Weise Hinweise darauf zu erhalten, wie er sich fühlte. Wenn ich mich also plötzlich niedergeschlagen, wütend oder glücklich fühlte, war dies darauf zurückzuführen, dass der Patient genauso empfand.

Offenbaren Sie Ihre Gefühle. Teilen Sie dem anderen direkt und klar mit, was und wie Sie sich fühlen. Achten Sie darauf, dass Sie Ihre Gefühle und nicht Ihre Gedanken ausdrücken.

Hören Sie sorgfältig zu und achten Sie auf die Gefühle des anderen. Wenn Ihr Gegenüber Gedanken und Beurteilungen kundtut, wollen Sie wahrscheinlich nicht in die Falle von Angriff-Rückzug-Gegenangriff geraten. Ihnen stehen andere Möglichkeiten offen. Im Fall einer Beurteilung könnten Sie sagen: »Ich fühle mich angegriffen und kritisiert, und das missfällt mir.« Ihr Gegenüber ist sich seiner

Kommunikationsfähigkeiten vielleicht nicht so bewusst, und Sie könnten ihn dazu bringen, seine Gefühle zu offenbaren, um sich gründlicher mit ihnen auseinander zu setzen: »Mich interessiert, wie deine Gefühle aussehen.«

Erkennen Sie die Gefühle des anderen an, indem Sie Einfühlungsvermögen, Verständnis und Mitgefühl zeigen. Es kann hilfreich sein, das Gehörte zusammenzufassen und vor dem Gesprächspartner zu wiederholen. »Ich verstehe, dass du wütend bist, weil du möchtest, dass ich pünktlich bin. Es tut mir Leid, dass ich dir Unannehmlichkeiten bereitet habe. In der Zukunft werde ich mein Bestes tun, um pünktlich zu sein.«

Streiten mit Gefühl

Ich möchte Ihnen ein Beispiel aus einem der Wochenseminare geben, die meine Kollegen und ich viermal pro Jahr über unser gemeinnütziges Forschungsinstitut anbieten. Nachdem ich einen Vortrag über die oben genannten Kommunikationsfähigkeiten gehalten habe, bitte ich zwei Freiwillige, einen Streit, der zwischen ihnen vorgefallen ist, oder eine Situation, in denen es zu Missverständnissen kam, vorzuspielen.

Wenn einer der Beteiligten etwas sagt, das von seinem Gegenüber als Angriff oder Beurteilung wahrgenommen werden könnte, weise ich darauf hin und frage den anderen, wie er reagiert hat, als er sich angegriffen oder beurteilt fühlte. Dann bitte ich die beiden Beteiligten, ihr Gespräch mit Hilfe der hier beschriebenen Kommunikationsfertigkeiten erneut zu führen und darauf zu achten, wie sehr sich das Gefühl von Nähe und Intimität dabei verstärkt.

Unten finden Sie ein Beispiel aus einem solchen Seminar. Ich habe mit Absicht einen Dialog gewählt, in dem sich das Paar über etwas Triviales streitet, denn gerade diese häufig auftretenden, alltäglichen Meinungsverschiedenheiten sind am frustrierendsten.

Dean: Ich brauche zwei Personen, die in einer Beziehung leben. Sie sollen vor der Gruppe einen Streit, den sie erst vor kurzem hatten, vorführen. Beide sollten dazu bereit sein. Wer meldet sich freiwillig?
(Bob und Carol melden sich.)

Dean: Vielen Dank und herzlich willkommen. Bitte führen Sie den Streit vor. Dann werden wir das Ganze wiederholen, aber so abändern, dass es Ihnen beiden leichter fällt, zu hören, was der andere tatsächlich sagt und fühlt. Wer möchte anfangen?

Bob: Fang an, Carol.

Carol: Ich habe heute die Nachrichten auf dem Anrufbeantworter für dich abgehört.

Bob: Warum hast du das getan?

Carol: Ich versuche, dir zu helfen.

Bob: Das brauchst du aber nicht.

Carol: Ich muss dir nicht helfen?

Bob: Ich möchte meine Nachrichten als Erster hören.

Carol: Aber ich will dir doch nur helfen. Ich habe alles aufgeschrieben. Hast du meine Nachricht gelesen?

Bob: Nein.

Carol: Siehst du, ich bemühe mich, dir zu helfen und dich zu unterstützen und deinen Stress zu reduzieren, und du weißt es nicht zu schätzen!

Bob: Es ist ja keine Zeitersparnis für mich! Wenn ich nach Hause komme, möchte ich meine Nachrichten auf dem Anrufbeantworter selbst abhören. Ich will die Stimme des Anrufers hören. Ich möchte wissen, in was für einem Ton er gesprochen hat.

Carol: Okay. Gut. Dann machst du es eben selbst. (Carol erklärt, dass sie an dieser Stelle das Zimmer verlassen wollte.)

Bob: Nein, bitte geh nicht. Ich hab es nicht so gemeint.

Carol: Du brauchst meine Hilfe nicht. Auch gut.

Bob: Nein, ich brauche dich. Komm zurück. Komm zurück! Ich will mit dir reden!

Carol: So geht das jedes Mal.

Dean: Okay. Hat sich irgendeiner der Zuschauer bei diesem Gespräch wiedererkannt?

Zuschauer: Ja.

Dean: Gut. Haben Sie sich nach dieser Meinungsverschiedenheit einander näher gefühlt?

Carol: Nein!

Dean:	Bob, haben Sie sich Carol näher gefühlt?
Bob:	Nein, ich habe eine gewisse Distanz gespürt. Es war kein gutes Gefühl.
Dean:	Okay. Können Sie sich an eine Zeit erinnern, in der Sie sich Carol wirklich verbunden gefühlt haben? Carol, können Sie sich an eine Zeit erinnern, in der Sie Bob wirklich nah waren?
Carol:	Ja, es war wunderbar.
Dean:	Gibt es irgendetwas in Ihrem Leben, das Ihnen ein besseres Gefühl gibt?
Carol:	Nein.
Dean:	Bob, gibt es irgendetwas, das Ihnen ein besseres Gefühl gibt?
Bob:	Nein.
Dean:	Gut. Wenn wir es uns also recht überlegen, gibt es fast nichts, das es wert wäre, dieses Gefühl von Intimität und Nähe aufs Spiel zu setzen.
Carol:	Richtig.
Bob:	Ja, dem stimme ich zu.
Dean:	Andererseits wollten Sie Ihren Partner gegen Ende dieses Streits erst einmal für eine Weile nicht sehen. Und das ist ein ziemlich negatives Gefühl.
Bob:	Richtig.
Carol:	Ich habe mich sehr allein gefühlt. Und es gibt nicht viele Dinge, die mir ein so negatives Gefühl geben.
Bob:	Ja, man fühlt nicht, dass man im Grunde eins ist.
Dean:	Einerseits haben Sie also ein Gefühl, das mit zu den besten Dingen überhaupt zählt – vielleicht ist es sogar das Beste. Andererseits haben Sie ein sehr negatives Gefühl – wenn nicht sogar das negativste Gefühl überhaupt. Wenn wir das Ganze einmal logisch betrachten, könnten wir sagen: »Weißt du, es gibt eigentlich nicht viele Dinge, für die es sich lohnt, ein positives Gefühl in ein so negatives umzuwandeln.« Ich bezweifle, dass diese Sache wichtig genug war, um die Intimität in Ihrer Beziehung zu gefährden.
Carol:	Das stimmt.
Bob:	Sie haben Recht.

Dean: Und dennoch tun wir dies immer und immer wieder. Warum? Weil wir nicht weiter darüber nachdenken, und weil wir nach bestimmten, vertrauten Mustern verfahren. Aber wir können andere Möglichkeiten wählen. Wir wollen einmal einen Versuch machen und die Sache anders angehen. Ich möchte, dass Sie nun die Gefühle in Betracht ziehen, die Ihnen bei Ihrem Gespräch kommen, und sie auch als Gefühle ausdrücken. In Ordnung?

Carol: In Ordnung.

Dean: Wir wollen einen neuen Versuch starten, den Film in unserem Kopf zurückspulen und von neuem beginnen. Bob, versetzen Sie sich in den Augenblick zurück, als dieser Streit stattgefunden hat, und erinnern Sie sich daran, was Sie wirklich empfunden haben, als Carol sagte, sie habe Ihre Nachrichten auf dem Anrufbeantworter abgehört.

Carol: Ich habe heute die Nachrichten auf dem Anrufbeantworter für dich abgehört.

Dean: Wir wollen hier unterbrechen. Was empfinden Sie, wenn sie das sagt?

Bob: Ich hatte das Gefühl, dass sie in meine Privatsphäre eingedrungen ist.

Dean: Wenn Sie sagen: »Ich hatte das Gefühl ...«, dann ist dies eigentlich ein Gedanke. Welches Gefühl liegt diesem Gedanken zugrunde? Sie könnten sagen: »Ich empfinde dies als Verletzung meiner Privatsphäre«, wenn Sie dieses Gefühl hatten.

Bob: Ich empfand dies als Verletzung meiner Privatsphäre. Es missfiel mir, dass sie meine Nachrichten abgehört hatte.

Dean: Gut. Was noch? Irgendwelche anderen Gefühle?

Bob: Frustration und Wut.

Dean: Gut. Sagen Sie Carol bitte, was Sie jetzt fühlen.

Bob: Carol, ich habe das Gefühl, dass du mich wütend gemacht und frustriert hast.

Dean: Dies sind Gedanken, die sich als Gefühle verkleidet haben. Sie werden wahrscheinlich als Beurteilung und Schuldzuweisung empfunden.

Carol:	Genau, ich wollte weglaufen, als er das gerade gesagt hat.
Dean:	Also, Bob, was fühlen Sie? Sie sehen, es ist gar nicht einfach. Es bedarf einiger Übung.
Bob:	Ich finde, du hättest meine Nachrichten nicht abhören sollen.
Dean:	Ist die Aussage »Ich finde, dass du meine Nachrichten nicht hättest abhören sollen« ein Gedanke oder ein Gefühl?
Zuschauer:	Ein Gedanke.
Dean:	Ja, es ist ein Urteil. Sie haben es nicht gesagt, aber das Wort dass ist mitgeschwungen. Welches Gefühl liegt diesem Gedanken zugrunde? Wir haben gerade über einige dieser Gefühle gesprochen – Sie haben gesagt, Ihre Privatsphäre sei verletzt worden und Sie wären frustriert und wütend gewesen. Teilen Sie Carol diese Gefühle mit.
Bob:	Ich empfinde es als Verletzung meiner Privatsphäre, und ich bin frustriert und wütend, wenn du meine Nachrichten abhörst.
Dean:	Wir wollen hier unterbrechen. Wenn er diese Dinge sagt, fühlen Sie sich dann in diesem Augenblick angegriffen?
Carol:	Nein.
Dean:	Es ist eine andere Erfahrung. Was fühlen Sie jetzt?
Carol:	Also, ich … ich möchte mich am liebsten bei ihm entschuldigen.
Dean:	Warum?
Carol:	Weil ich nicht möchte, dass er frustriert ist.
Dean:	Gut. Aber in dem ersten Beispiel wollten Sie sich nicht bei ihm entschuldigen? Was ist jetzt anders?
Carol:	Weil ich mich nicht angegriffen fühle. Er hat mir nur gesagt, wie er sich fühlt.
Dean:	Gut. Was sagen Sie jetzt zu Bob?
Carol:	Ich möchte mich entschuldigen, Bob.
Dean:	Möchten Sie erfahren, warum er frustriert ist?
Carol:	Ja.
Dean:	Dann fragen Sie ihn.

Carol: Warum empfindest du so?

Dean: Wir wollen hier unterbrechen. Bob, fühlen Sie sich durch das gerade Gesagte angegriffen?

Bob: Nein.

Dean: Bevor Sie ihr antworten, warten Sie einen Augenblick und achten Sie auf Ihre Gefühle.

Bob: Ich spüre eine gewisse Freundlichkeit und Zärtlichkeit bei ihr.

Dean: Gut, aber was fühlen Sie in Ihrem Innern?

Bob: Ich fühle mich wohl. Und ich würde sie gern fragen, ob wichtige Nachrichten für mich dabei waren.

Dean: Gut. Carol hat Sie gefragt, warum Sie frustriert sind.

Bob: Carol, ich war frustriert, weil ich meine Nachrichten gern zuerst abhöre, damit ich die Stimme des Anrufers hören kann.

Dean: Carol, fühlen Sie sich jetzt angegriffen oder kritisiert?

Carol: Nein, überhaupt nicht. Ich möchte ihm helfen.

Dean: Wenn Sie in einer liebevollen Beziehung leben, tut Ihr Partner Ihnen wahrscheinlich gern einen Gefallen und bietet seine Hilfe an. Das ist einer der Gründe, warum Sie zusammen sind. Sobald sich Ihr Partner angegriffen oder kritisiert fühlt, stellen Sie möglicherweise fest, dass er genau das Gegenteil von dem tut, was Sie sich wünschen, auch wenn er normalerweise alles für Sie tun würde. Ein Urteil durch einen geliebten Menschen findet oft Widerhall in unserem Innern, wenn wir selbstkritisch sind. Wenn wir nicht auf diese Weise provozieren, fällt es dem Partner viel leichter, uns das Gewünschte zu geben. Jetzt kann Carol frei sagen: »Ja, natürlich helfe ich dir. Ich werde deine Nachrichten nicht mehr abhören. Du kannst sie selbst abhören«, statt sich unbeachtet, ungeliebt und missverstanden zu fühlen – Gefühle, die durch Beurteilungen oder Kritik hervorgerufen werden. Ich danke Ihnen beiden. Ihre Mitarbeit war sehr wertvoll.

Noch ein Streit mit Gefühl

Hier ist ein weiteres Beispiel für einen Streit, der allerdings sehr viel dramatischer war.
(Ted und Alice melden sich als Freiwillige.)

Ted: Also, dann fang ich mal an. Der größte Streit, den wir in letzter Zeit hatten, fand im Krankenhaus kurz nach meiner Herzoperation statt.

Alice: Wir haben Urlaub gemacht und sind mit dem Fahrrad durch Iowa gefahren. Es herrschten Temperaturen um die 42 Grad. Ted kochte jeden Abend nach der Fahrradtour das Essen für fünfundsiebzig Leute, und zwischen uns gab es viel Stress – ich wollte einfach nicht in seiner Nähe sein. Ich wusste, dass irgendetwas passieren würde. Kurz darauf suchte er das in der Nähe des Campingplatzes gelegene Krankenhaus auf, weil er sich nicht besonders wohl fühlte. Man fuhr uns im Krankenwagen nach Des Moines, wo der Kardiologe sagte: »Sie haben Glück, dass Sie es überhaupt hierher geschafft haben.«

Ich stehe an seinem Bett, schaue ihn an, nachdem die Schwestern gegangen sind, und sage: »Draußen sind 42 Grad. Findest du nicht, dass das Ganze eine dumme Idee war? Es war eine große Dummheit, in dieser Hitze diese lange Fahrradtour zu unternehmen, die anderen zu bekochen und dann noch alle möglichen anderen Dinge zu tun. Ich habe gleich gesagt, dass wir nicht hätten mitfahren sollen. Es hat dich fast das Leben gekostet. Du hättest darüber nachdenken sollen, bevor du uns in diese Lage gebracht hast.« Dann sagte ich all die Sachen, die wir bei unseren Streitereien immer und immer wieder durchkauen. Und dann mussten wir die Verwandtschaft informieren.

Ted: Und alle Verwandten sagten ebenfalls, dass es eine Dummheit gewesen war.

Dean: Was haben Sie darauf erwidert?

Ted: Ich ging in die Defensive. Ich sagte zu meiner Frau: »Ich finde, ich habe keinen Fehler gemacht.« Ich versuchte, ihr zu beweisen, dass die Dinge, die ich tat, in Ordnung waren und dass alle anderen normalen Menschen dieselben Dinge tun würden.

Dean: Ted, was haben Sie empfunden, als Ihre Frau so mit Ihnen sprach?

Ted: Ich fühlte mich kritisiert. Als Nächstes sagte ich zu ihr: »Du bist ja verrückt, und wenn du endlich aufhören würdest, an mir herumzunörgeln, wäre ich nicht hier. Mein Stress wird nur durch dich verursacht! Ich wäre nicht im Krankenhaus, wenn du nicht ständig für all diesen Stress sorgen würdest.«

Dean: Alice, wie haben Sie sich gefühlt, als er dies sagte?

Alice: Er hat schon früher öfter zu mir gesagt: »Du bist mein Stressfaktor.« Und wenn ich so darüber nachdenke, muss ich eingestehen, dass er möglicherweise Recht hat und ich seinen Stress tatsächlich verursache. Aber ich muss das tun, was ich für richtig halte.

Dean: Wir spielen nur das nach, was passiert ist, aber ich kann die Spannungen noch immer spüren. Fühlen Sie sich einander jetzt näher als vor der Übung?

Ted: Um Gottes willen, nein.

Dean: Können Sie sich an einen Zeitpunkt erinnern, als Sie einander wirklich nah waren?

Ted: Oh ja, absolut.

Dean: Erinnern Sie sich an diese Zeit zurück und daran, wie gut Sie sich dabei gefühlt haben.

Ted: Ein typisches Beispiel wäre, als eins unserer Kinder geheiratet hat.

Dean: Wie haben Sie sich da gefühlt?

Ted: Wunderbar.

Dean: Und wie haben Sie sich gefühlt, Alice?

Alice: Großartig!

Dean: Diese Augenblicke, in denen Sie sich einander nah fühlen – geben sie Ihnen ein gutes Gefühl?

Alice: Ja.

Dean: Wie haben Sie sich im Krankenhaus gefühlt?

Ted: Schrecklich!

Dean: Wenn wir uns daran erinnern können, wie gut sich

Nähe zum Partner anfühlt – und das ist normalerweise der Grund, warum wir überhaupt eine Beziehung eingehen –, und wie schrecklich Isolation ist, dann kann Schmerz ein starkes Motiv sein, das uns sagt: »Vielleicht können wir es anders machen.« Als Sie Ted Vorwürfe gemacht haben, hat er sich kritisiert gefühlt und einen Gegenangriff gestartet, indem er Ihnen die Schuld zuschob und Sie für seinen Stress verantwortlich machte. Bei den Dingen, die Sie zueinander gesagt haben, handelt es sich um Gedanken, Urteile und Kritiken. Alice, was haben Sie empfunden, als Sie an seinem Bett standen?

Alice:	Also, ich war traurig und sehr frustriert, weil ich dieses Problem nicht lösen konnte. Ich fühlte mich hilflos.
Dean:	Und was noch? Hatten Sie Angst?
Alice:	Ja, große Angst.
Dean:	Wovor hatten Sie Angst?
Alice:	Angst davor, nicht zu wissen, was da passierte oder passieren könnte.
Dean:	Was wäre das Schlimmste, das passieren könnte?
Alice:	Dass er stirbt.
Dean:	Jetzt möchte ich, dass Sie ihm diese Gefühle, die Sie mir gerade offenbart haben, mitteilen.
Alice:	Ted, ich bin traurig, und ich fühle mich hilflos, und ich habe Angst, dass du sterben könntest, und ich möchte nicht, dass du stirbst.
Dean:	Warum?
Alice:	Weil ich dich brauche. Deine ganze Familie braucht dich. Ich bring dich um, wenn du stirbst!
Zuschauer:	(Gelächter)
Dean:	Ted, einmal abgesehen von dem letzten Kommentar – was empfinden Sie, wenn sie das sagt?
Ted:	Ich kann es eher akzeptieren. Ich habe nicht das Gefühl, angegriffen zu werden oder ...
Dean:	Das sind Gedanken. Wie fühlen Sie sich?
Ted:	Oh, ich fühle mich wunderbar. Es ist beruhigend, das zu hören.
Dean:	Sagen Sie Alice, wie Sie sich fühlen.

Ted:	Wenn du sagst, dass du mich so sehr magst, kann ich dich besser verstehen. Ich fühle mich dir näher und kann akzeptieren, was du sagst. Ich fühle mich viel besser.
Alice:	Ich bin auch viel glücklicher und fühle mich Ted viel näher.
Dean:	Solche Gefühle der Nähe beeinflussen unsere Überlebenschancen. Alice, Sie verbessern damit seine Chance, sich besser zu erholen. Sie werden die Zeit, die Ihnen beiden verbleibt, nicht damit verschwenden, dass Sie sich in Ihrer Beziehung einsam und isoliert fühlen.
Alice:	Ich bin Ihnen dankbar.
Dean:	Ich danke Ihnen beiden.

Innehalten und abwägen

Bei diesen Beispielen handelt es sich nur um eine Übung, aber die vorgestellten Techniken spielen in der Realität eine sehr wichtige Rolle. Wenn Sie sich gerade streiten, und Ihr Gegenüber sagt etwas, das Sie erregt, was bei Ihnen starke Emotionen verursacht, wie können Sie dann innehalten und sich daran erinnern, dass Sie andere Möglichkeiten als Angriff oder Rückzug haben?

Sie könnten sagen: »Einen Augenblick mal. Ich möchte nicht, dass du so mit mir sprichst. Ich bin frustriert, ich fühle mich angegriffen und kritisiert. Das gefällt mir nicht. Warum machen wir nicht eine Pause? Wir wollen diese Sache weiter diskutieren, wenn wir beide etwas ruhiger sind.« Es gibt mehrere verschiedene Strategien, die Sie einsetzen können, wenn Sie die Grundprinzipien erst einmal verstanden haben.

Ein Lieblingsmantra meines Kollegen und engen Freundes Dr. Jim Billings lautet: »Erinnere dich an das, an das du dich erinnern musst, wenn du dich daran erinnern musst.« Man kann es üben, sich zu erinnern.

Mahatma Gandhi wiederholte immer wieder »Ram«, den Namen eines Hindu-Gottes. Als man ihn fragte, warum er dies tat, erwiderte er: »Ich glaube, dass man in den Himmel kommt, wenn man im Augenblick des Todes Gottes Namen ausspricht. Da ich nicht weiß, wann dieser Augenblick kommt, sage ich den Namen die ganze Zeit über.« Augenzeugen erklärten, dass das letzte Wort, das er bei seiner Ermordung sagte, »Ram« war, weil er dies ständig wiederholte. Unabhängig davon, ob diese Geschichte wahr ist oder nicht, kann man in dem Augenblick, in dem man eine Sache am meisten braucht, auf sie zurückgreifen, wenn man sie im Alltag ständig übt.

Natürlich gibt es einige Menschen, denen Sie möglicherweise nicht nah sein wollen. Eine alte Geschichte handelt von einem Heiligen, der einen Skorpion vor dem Ertrinken in einem Fluss rettet. Als er den Skorpion aus dem Fluss zieht, sticht ihn der Skorpion. Der Heilige fragt: »Warum tust du das? Ich habe dir doch gerade das Leben gerettet!« Der Skorpion erwidert: »Ich bin ein Skorpion. Was erwartest du? Es liegt in meiner Natur.«

Ich glaube, den meisten Menschen ist es möglich, sich zu ändern. Aber manchmal ist es angemessen und gesund, sein Herz durch eine Mauer zu schützen, denn es ist nicht immer eine gute Idee, schutzlos zu sein, weil man dadurch in Gefahr geraten könnte. Aber zumindest zu Hause wollen wir ohne diese Schutzmauern leben können.

Es kostet viel Energie, diese Mauer aufrechtzuerhalten, uns zurückzuhalten und Gedanken und Gefühle nicht zu offenbaren. Wenn Sie sich gegenüber der eigenen Frau oder einem geliebten Menschen nicht öffnen können, haben Sie ein Problem. Das heißt nicht, dass Sie Ihr Herz immer allen gegenüber öffnen sollten, denn es gibt auch Menschen, die es nicht gut mit Ihnen meinen. Wenn Sie allerdings regelmäßig Kontakt zu einem schwierigen Menschen haben, sollten Sie ihm vielleicht zumindest die Chance geben, sich zu ändern. Ich stelle immer wieder fest, dass es anderen leichter fällt, sich zu ändern, wenn ich von mir aus gute Kommunikationsfähigkeiten einsetze. In den Fällen, in denen dies nicht so ist, sage ich mir: »Also gut, Sie bleiben in Ihrer Ecke und ich bleibe in meiner.«

Eine Nebenbemerkung: 1997 hielt ich auf der jährlich stattfindenden Konferenz der National Governorsí Association vor den fünfzig Gouverneuren der USA und ihren Frauen eine Rede und führte eine ähnliche Übung zum Thema Kommunikationsfähigkeiten durch. Auch hier begann ich die Übung mit folgenden Worten: »Ich glaube, Sie haben Unrecht! Und außerdem sind Sie ein Blödmann!« Als ich fragte, wie die Zuhörer das empfanden, erwiderten sie: ›Als etwas sehr Vertrautes ...‹

Unterstützung durch die Gruppe

Warum zeigt die Unterstützung durch eine Gruppe, die ich in Kapitel 2 angesprochen habe, so viel Wirkung? Sie bietet Menschen einen sicheren Ort, ihre emotionalen Verteidigungsmechanismen und Barrieren bewusst aufzugeben, um ihre Gefühle auszudrücken und ihr Herz zu öffnen. Wenn Menschen einander ihr Herz öffnen, kommt es oft zur Heilung.[1]

Eine unterstützende Gruppe hilft, Isolation, Entfremdung und Einsamkeit zu heilen. Dabei kommt es häufig auch zur körperlichen Heilung, und zwar von innen nach außen. Beim Heilungsprozess geht es darum, »ganz zu werden«. Wenn wir Heilung als Vermeiden des Todes definieren, versagen wir früher oder später hundertprozentig. Wie ich im ersten Kapitel beschrieben habe, können wir unser Leiden heilen, selbst wenn das Kurieren der körperlichen Krankheit nicht möglich ist.

Heilung bedeutet, dass Ihnen leichter ums Herz wird. Sie werden friedvoller, erleben ein Gefühl der Verbundenheit und können eine stärkere Verbindung zu Ihrer Seele aufbauen. Viele Menschen stellen fest, dass sich ihre Wertvorstellungen ändern, wenn bei ihnen eine lebensbedrohliche Krankheit diagnostiziert wird. Plötzlich sind Erfolg, Geld, Macht, Ruhm und Reichtum nicht mehr so wichtig wie das Zusammensein mit Menschen, die ihnen wichtig sind, die sie lieben und von denen sie sich gleichermaßen geliebt fühlen.

Es gibt viele verschiedene Arten von unterstützenden Gruppen. Manche konzentrieren sich auf den Umgang mit einer bestimmten Krankheit, Sucht oder einem bestimmten Problem wie die Anonymen Alkoholiker beispielsweise. Andere Gruppen konzentrieren sich auf psychiatrische Erkrankungen wie Depressionen, Schizophrenie und andere Störungen. Die Unterstützung durch die Gruppe bei unserer Forschungsarbeit ist anders. Uns geht es darum, eine wohlmeinende Gemeinschaft von Menschen zu schaffen, die sich verpflichten, Einsamkeit und Isolation zu heilen.

Ich glaube, dass dem gemeinsamen Nenner dieser anderen Gruppen wahrscheinlich ein großer Teil ihres Erfolges zu verdanken ist. Es ist das Gefühl von Zugehörigkeit und Gemeinschaft aller Gruppenmitglieder, selbst wenn dieses Gefühl ein Nebenprodukt der Gruppenerfahrung und nicht das eigentliche Ziel ist.

Unterstützung durch die Gruppe spielt in meinen Untersuchungen seit meiner ersten Studie im Jahr 1977 eine Rolle. Der ursprüngliche Zweck der Gruppe bestand darin, den Menschen zu helfen, die anderen Teile des Programms zu erfüllen – es ging darum, die Diät einzuhalten, sich körperlich zu bewegen, Yoga zu betreiben und so weiter. Dabei lernte ich, dass die Teilnehmer an dieser Forschungsstudie vor allen Dingen einen Ort brauchten, an dem sie offen miteinander reden konnten. Die Gruppe diente nicht nur dazu, den Beteiligten bei der Befolgung der anderen Programmpunkte zu helfen, vielmehr stellte ich fest, dass die Gruppenerfahrung vielleicht das Wichtigste an diesem Programm war.

Anfänglich neigte ich dazu, in den Gruppensitzungen Probleme zu lösen. Diese Zusammenkünfte endeten oft mit Fragen an den Arzt, und ich verbrachte einen großen Teil der Zeit damit, Fragen zu beantworten, Ratschläge zu erteilen und Probleme zu lösen.

Später verstand ich mit Dr. Billings Hilfe, dass wir Einsamkeit und Isolation heilen können, selbst wenn wir das äußerliche Problem – beispielsweise Stress mit dem heroinsüchtigen Teenager zu Hause oder Stress im Beruf – nicht lösen können. Dabei erkannten die Teilnehmer, dass sich die anderen Probleme leichter handhaben ließen und erträglicher schienen (auch wenn sie sich nicht lösen ließen), wenn sie das Gefühl hatten, geliebt und unterstützt zu werden. Ich lernte, mich zurückzuhalten und keine Ratschläge mehr zu erteilen. Stattdessen hörte ich einfühlsam zu und ermutigte die Gruppenmitglieder, ihre Gefühle auszudrücken, statt Fragen zu stellen. Zu anderen Gelegenheiten gab es genug Möglichkeiten zur Beantwortung ihrer Fragen.

Wenn sich jemand erhört und verstanden fühlt, nimmt das Gefühl von Nähe sehr stark zu, wodurch das Leiden erträglicher wird, auch wenn der Sohn möglicherweise immer noch heroinsüchtig ist. Zu wissen, dass er unterstützt wird und andere ihm nah sind, gibt dem Betroffenen ein so gutes Gefühl, dass er die Kernfragen des Problems angehen kann – in diesem Fall beispielsweise die Faktoren, die vielleicht sogar zur Sucht des Sohnes beigetragen haben. Wir können die Probleme der Welt nicht immer lösen, aber zumindest können wir unsere eigenen Gefühle von Trennung, Isolation und Einsamkeit heilen.

Wir versuchen damit also, etwas neu zu erschaffen, das bis in die jüngste Vergangenheit Teil der menschlichen Erfahrung war – ein

Ort, an dem andere Menschen uns kennen und für uns da sind. Sie akzeptieren und lieben uns so, wie wird sind, selbst wenn sie nicht unbedingt alles an uns mögen.

Viele Menschen haben nur selten, wenn überhaupt, erlebt, was für ein wunderbares Gefühl es ist, auf diese Weise akzeptiert zu werden. Wenn Sie Ihr Herz gegenüber einem anderen Menschen nicht richtig öffnen können, wenn Sie nicht Ihr ganzes Ich – und nicht nur die Ihrer Meinung nach guten Seiten – offenbaren können, setzen Sie sich Grenzen, was die Nähe zu anderen Menschen betrifft. Oft haben die Betroffenen Angst: »Wenn du mich wirklich kennen würdest, willst du wahrscheinlich nicht mit mir zusammen sein. Aus diesem Grund muss ich eine Fassade aufbauen, damit ein Ich geschaffen wird, von dem du denkst, es sei liebenswerter und annehmbarer als die Person, die ich wirklich bin.«

Wenn Menschen ihre Angst hinter einer Maske verstecken, fühlen sie sich noch einsamer. Wenn sie keine Liebe und keinen Respekt erhalten, werden sie zu Verlierern. Selbst wenn sie sich geliebt und respektiert fühlen, können sie dieses Gefühl oft nicht genießen, weil sie wissen, dass nur ein Teil von ihnen geliebt und respektiert wird. Ein Patient sagte zu mir: »Sie mögen nicht mich, sondern nur das Bild, das Sie sich von mir machen. Wenn Sie wirklich wüssten, wie ich bin, wenn Sie meine dunklen Seiten kennen würden, dann hätten Sie kein Interesse mehr an mir.«

Die Betroffenen achten immer stärker darauf, die ihrer Meinung nach nicht liebenswerten Seiten zu verstecken, was ungeheuer belastend sein kann. Schlimmer noch ist, dass sie möglicherweise glauben, nur sie allein empfinden so, denn aufgrund ihrer Einstellung gibt es für sie nur wenige Menschen, mit denen sie offen sprechen können. Durch ständige Wachsamkeit entsteht chronischer Stress und oft ungeheures Leid.

Zum Teil arbeiten unsere unterstützenden Gruppen so wirkungsvoll, weil die Betroffenen feststellen, dass sie nicht allein dastehen. Wir versuchen, eine sichere Umgebung zu schaffen, in der sie gefahrlos über ihre wahren Gefühle sprechen können – über »die Dinge, die in meinem Leben wirklich vorgehen« –, während andere ihnen einfühlsam und verständnisvoll zuhören, ohne sie zu beurteilen, sie abzulehnen, sie im Stich zu lassen oder zu versuchen, ihre Probleme zu lösen.

Der Wert einer stabilen Gemeinschaft, Nachbarschaft und Groß-familie besteht zum Teil darin, dass andere Menschen uns und un-sere Geheimnisse kennen. Durch Klatsch verbreitet die Gesellschaft die Geheimnisse ihrer Mitglieder in der Nachbarschaft. Sie wissen, dass sie es wissen, und sie wissen, dass Sie es wissen, dass sie wis-sen – und dennoch sind die anderen für Sie da. Sie sind immer noch Ihre Nachbarn und sprechen trotz allem mit Ihnen. Das ist eine große Erleichterung.

Oscar Wilde schrieb 1891 in seinem Buch *Das Bildnis des Dorian Gray*: »Es gibt auf der Welt nur eine Sache, die schlimmer ist als die Tatsache, dass über einen geredet wird – die Tatsache, dass nicht über einen geredet wird.«

In unseren Gruppen beginnen die Teilnehmer, einander als See-lenverwandte durch die Augen der Liebe zu sehen, statt sich ge-genseitig zu beurteilen. Doch zuerst werden die Unterschiede wahrgenommen. Die Teilnehmer sehen all die Dinge, anhand derer wir Menschen in Kategorien unterteilen – Altersunterschiede, Ras-se, Religion, Geschlecht, sexuelle Vorlieben, sozioökonomischen Sta-tus, Wohnort, wo sie die Schule besucht haben, was für ein Auto sie fahren, wie sie sich kleiden –, also all die Unterschiede, anhand derer wir uns von anderen abheben oder uns ihnen unterlegen fühlen können.

Am Anfang der ersten Gruppensitzung wird oft folgendes Gefühl geäußert: »Wo bin ich hier hingeraten? Ich glaube, ich mag diese Leute noch nicht einmal. Ich kann mir nicht vorstellen, dass ich ihnen meine Gefühle offenbaren werde.« Wie der Schriftsteller Par-ker Palmer festgestellt hat, ist Gemeinschaft der Ort, an dem der-jenige, mit dem sie am liebsten überhaupt nicht zusammen wären, auftaucht. Doch genau dies macht die Erfahrung so heilsam: Es geht darum herauszufinden, wie viel wir mit den Menschen ge-mein haben, die wir meiden oder nicht mögen.

Mit der Zeit beginnen die Gruppenteilnehmer, über ihre Gefühle zu sprechen. Langsam vertrauen sie einander, indem sie sich öffnen und einander ihre innersten Gefühle offenbaren. Sie beginnen, über ihre wirklichen Gefühle zu reden und sie erkennen, dass sie sich äußerlich zwar voneinander unterscheiden, aber dass auf der See-lenebene ähnliche Gefühle, Wünsche, Ängste, Hoffnungen und Träume vorhanden sind.

Das Wesentliche am Mitgefühl – und damit das Wesentliche an der Heilung – ist die Erkenntnis, dass wir uns in unseren menschlichen Erfahrungen nicht voneinander unterscheiden. Wir alle wollen glücklich sein und Leid vermeiden. In ihrer besten Form ist die Gruppe eine spirituelle Erfahrung: Es geht darum, die Verbundenheit zwischen den Menschen zu sehen, zu fühlen und zu verstehen, statt nur die Unterschiede wahrzunehmen. Diese Verbundenheit lässt sich direkt durch Meditation und Gebet erfahren, aber die Erfahrung der menschlichen Dimension unserer Verbundenheit kann stark und wunderbar sein. Obwohl ich schon Hunderte von Gruppen geleitet habe, hat es für mich immer wieder etwas Magisches, Zeuge zu sein, wie sich dieser Prozess entfaltet. Henry Wadsworth Longfellow schrieb: »Wenn wir die geheime Geschichte unserer Feinde lesen könnten, sollten wir im Leben jedes Menschen genug Sorge und Leid finden, um jede Feindseligkeit einzustellen.«

Die Menschen, die an unseren Wochenseminaren teilnehmen, kennen häufig meine Bücher und wissen, welchen Zweck die Gruppenarbeit hat. Sie sind bereit, bei dieser Arbeit mitzutun. Dennoch ist es für uns außergewöhnlich, eine Gruppe von Menschen zu beobachten, die sich völlig fremd sind, aber sich dennoch verpflichten, einander ihr Herz öffnen. Oft haben sie bereits am Ende des ersten Tages Geschichten und Geheimnisse offenbart, die nicht einmal ihre eigenen Familien und Freunde kennen.

In gewisser Hinsicht ist es einfacher, sich völlig fremden Menschen anzuvertrauen, weil man nicht auf eine Geschichte zurückblickt, in der Verwundungen, Kämpfe und Streitigkeiten eine Rolle spielen. Ich stelle dies immer wieder auf Flugreisen fest, wenn völlig fremde Menschen, die neben mir sitzen, mir intime Details aus ihrem Leben erzählen.

In unseren unterstützenden Gruppen besteht die Verpflichtung, sich zu öffnen. Dabei setzen wir die Kommunikationstechniken ein, die ich im letzten Abschnitt beschrieben habe:

- Den eigenen Gefühlen auf den Grund gehen.
- Die eigenen Gefühle offen legen.
- Sorgfältig zuhören und auf die Gefühle des anderen achten.
- Die Gefühle des anderen anerkennen, indem man Einfühlungsvermögen, Verständnis und Mitgefühl zeigt.

Wenn die Betroffenen erleben, wie positiv es für sie ist, sich auf diese Weise zu öffnen, entwickeln sie die Motivation und Fähigkeiten, dieses Verfahren auf ihr eigenes Leben und ihre Beziehungen anzuwenden.

Wir ermutigen die Teilnehmer zu offenbaren, wer sie wirklich sind und was sie tatsächlich fühlen. Es geht jedoch nicht nur darum, sich darauf zu konzentrieren, wie Menschen Gefühle mitteilen, sondern wir ermutigen die Betroffenen auch, aktiv und einfühlsam zuzuhören. Zu erfahren, dass die eigenen Gefühle von einem anderen Menschen gehört werden, ist heilsam. Genauso wohltuend ist es, einem anderen Menschen, der von seinen Erfahrungen berichtet, zuzuhören.

Nachdem ein Teilnehmer seine Geschichte erzählt hat, bitten wir die anderen Mitglieder der Gruppe zu sagen, welche Gefühle durch den anderen in ihnen wachgerufen wurden. Dieser Prozess – Einfühlungsvermögen – ist die Erfahrung von Gefühlen, die in Ihnen als Reaktion auf die Gefühle, die der andere mitgeteilt hat, wachgerufen werden. Wenn die Mitglieder einer Gruppe einfühlsam auf die Gefühle des anderen eingehen, sind alle Beteiligten in diesem Augenblick durch diese gemeinsame Erfahrung miteinander verbunden.

Gefühle mitzuteilen, statt einander anzugreifen oder zu kritisieren, erleichtert den anderen das Zuhören. Zuhören führt zu Einfühlungsvermögen. Einfühlungsvermögen führt zu Mitgefühl. Mitgefühl steigert Nähe. Nähe ist heilsam.

Wir bitten alle Teilnehmer, sich der natürlichen Neigung des Menschen zu widersetzen, Ratschläge zur Lösung des Problems zu geben (es sei denn, der Betroffene bittet darum), sondern sich auf ihre Gefühle zu konzentrieren und die eigenen Emotionen und Erfahrungen auszudrücken. Schließlich geht es darum, das Problem mangelnder Nähe zu lösen, und nicht um die Auseinandersetzung mit Problemen wie drogensüchtige Kinder oder Stress durch den Vorgesetzten. Gegen einen Mangel an Nähe kann man etwas tun, selbst wenn sich die anderen Probleme nicht lösen lassen.

Für diesen Prozess bedarf es Mut und Übung, und viele Menschen sind gerade deshalb mit ihm nicht vertraut, weil die Erfahrung von menschlicher Nähe in unserer Kultur so selten und kostbar ist. Obwohl viele Teilnehmer an unseren Studien anfänglich dem unterstützenden Gruppenprozess gegenüber skeptisch – und bisweilen sogar feindselig gestimmt – waren, erklärten die meisten später, dass sie die Unterstützung durch die Gruppe als besonders bedeutungsvollen, hilfreichen und wirkungsvollen Teil ihrer Erfahrung empfunden haben.

Wie wir gesehen haben, belegen immer mehr wissenschaftliche Forschungsergebnisse, wie heilsam es ist, sein Herz zu öffnen. Viele Untersuchungen haben gezeigt, dass Selbstoffenbarung – das heißt die mündliche oder auch schriftliche Beschreibung der eigenen Gefühle – die körperliche Gesundheit verbessert, das Immunsystem stärkt, kardiovaskuläre Reaktivität reduziert, Fehlraten am Arbeitsplatz verringert und möglicherweise sogar das Leben verlängert.

Ein großer Teil dieser wichtigen Arbeit wurde von James Pennebaker und seinen Kollegen geleistet.[2-6] Obwohl das Mitteilen von Tatsachen hilfreich ist, erzeugt das Kundtun von Gefühlen mehr Wirkung.[7] Die Forscher stellten auch fest, dass das Offenbaren traumatischer oder schmerzhafter Erfahrungen mehr Vorteile für Gesundheit und Heilung hatte als die mündliche oder schriftliche Beschreibung oberflächlicher Ereignisse, selbst wenn sich der Betroffene dabei kurzfristig schlechter fühlte. Es zeigte sich, dass die gemessenen Vorteile umso größer waren, je stärker sich der Betroffene offenbarte. Die Vorteile waren besonders auffällig bei jenen Teilnehmern, die über beunruhigende oder traumatische Erfahrungen sprachen, die sie zuvor noch nicht detailliert mit anderen diskutiert hatten. Dr. Pennebaker schrieb dazu:

»Meiner Meinung nach besteht der interessanteste und vielleicht wichtigste Vorteil sozialer Unterstützung darin, dass den Betroffenen ein Ventil geboten wird, wodurch sie über ihre Gedanken und Gefühle sprechen können. In groß angelegten Untersuchungen mit den Mitarbeitern von Unternehmen, aber beispielsweise auch mit Studenten entdecken wir dasselbe, was andere Forscher, die sich mit sozialer Unterstützung befasst haben, bereits festgestellt haben: Je mehr Freunde man hat, desto gesünder ist man. Doch dieser Effekt lässt sich fast ausschließlich darauf zurückführen, in welchem Ausmaß mit den Freunden über erlittene Traumata gesprochen wurde.

> Doch jetzt kommt das Interessante: Wenn man unter einem Trauma leidet, über das man mit niemandem gesprochen hat, wirkt sich die Anzahl von persönlichen Freunden nicht auf die Gesundheit aus. Soziale Unterstützung schützt die Gesundheit nur, wenn sie klug eingesetzt wird. Das heißt, man sollte mit Freunden darüber sprechen, wenn man einen großen Umbruch in seinem Leben erfahren hat. Nur Freunde zu haben, reicht nicht aus.«[8]

Sie können damit beginnen, Ihre Gedanken und Gefühle in einem Tagebuch festzuhalten. Sie können völlig ehrlich und offen sein, weil Sie dabei in Sicherheit sind. Niemand wird Sie beurteilen, verlassen oder kritisieren. Probleme, die beunruhigend oder sogar überwältigend scheinen, lassen sich plötzlich viel leichter handhaben, wenn man sie niedergeschrieben hat. Obwohl das Führen eines Tagebuchs nicht die Isolation zwischen Ihnen und anderen überbrückt, kann es Ihnen beim Artikulieren Ihrer Gefühle helfen und ist daher ein wirkungsvolles Mittel, die Distanz zwischen sich selbst und den eigenen Gefühlen zu überwinden und zu heilen.

Wenn Sie eine eigene Gruppe gründen wollen, rate ich Ihnen, nur Menschen einzubeziehen, die ihre Isolation ebenfalls heilen wollen und gewillt sind, regelmäßig an den Treffen teilzunehmen. Die hier beschriebenen Kommunikationstechniken dürften dabei sehr hilfreich sein. Zweck der Gruppe ist die Schaffung einer sicheren Umgebung, in der Menschen ehrlich sein und sich offenbaren können. Schon ein einziger Teilnehmer, der diesem Prozess gegenüber feindselig eingestellt ist oder nur sporadisch an den Treffen teilnimmt, kann alle anderen verunsichern. Jedes Gruppenmitglied könnte einen Teil der Kosten für einen ausgebildeten Gruppenleiter übernehmen, oder Sie könnten beschließen, es ohne diese Hilfe zu versuchen.

Sorgen Sie sich nicht zu sehr darum, ob Sie es »richtig« machen oder nicht. Schließlich geht es darum, eine verloren gegangene Großfamilie oder Gemeinschaft, auf die der Mensch seit alters her zurückgreifen konnte, neu zu erschaffen und wiederzugewinnen. Ziel ist es, diese Fertigkeiten und Grundsätze, die in der Gruppe geübt werden, einzusetzen, um die Nähe in den für Sie wichtigsten Beziehungen zu fördern: in der Beziehung zum Ehe- oder Lebenspartner, zur Familie, zu Freunden, zu Kollegen oder allgemein in der Gemeinschaft.

Beichte, Vergebung und Erlösung

Der Prozess bei der Unterstützung durch die Gruppe ähnelt in gewisser Weise dem Prozess von Beichte, Vergebung und Erlösung, der Teil vieler Religionen und spiritueller Traditionen ist. Er hilft uns, unser Herz zu öffnen. Der folgende Abschnitt stammt beispielsweise aus dem Gebetbuch, das am Yom Kippur, dem jüdischen Versöhnungstag, eingesetzt wird: »Ein neues Herz werde ich dir geben, dich mit einem neuen Geist füllen. Ich werde das Herz aus Stein aus deinem Fleisch entfernen und dir ein fühlendes Herz geben.«[9]

Die Gründe und Verfahrensweisen mögen bei den verschiedenen Religionen unterschiedlich sein, doch das zugrunde liegende Prinzip ist dasselbe. Am Versöhnungstag beispielsweise beichten die Juden als Gruppe, damit sich kein bestimmtes Familienmitglied stigmatisiert fühlt. Im Judentum wird der Mensch wie in den meisten Religionen durch eine Beichte vor Gott nicht davon entbunden, vor einem Menschen, dem er ein Unrecht zugefügt hat, dieses Unrecht zu gestehen, um Vergebung zu bitten und Wiedergutmachung zu leisten. Wenn dem Sünder und seinem Unwissen vergeben wird, bedeutet dies nicht, dass die Sünde verziehen wird.

Bei seiner Kreuzigung zeigte Jesus beispielhaft Mitleid und Vergebung, als er ans Kreuz geschlagen wurde: »Vater, vergib ihnen, denn sie wissen nicht, was sie tun.«[10] Manche Zweige des Christentums ermutigen die Gläubigen, persönlich wahrgenommene Fehler vor einem Priester oder Geistlichen zu beichten. Andere tun dies im Beisein der Gemeinde, andere im Gebet oder sich selbst gegenüber. Im Buddhismus, Hinduismus, Islam, in den Religionen der Indianer und anderer Völker gibt es ähnliche Rituale und Praktiken, die Beichte, Vergebung und Erlösung umfassen. Die meisten Kulturen haben eine Möglichkeit für den Menschen gefunden, seine tiefsten und oft dunkelsten Gefühle zu offenbaren und anderen mitzuteilen, weil dies so heilsam ist. Es geht bei diesem Thema nicht um Gottes Urteil, sondern unser eigenes.

Wenn wir einem anderen Menschen, der uns zuhört, ohne zu verurteilen, unsere dunkelsten Geheimnisse und Fehler gestehen können, haben wir das Gefühl, mit einem Licht die Dunkelheit zu erhellen. Mit dem zuhörenden Partner schmieden wir eine starke Bindung – Nähe. Genauso wichtig dabei ist, dass jene Teile des Ichs, die separat

von uns bestanden haben, weil sie so schmerzhaft und nicht liebenswert schienen, neu oder überhaupt integriert werden. Man wird dabei also vertrauter mit den verborgensten Teilen des eigenen Ichs.

Wenn ein anderer Mensch diesen dunklen Teilen unseres Ichs, die
so wenig liebenswert scheinen, mit Mitgefühl begegnet, vergibt
und diese Seiten akzeptiert, fällt es uns leichter, diese Teile in unserem Innern selbst zu akzeptieren. In diesem Fall ist es weniger
wahrscheinlich, dass wir unsere dunklen Seiten auf andere projizieren und diese Menschen hassen. Wenn wir beispielsweise unseren
Zorn nicht anerkennen, neigen wir eher zur Gewalt. Doch wenn wir
stattdessen mehr Mitgefühl für unsere eigenen Schwächen auf-
bringen, fällt es uns leichter, mehr Mitgefühl für die Ignoranz und
Dunkelheit, die wir bei anderen erleben, zu empfinden und ihnen zu
vergeben. Diese Erfahrung ist sowohl heilsam für den, der um Vergebung bittet, als auch für jenen, der sie anbietet.

Manchmal empfinde ich es als hilfreich, mich daran zu erinnern,
dass wir uns alle in verschiedenen Stadien unserer Entwicklung und
unserer Evolution befinden. Ein Mensch, der im Augenblick noch
nicht zu Nähe oder Vergebung fähig ist, kann diese Eigenschaften
später noch entwickeln. Selbst wenn der Betroffene nicht bereit ist,
unsere Vergebung anzunehmen – »wenn sein Herz noch nicht
sehen kann«, wie es Thich Nhat Hanh, der vietnamesische Meister
der Meditation, ausdrückt –, hilft die Vergebung uns in der Zwi-
schenzeit, uns zu befreien.

Selbst in der weltlichen Kultur stellen Berühmtheiten und Politiker fest, dass eine Beichte es der amerikanischen Öffentlichkeit ermöglicht, die verschiedensten unklugen Taten zu vergeben. Der
Schauspieler Hugh Grant beispielsweise wurde in seinem Wagen in
Los Angeles mit einer Prostituierten überrascht. In einem mittlerweile vertrauten amerikanischen Ritual trat er bald darauf in der
Jay-Leno-Show im Fernsehen auf, um seine Reue und Selbstverach-
tung zu zeigen (für dieses in den USA schwere Vergehen – Anm. d.
Red.). In diesem Augenblick wurden die Zuschauer zu Priestern oder
engen Freunden. Tatsächlich zeigten Meinungsumfragen später,
dass die Popularität des Schauspielers nun höher war als vor dem
Vorfall mit der Prostituierten.

Doch diese Selbstoffenbarung hat wie alle starken Kräfte auch
eine dunkle Seite. Viele Sekten und kriminelle Gruppen wie

Straßengangs fordern von ihren Mitgliedern die Preisgabe ihrer Geheimnisse, damit auf diese Weise eine starke Bindung zu der jeweiligen Organisation aufgebaut wird. Politische Bewegungen wie die Kulturrevolution in China beispielsweise forderten politische Dissidenten im Gefängnis häufig auf, Erklärungen zu unterzeichnen oder im Fernsehen aufzutreten, um zu »gestehen«, Reue zu zeigen und öffentlich ihre eigenen Ansichten zu kritisieren. Manche amerikanische Kriegsgefangene im Vietnamkrieg und jene Menschen, die in den Achtzigerjahren im Iran als Geiseln gefangen gehalten wurden, machten ähnliche Erfahrungen.

Doch positiv betrachtet sind Selbstoffenbarung und Vergebung wirkungsvolle Kräfte zur Heilung von Einsamkeit und Isolation, die uns oft voneinander und von Teilen unseres Ichs trennen, die wir zu lange verborgen haben.

Es gibt viele Beispiele für Meditationen zur Vergebung, von denen einige einfach, andere ausgefeilter sind. Statt Ihnen zu sagen, wie Sie Vergebung üben sollten, ist es meiner Meinung nach bedeutsamer, wenn Sie Ihr eigenes Herz erforschen und tun, was Ihrem Wesen entspricht und für Sie angenehm ist. Sie können beispielsweise eine umfassende Meditation zur Vergebung in Stephen und Ondrea Levines Buch *In Liebe umarmen* finden.

Ich möchte es wiederholen: Vergebung ist keine Entschuldigung für jemanden, dessen Aktionen Ihnen wehgetan haben. Vielmehr trägt sie zu Ihrer Stärkung und zur Befreiung von dem Schmerz chronischer Wut, Trennung und Isolation bei.

Beginnen Sie folgendermaßen: Suchen Sie sich einen bequemen Platz, schließen Sie die Augen, und denken Sie an jemanden, der Ihnen bewusst oder unbewusst wehgetan hat. Achten Sie auf die Empfindungen Ihres Körpers und Ihres Geistes, wenn Sie ein mentales Bild vor sich haben und sehen, wie der andere Ihnen wehgetan hat. Vielleicht empfinden Sie Unruhe, Wut, Bestürzung oder Schmerz. Diese Gefühle können in Ihrem Körper und Geist immer dann aufwallen, wenn Sie an diesen Menschen denken. Aus diesem Grund ist es möglicherweise in Ihrem besten Interesse, das Geschehene loszulassen. Wenn Sie voller Wut an diesen Menschen denken, hat dies für ihn keinerlei Auswirkungen, aber es kann Ihnen echte Probleme verursachen. Sie sollten es, so wie es für Sie angebracht und angenehm ist, in Betracht ziehen, gleichzeitig Ihre Wut und

Ihren Schmerz loslassen: »Ich vergebe dir.« Manchmal empfinde ich es als hilfreich, mir den Betroffenen als unwissenden und nicht als bösartigen Menschen vorzustellen.

Dann können Sie das für andere empfundene Mitgefühl auf sich ausdehnen. Vielen Menschen fällt es leichter, eher einem anderen Menschen zu vergeben als sich selbst. Schließen Sie erneut die Augen, und denken Sie an einen Vorfall, bei dem Sie einem anderen Menschen wehgetan haben, was Sie jetzt bedauern. Achten Sie auf die Empfindungen Ihres Körpers und Ihres Geistes, wenn Sie ein mentales Bild vor sich haben und sehen, wie Sie dem anderen wehgetan haben. Vielleicht empfinden Sie Unruhe, Wut, Bestürzung oder Schmerz. Diese Gefühle können in Ihrem Körper und Geist immer dann aufwallen, wenn Sie an diesen Vorfall denken. Aus diesem Grund ist es möglicherweise in Ihrem besten Interesse, das Geschehene loszulassen.

Mitgefühl, Altruismus und Dienst

Würden Sie lieber Mutter Teresa sein oder Donald Trump? Helfen Sie lieber nur sich selbst oder lieber anderen?

Eine komplizierte Frage, aber glücklicherweise müssen Sie keine Wahl treffen.

Wenn Sie anderen helfen, helfen Sie damit auch sich selbst. Aus dieser Perspektive betrachtet, ist es die »selbstsüchtigste« Aktivität überhaupt, anderen zu helfen – und damit selbstlos zu sein –, denn dadurch können wir uns von unserer Einsamkeit und Isolation sowie von unserem Leid befreien.

Mitgefühl, Altruismus und Dienst sind – genau wie Beichte, Vergebung und Erlösung – Teil fast aller Religionen und spiritueller sowie vieler weltlicher Traditionen. Wir sind darauf ausgerichtet, einander zu helfen, und dies hat uns in den letzten Jahrtausenden geholfen, als Art zu überleben.

In der in Kapitel 2 beschriebenen Gesundheitsstudie der Gemeinde Tecumseh beispielsweise wurden fast dreitausend Männer und Frauen neun bis zwölf Jahre lang beobachtet. Nachdem Abgleiche bezüglich Alter und einer Reihe von Faktoren, die das Sterblichkeitsrisiko erhöhen, vorgenommen worden waren, starben während der Nachfolgestudie beträchtlich weniger Männer, die von umfangreichen sozialen Beziehungen und Aktivitäten berichteten. Bestimmte soziale Aktivitäten hatten eine größere Schutzwirkung als andere. Die Forscher fanden heraus, dass Aktivitäten, bei denen regelmäßig freiwillige Arbeit geleistet wurde, zu den stärksten Prädiktoren einer reduzierten Sterblichkeitsrate zählten. Bei denjenigen, die anderen mindestens einmal pro Woche freiwillig halfen, war die Wahrscheinlichkeit, während der Studie zu sterben, zweieinhalbmal geringer als bei jenen, die keinerlei freiwillige Arbeit leisteten. Anders ausgedrückt: Diejenigen, die anderen halfen, lebten selbst länger.[11]

In einer anderen Studie, die 1956 begann, befassten sich Forscher der Cornell-Universität dreißig Jahre lang mit 427 verheirateten Frauen, die Kinder hatten. Zu Beginn der Studie gingen die Forscher von der Hypothese aus, dass Hausfrauen mit Kindern größeren Belastungen unterliegen und weniger Wahlmöglichkeiten hatten und daher früher sterben würden.

Überrascht stellten sie fest, dass Frauen, die Mitglied einer Freiwilligenorganisation waren, länger lebten. Andere Faktoren, etwa die Zahl der Kinder, die Tatsache, ob eine Frau in einem Büro oder als Hausfrau arbeitete, sowie Bildung, soziale Stellung und so weiter, hatten keine Auswirkung auf die Langlebigkeit. So hatten 52 Prozent der Frauen, die zu Beginn der Studie keiner Freiwilligenorganisation angehörten, dreißig Jahre später eine schwere Krankheit durchgemacht, während dies nur bei 36 Prozent der Frauen, die einer Freiwilligenorganisation angehört hatten, der Fall war.[12]

Genau wie chronischer Stress möglicherweise die Immunfunktion unterdrückt, kann sie durch Altruismus, Liebe und Mitgefühl verbessert werden. In Kapitel 2 habe ich eine Studie mit Studenten der Harvard University beschrieben, die gebeten wurden, sich einen Dokumentarfilm über Mutter Teresa anzuschauen, der zeigte, wie sie den kranken und sterbenden Armen in den Slums von Kalkutta half. Eine andere Gruppe Studenten sah sich einen belanglosen Film an. Im Durchschnitt zeigten sich bei jenen, die den Film über Mutter Teresa sahen, eine beträchtliche Zunahme von schützenden Antikörpern, während dies bei den anderen nicht der Fall war.[13] Es reichte also tatsächlich bereits aus, einen Film über jemanden zu sehen, der Altruismus verkörpert, um über eine verbesserte Immunfunktion zu verfügen.

Untersuchungen mit Freiwilligen haben gezeigt, dass sie nicht nur länger leben, sondern sich oft auch besser fühlen und manchmal ähnlich wie beim »High eines Läufers« eine plötzliche Ausschüttung von Endorphinen erleben, wenn sie anderen helfen.

Dieses gute Gefühl, das sich einstellt, wenn wir anderen helfen, ist einem größeren Kontext untergeordnet: Alles, was uns hilft, freiwillig die Grenzen zwischen uns und anderen zu überwinden, ist angenehm. Leisten Sie freiwillige Arbeit, treffen Sie selbst diese Wahl. Werden Sie unter Druck gesetzt oder gezwungen, die Bedürfnisse eines anderen Menschen zu erfüllen, gehen die Freude an der Hilfe und die damit einhergehenden gesundheitlichen Vorteile verloren. Möglicherweise bewirkt das Ganze sogar das Gegenteil.

In seiner schönsten Form ist das Liebesspiel eine ekstatische Erfahrung, in der zwei Liebende sich vereinen, einander ihr Herz öffnen, Trennung überwinden und miteinander verschmelzen. Doch ich erinnere mich gut daran, wie ich nach meiner ersten sexuellen Erfahrung als Jugendlicher dachte: »War's das? Ist das alles?« Es handelte sich um eine kurze physiologische Erlösung, aber sicherlich nicht um eine ekstatische Erfahrung. Erst viel später, als ich lernte, mit einem offenen Herzen zu lieben, begriff ich langsam, wie freudvoll diese Erfahrung sein kann. Es besteht ein wachsendes Interesse am Tantra und anderen Methoden, mit deren Hilfe Paare lernen können, Sexualität und Spiritualität miteinander zu verbinden.

Die Ekstase, die durch das Verschmelzen der Grenzen zwischen dem Ich und einem anderen Menschen entsteht, ist ebenfalls Teil der meisten Religionen und spirituellen Traditionen. Obwohl es viele Wege zur Erfahrung Gottes oder des Ichs gibt, ist das mit einem offenen Herzen durchgeführte Gebet einer der wirkungsvollsten und freudenreichsten Wege. Menschen können sich für ein Leben im Zölibat als Mönch oder Nonne, als Swami oder Priester entscheiden, weil sie die eigenen sexuellen Impulse unterdrücken wollen oder vor ihnen Angst haben. In der höchsten Form jedoch entsagen sie weltlichen Beziehungen, weil die Gefühle von Ekstase und Freiheit, die durch das Verschmelzen mit Gott, mit dem Selbst entstehen, viel stärker sind als beim Verschmelzen mit dem geliebten Partner. Tatsächlich wird Gott in dieser heiligen Tradition oft als der Geliebte bezeichnet. Wie ich bereits im vorigen Kapitel erläutert habe, hat es keinen Zweck, etwas aufzugeben, das man genießt, wenn man dafür nicht etwas noch Besseres erhält. In den beschriebenen Traditionen glauben die Menschen, dass sie das weltliche Leben für die direkte Erfahrung Gottes aufgeben, was für sie ein guter Handel ist.

Aus der höchsten Perspektive betrachtet, sehen wir andere als Inkarnationen Gottes, des Selbst, als unser Selbst. Auf einer menschlicheren Ebene ist »der Befehl, ›Liebe deinen Nächsten wie dich selbst‹ nicht nur ein moralischer, sondern auch ein physiologischer Befehl«, wie Dr. James Lynch schreibt. »Fürsorge für andere ist eine biologische Sache. So fühlt man sich beispielsweise nicht einsam, wenn man für andere sorgt. Je stärker man sich dem Leben verbunden fühlt, desto gesünder ist man.«[14]

Der Grund, warum Altruismus sowohl für den Gebenden als auch für den Empfänger heilsam ist, besteht darin, dass die Isolation, die uns voneinander zu trennen scheint, durch das Geben mit offenem Herzen geheilt wird. Obwohl die Formen und Rituale der verschiedenen Religionen und spirituellen Traditionen variieren, liegt diesen Unterschieden eine Gemeinsamkeit zugrunde: Auf einer Ebene sind wir von allen und allem getrennt. Sie sind Sie, und ich bin ich. Doch auf einer anderen Ebene sind wir Teil von etwas Größerem, das uns alle miteinander verbindet – das universale Selbst, das auch als Gott, Buddha, Heiliger Geist, Allah oder was auch immer bezeichnet wird.

Diesem universalen Selbst einen Namen geben zu wollen, wäre gleichbedeutend mit einer Eingrenzung. Als Gott sich Moses offenbarte, fragte dieser: »Gut, ich werde also zu den Israeliten kommen und ihnen sagen: ›Der Gott eurer Väter hat mich zu euch gesandt‹, da werden sie mich fragen: ›Wie heißt er? Was soll ich ihnen darauf sagen?‹ Da antwortete Gott dem Mose: ›Ich bin der Ich-bin-da‹. Und er fuhr fort: ›So sollst du zu den Israeliten sagen: Der Ich-bin-da hat mich zu euch gesandt.‹«[15]

Wie ich im vorangegangenen Kapitel erläutert habe, finden wir die Vision eines einheitlichen Bewusstseins und von Einigkeit in fast allen Kulturen und Religionen. Gott oder das Selbst wird als allwissend, allgegenwärtig und allmächtig beschrieben. So heißt es im Alten Testament: »Der Herr ist eins.« Wenn Gott überall ist, allgegenwärtig, eins ist, dann sind wir nicht von Gott getrennt.

Was wir als verschiedene Namen und Formen erleben, ist Gott oder das Selbst in verschiedenen Verkleidungen, das sich auf unterschiedliche Weise manifestiert. Alle Trennungen sind vom Menschen geschaffen. Das Wort *yoga* ist im Sanskrit das Wort für »Vereinigung«. Eine zentrale Vorstellung im Hinduismus lautet: »Ihr seid das ... Das Universum ist nichts anderes als Brahman.«[16] Jesus sagte: »Alle sollen eins sein.«[17] Buddha lehrte: »Ihr seid alle Buddhas. Es gibt nichts, das ihr erreichen müsstet. Öffnet einfach eure Augen.«[18] Der Prophet Mohammed, Begründer des Islam, schrieb: »Wo auch immer du dich hinwendest, ist Gottes Gesicht ... Wer sich selbst kennt, kennt Gott.«[19] Albert Einstein, einer der größten Wissenschaftler des zwanzigsten Jahrhunderts, schrieb: »Der wahre Wert eines Menschen kann in dem Maß gefunden werden, in dem er Befreiung vom (getrennten) Selbst gefunden hat.«[20]

Der Schriftsteller Aldous Huxley bezeichnete dies als »immerwährende Philosophie«.[21] Diese Vision liegt dem Mitgefühl zugrunde. Aus dieser Perspektive betrachtet, ist »Liebe deinen Nächsten wie dich selbst« die Feststellung einer Tatsache und nicht so sehr ein Gebot.[22] Für diejenigen, die diese Wahrheit vielleicht noch nicht erkennen, ist dieses Gebot auch ein Wegweiser zu einem Pfad, der ihnen helfen kann, das Selbst zu erfahren. So stand vor über 2500 Jahren in den *Upanishaden* (ein Werk, das von dem Dichter W. B. Yeats und anderen übersetzt wurde):

> Jenes ist perfekt. Dieses ist perfekt. Perfekt kommt von perfekt. Man nehme das Perfekte vom Perfekten weg, und übrig bleibt das Perfekte.
> Möge Frieden und Frieden und Frieden überall sein.
> Das Selbst ist überall, ohne Körper, ohne Form, ganz, rein, weise, allwissend, weit leuchtend, von sich selbst abhängig, alles übertreffend; in der ewigen Prozession teilt es jeder Zeit ihre rechte Pflicht zu.[23]

Diese Erfahrung wird bisweilen als völliger Einklang oder auch als völlige Leere bezeichnet oder genauer gesagt als beides. Dieses Paradoxon – alles und nichts – liegt der transzendenten Erfahrung zugrunde, »eine sofortige, nicht dualistische Einsicht, welche die Konzeptualisierung übersteigt«.[24] Es sind unsere Konzepte – die Art und Weise, wie wir Dinge denken –, die uns oft daran hindern, zu sehen und zu erfahren, wie sie wirklich sind.

So beschreibt Swami Satchidananda das Licht in einem Filmprojektor, das sich auf der Kinoleinwand als ganzes Universum aus Menschen, Orten und Dramen manifestiert. Wenn wir diese doppelte Vision aufrechterhalten und verschiedene Namen und Formen sehen können und dabei daran denken, dass es sich nur um einen Film handelt, und wenn wir das eine Licht hinter den vielen Bildern sehen, dann können wir den Film besser genießen, ohne darin verloren zu gehen, ohne zu vergessen, wer wir wirklich sind.

Obwohl diese Erfahrung des völligen Einklangs über unseren Verstand hinausgeht, kann sie direkt erlebt werden. Mitgefühl fließt ganz natürlich, wenn die Grenzen, die uns von anderen trennen, verblassen.

Durch Mitgefühl können wir uns vom Zorn befreien. Zorn selbst ist oft eine Manifestation der falschen Wahrnehmung, dass wir von den anderen getrennt sind und nur getrennt bestehen.

Shantideva war ein indischer Gelehrter, der im achten Jahrhundert lebte. In einem klassischen Werk beschreibt er in etwa achthundert Versen den Weg der Bodhisattva, also derjenigen, die sich verpflichten, für die Erleuchtung aller Wesen zu arbeiten. Er beschreibt, wie Mitgefühl für andere und die Sorge um andere allen spirituellen Praktiken und der Weisheit zugrunde liegt:

> All die Freude auf der Welt
> kam dadurch, dass anderen Glück gewünscht wurde.
> All das Elend auf der Welt
> kam dadurch, dass der eine (auf Kosten der anderen) für sich
> Vergnügen wollte.[25]

Zur Kultivierung des Mitgefühls beschreibt Shantideva eine detaillierte Meditation, bei der man sich selbst durch die Augen des Gegners sieht. Stellen Sie sich vor, dass Sie durch die Augen des anderen auf sich selbst schauen. Sehen Sie sich zuerst in einer unterlegenen Position (wobei Sie Neid für sich empfinden), dann als gleichberechtigt (wobei Sie Rivalität und Konkurrenz empfinden) und schließlich in einer überlegenen Position (wobei Sie Stolz und Verachtung für sich empfinden). Erleben Sie die Gefühle, die entstehen, wenn Sie Opfer Ihres eigenen Verhaltens sind.

Wenn Ihnen diese Form der Visualisierung gelingt, können Sie besser verstehen, warum andere auf eine bestimmte Weise empfinden und wie Sie in ihren Augen erscheinen. Sie gewinnen dadurch also mehr Mitgefühl und Einfühlungsvermögen, wobei es sich um mehr als nur um das Mitgefühl mit dem Elend anderer handelt. Wenn wir den Unterschied zwischen uns und anderen nicht mehr wahrnehmen, wird ihr Leiden für uns so real wie unser eigenes Leid.

Diese Einstellung wird sichtbar in dem Vortrag, den der Dalai Lama 1989 bei der Verleihung des Friedensnobelpreises hielt. Er beschrieb seine Gefühle gegenüber den Chinesen, die Tibet seit vierzig Jahren besetzt halten:

>Ich spreche nicht mit einem Gefühl des Zorns oder des Hasses über jene, die verantwortlich sind für das ungeheure Leid unseres Volkes und die Zerstörung unseres Landes, unserer Häuser und unserer Kultur. Auch sie sind menschliche Wesen, die um ihr Glück kämpfen und unser Mitgefühl verdienen. Ich spreche hier vor Ihnen, um Sie über die heutige traurige Situation in meinem Land und über die Bestrebungen meines Volkes zu informieren, denn in unserem Kampf um die Freiheit ist die Wahrheit die einzige Waffe, die wir besitzen.

Die Erkenntnis, dass wir im Grunde alle dieselben Menschen sind, die Glück suchen und versuchen, Leid zu vermeiden, ist sehr hilfreich, um ein Gefühl von Brüderlichkeit zu entwickeln – ein warmherziges Gefühl der Liebe und des Mitgefühls für andere. Dies wiederum ist von grundlegender Bedeutung, wenn wir in der immer kleiner werdenden Welt, in der wir leben, überleben wollen. Denn wenn jeder für sich nur selbstsüchtig verfolgt, was in seinem eigenen Interesse liegt, ohne sich um die Bedürfnisse der anderen zu kümmern, werden wir nicht nur anderen, sondern auch uns selbst schaden ...

Frieden beispielsweise nimmt seinen Anfang in jedem von uns. Wenn wir über inneren Frieden verfügen, können wir mit den Menschen in unserer Umgebung in Frieden leben. Wenn unsere Gemeinschaft in einem Zustand des Friedens ist, kann sie diesen Frieden mit benachbarten Gemeinschaften teilen und so weiter. Wenn wir für andere Liebe und Güte empfinden, fühlen sich die anderen nicht nur geliebt und umsorgt, sondern auch uns wird geholfen, inneres Glück und Frieden zu entwickeln.«

Diese Ebene des Mitgefühls geht über das hinaus, wozu ich und die meisten anderen Menschen in dieser Phase unserer spirituellen

Entwicklung fähig sind. Stellen Sie sich Folgendes vor: Ihr Land wurde von Invasoren überrannt, die Häuser und Tempel wurden zerstört, viele tausend Menschen wurden getötet und gequält, und Sie leben im Exil – und dennoch reagieren Sie nicht mit Hass, sondern mit Mitgefühl.

Obwohl viele von so großem Mitgefühl inspiriert werden, können andere es als einschüchternd empfinden, da dieses Verhalten von den Fähigkeiten und der täglichen Erfahrung der meisten Menschen ungeheuer weit entfernt liegt. Führen Sie sich vor Augen, dass selbst die kleinsten Handlungen, bei denen Sie Mitgefühl – für sich selbst und andere – zeigen, Vorteile haben. Je stärker wir diese Vorteile erfahren, desto mehr werden wir ermutigt, noch mehr zu tun. Unsere emotionalen und spirituellen Herzen werden genau wie der Muskel unseres körperlichen Herzens durch Übung immer stärker. Tun Sie, was Sie bequem erreichen können – nicht mehr und nicht weniger. Unsere Feinde sind im Grunde unsere Lehrer, weil sie uns die Gelegenheit geben, Mitgefühl zu zeigen. Es ist einfach, seine Freunde zu lieben, oder um es mit Oscar Wilde zu sagen: »Nicht das Perfekte, sondern das Unperfekte braucht unsere Liebe.« Wahrheit ist Wahrheit. Jesus sagte: »Liebt eure Feinde, tut jenen, die euch hassen, Gutes, segnet jene, die euch verfluchen, und betet für jene, die euch schlecht behandeln.«[26]

Im Namen des Mitgefühls lassen es die Menschen bisweilen zu, schlecht behandelt zu werden. Vermeiden Sie es, mehr zu geben, als Ihnen angenehm ist. Geben Sie um des Gebens willen, wenn es von Herzen kommt, aber nicht aufgrund von Schuldgefühlen oder Angst oder weil jemand meint, dass Sie es tun sollten. Vermeiden Sie es, die Dankbarkeit anderer dazu zu missbrauchen, um ein verwundetes Selbstgefühl zu stützen. Bedenken Sie, dass Sie nur ja sagen und frei geben können, wenn Sie auch die Wahl haben, Nein zu sagen.

Psychotherapie

Die Psychotherapie kann eine sehr hilfreiche Ergänzung spiritueller Praktiken sein. Als ich mit neunzehn unter starken Depressionen litt, musste ich einen Therapeuten aufsuchen, um eine gewisse Stabilität zu erreichen und überhaupt einigermaßen funktionieren zu können. Gleichzeitig ließen sich die tieferen Antworten, die ich suchte, nicht in den westlichen Schulen der Psychiatrie oder Psychologie finden. Ich nutzte sowohl die Psychotherapie als auch spirituelle Praktiken zu meinem Vorteil und fand in beiden nützliche Werkzeuge, die mir halfen, mein Leben besser zu handhaben und freudiger zu leben.

Manche Menschen glauben, dass Meditation, Gebet und verwandte spirituelle Praktiken alle Probleme heilen können, doch ich teile diese Meinung nicht. Viele ungelöste Probleme im Zusammenhang mit Familie, Selbstachtung, Grenzen, Entwicklungsproblemen, Trauer, Nähe, Missbrauch in der Kindheit, Süchten, Neurosen und so weiter werden am besten von einem fachlich versierten Psychotherapeuten behandelt.

Es gibt zwei grundlegende Methoden in der Psychotherapie: die unterstützende und die einsichtsorientierte. Die unterstützende Therapie hilft Ihnen, den Tag zu überstehen. Medikamente, speziell Antidepressiva, werden dazu häufig verschrieben. Obwohl die unterstützende Therapie helfen kann, eine Krise zu überstehen, hilft die einsichtsorientierte Therapie, sich der zugrunde liegenden Verhaltensmuster und Ursachen bewusster zu werden, die zu den Problemen geführt haben. Es gibt sowohl in der unterstützenden als auch in der einsichtsorientierten Therapie viele verschiedene Schulen und Verfahren. Leider neigen die Krankenversicherungen immer stärker dazu, für die kurzfristige, unterstützende Therapie auf Medikamentenbasis zu bezahlen, aber nicht für die langfristigen, einsichtsorientierten Verfahren.

Treffen Sie eine wohlüberlegte Wahl, wenn Sie beschließen, es mit der Psychotherapie zu versuchen. Ein ausgezeichneter Therapeut ist – genau wie ein herausragender spiritueller Lehrer oder auch ein exzellenter Golftrainer – schwer zu finden, aber die Mühe lohnt sich. Suchen Sie sich einen Therapeuten, der Grenzen aufrechterhält und über Räumlichkeiten verfügt, in denen Sie sich sicher fühlen, um Probleme anzusprechen und sich mit Wunden auseinander zu setzen. Das ist von Natur aus schmerzhaft. Führen Sie mit mehreren Therapeuten Gespräche. Anschließend meditieren Sie darüber, wer für Sie der Richtige ist. Ihr Herz wird es wissen. Wenn Sie fragen und zuhören, wird Ihr Herz Ihnen den Weg weisen. Wer der Therapeut ist – was er verkörpert –, ist oft wichtiger als eine bestimmte Methode oder Ausbildung.

Im Idealfall ergänzen spirituelle Praktiken und Psychotherapie einander. Die Meditation beispielsweise kann Ihnen beunruhigende Gefühle oder Vorstellungen bewusster machen. Ein guter Therapeut kann Ihnen helfen, die Probleme im Zusammenhang mit Entwicklung und Emotionen, die diesen Gedanken und Gefühlen zugrunde liegen können, zu verstehen.

Die Möglichkeit, sich zu öffnen und einem Therapeuten Geheimnisse anzuvertrauen, bietet sowohl die emotionalen als auch spirituellen Vorteile der Selbstenthüllung. Außerdem vermittelt sie das Gefühl, angehört zu werden. Darüber habe ich bereits an anderer Stelle in diesem Kapitel ausführlicher geschrieben. Diese positiven Effekte treffen besonders zu, wenn der Therapeut Ihnen zu Einsichten verhelfen kann, ohne Sie zu beurteilen.

Spirituelle Praktiken und Psychotherapie sind besonders wertvoll, um Probleme im Zusammenhang mit menschlicher Nähe zu erforschen. Die Therapie kann beispielsweise dazu beitragen, Grenzen aufzuzeigen und ein gut entwickeltes Ichgefühl herauszubilden. Spirituelle Praktiken können helfen, dieses Bewusstsein vom eigenen Selbst hin zum universellen Selbst zu erweitern. Die Kombination von Psychotherapie und spirituellen Praktiken kann helfen, eine Vision sowohl der Vielfalt als auch der Einheit des Lebens aufrechtzuerhalten.

Viele glauben leider immer noch, die Psychotherapie könne nur verrückten oder stark gestörten Menschen dienen. In der Politik gilt es beispielsweise als Stigma, einen Psychotherapeuten besucht zu haben, obwohl dies gerade ein Bereich ist, in dem die Psychotherapie besonders notwendig sein könnte. Ich hoffe, dass irgendwann einmal die Zeit kommt, wenn ein Politiker während einer Wahlkampagne sagen kann: »Ja, ich habe während einer Psychotherapie hart an mir gearbeitet, und aus diesem Grund bin ich als Kandidat besser qualifiziert.«

Als ich im Alter von neunzehn Jahren einen Therapeuten aufsuchte, sagte er zu mir: »Erzählen Sie mir von Ihrer Mutter und Ihrem Vater.« »Also das ist wirklich eine originale Frage von einem Therapeuten«, dachte ich höhnisch. Ich lernte, dass diese Beziehungen wirklich eine wichtige Rolle spielen – nicht um Schuld zuzuweisen, sondern um zu verstehen, sodass wir befreit neue Wahlmöglichkeiten in Betracht ziehen können.

Im zweiten Kapitel habe ich zwei Studien beschrieben, deren Teilnehmer während ihrer Studienzeit erklärten, dass sie sich Elternteilen nicht stark verbunden fühlten. Fünfunddreißig bis fünfzig Jahre später war bei ihnen die Wahrscheinlichkeit hoch, ernsthaft erkrankt oder bereits in den mittleren Jahren gestorben zu sein.

Warum sollte unsere Beziehung zu unseren Eltern zu Beginn unseres Lebens Jahrzehnte später Auswirkungen auf unsere Gesundheit und unser Überleben haben? Ein wichtiger Grund, warum frühe Beziehungen in der Familie eine Prognose auf spätere Krankheiten zulassen, ist darauf zurückzuführen, dass sich diese Verhaltensmuster im Verlauf der Zeit bei den meisten Menschen nicht besonders stark ändern. Ob der Betroffene in seiner Kindheit und Jugend gefahrlos offen sein und menschliche Nähe erleben konnte, kann in hohem Maß festlegen, wie sicher er sich als Erwachsener in einer intimen Beziehung fühlen kann. Diese Sichtweise der Welt (Kann ich gefahrlos mein Herz öffnen und Verletzbarkeit zeigen?) wird in den ersten Entwicklungsjahren geformt.

Diese Beziehungsmuster ändern sich im Verlauf der Zeit bei den meisten Menschen wenig, weil unsere Kultur nicht dazu ermutigt, sich mit diesen Dingen auseinander zu setzen. Wenn Sie verstehen, wie die Auseinandersetzung mit Problemen in Ihrer frühen Entwicklung Ihre Fähigkeit für enge Beziehungen und Glück heute vergrößern kann, werden Sie vielleicht eher gewillt sein, die Arbeit mit einem guten Therapeuten in Betracht zu ziehen. Wenn wir verstehen, wie stark sich Liebe und Nähe nicht nur auf Qualität und Glück in unserem Leben, sondern auch auf unseren Überlebenswillen auswirken, dann können wir eher motiviert werden, den Verfahren, die uns dabei dienen können, näher zu treten.

Berührung

Welches ist das größte Körperorgan? Die Haut. Jeder weiß, wie angenehm sich eine liebevolle Berührung anfühlt, aber wussten Sie, dass sie sich auch auf Ihre Gesundheit und sogar Ihr Überleben auswirken kann?

Menschliche Nähe ist heilsam, und Berührungen vermitteln diese Nähe. Mangelnder menschlicher Kontakt kann zu starker Isolation und Krankheit, ja, sogar zum Tod führen.

Bereits im dreizehnten Jahrhundert wusste man um die Beziehung zwischen Berührung und Gesundheit. Der deutsche Kaiser Friedrich II. ließ ein schreckliches Experiment durchführen, um herauszufinden, welche Sprache Kinder sprechen würden, wenn sie aufwachsen, ohne irgendjemanden sprechen zu hören. Er nahm mehreren Eltern ihr Neugeborenes weg und ließ die Kinder von Ammen versorgen, die sie nicht liebkosen oder mit ihnen sprechen durften. Diese Babys erlernten nie eine Sprache, weil sie alle starben, bevor sie überhaupt hätten sprechen können. 1248 schrieb der Historiker Salimbene über diese Babys: »Ohne getätschelt zu werden, konnten sie nicht überleben.«[27]

In einer 1915 in zehn Waisenhäusern durchgeführten Studie stellte man fest, dass alle Babys unter zwei Jahren gestorben waren, obwohl Ernährung und hygienische Verhältnisse ausreichend waren. Warum? Da man sich vor der Ausbreitung von Infektionskrankheiten fürchtete, hatten die Babys nur minimalen menschlichen Kontakt und wurden nur selten berührt.[28]

Verschiedene Studien zeigen heute, wie wichtig Berührungen für Neugeborene sind. Im Touch Research Institute in Miami nahmen Frühgeborene, die zehn Tage lang täglich drei liebevolle Massagen erhielten, um 47 Prozent schneller an Gewicht zu und konnten das Krankenhaus zehn Tage früher verlassen, was bei jedem Kind Einsparungen von 10 000 Dollar bedeutete.[29]

Es gibt Hunderte von Studien, die den heilenden Wert von Berührungen belegen – bei Säuglingen, die durch die Drogensucht ihrer Mutter geschädigt waren, bei Säuglingen, deren Mütter unter Depressionen litten, und bei voll ausgetragenen Babys ohne medizinische Probleme. Massagen erwiesen sich auch bei der Behandlung einer ganzen Reihe von Krankheiten als nützlich. Zu diesen Erkrankungen gehören zum Beispiel: Asthma, Autismus, Rückenschmerzen, Krebs, Depressionen, Entwicklungsstörungen, Dermatitis, Diabetes, Ess-Störungen (zum Beispiel Bulimie), Herzerkrankungen, Herzrhythmusstörungen, rheumatoide Arthritis bei Jugendlichen oder posttraumatische Stress-Störung. Bei einer Studie mit HIV-positiven Männern beispielsweise stellte man fest, dass Massagen, die über einen Monat hinweg durchgeführt wurden, zu einer erkennbaren Zunahme der Anzahl und Zytotoxizität der Aktivität natürlicher Killerzellen führte.[30]

Dennoch berühren wir einander in den Vereinigten Staaten im Vergleich zu anderen Teilen der Welt nicht besonders häufig. Der Psychologe Sidney Jourard beobachtete, wie oft sich Paare in Cafés innerhalb einer Stunde zufällig berührten, und zeichnete diese Beobachtungen auf. Die höchsten Raten konnte man in Puerto Rico (180mal pro Stunde) und in Paris (110mal pro Stunde) verzeichnen. Und wie oft berührten sich die Paare pro Stunde wohl in den Vereinigten Staaten? Zweimal! (In London berührten sich die Paare überhaupt nicht.) Jourard stellte auch fest, dass sich französische Eltern und Kinder dreimal häufiger berührten als amerikanische Eltern und Kinder.[31]

Wieder ist das Bewusstsein der erste Schritt zur Heilung. Wenn wir die Heilkraft von Berührungen verstehen, können wir Wege finden, um unseren Kontakt mit anderen Menschen zu erhöhen, aber gleichzeitig ihre Grenzen zu respektieren. Klopfen Sie jemandem auf den Rücken oder umarmen Sie ihn, wenn er gute Arbeit geleistet hat – oder einfach nur so. Lassen Sie sich eine Massage oder Maniküre geben oder sich die Haare waschen. Schütteln Sie Ihren Kollegen die Hand. Halten Sie die Hand eines geliebten Menschen – und vergessen Sie das Küssen nicht.

Therapeutische Berührung ist eine Art Massage, bei der zusätzlich die Absicht des Ausführenden, im Meditationszustand zu helfen oder zu heilen, eine Rolle spielt. Man kann die therapeutische Berührung auch praktizieren, indem man seine Hände einfach nah bei einem Menschen aufsetzt und ihn nicht direkt berührt. Ziel dabei ist, »Energie wieder ins Gleichgewicht zu bringen« und die eigenen, natürlichen, inneren Heilreaktionen eines Menschen zu stimulieren. Janet Quinn praktiziert die therapeutische Berührung und befasst sich besonders mit ihrer Erforschung. Sie beschreibt diese Methode folgendermaßen: »Die therapeutische Berührung ist im Kern das Angebot von bedingungsloser Liebe und Mitgefühl ... Wir existieren, um einen Dienst zu tun und um andere Menschen zu lieben ... Das fundamentalste Verlangen des menschlichen Herzens ist die Vereinigung mit dem Göttlichen.«[32, 33]

Bindung

Wie ich an anderer Stelle bereits geschrieben habe, führt Bindung in allen Bereichen zu echter Freiheit. Dies trifft besonders auf Beziehungen aller Art zu, denn man kann nur dann Nähe erleben, wenn man verletzbar sein kann. Doch man kann nur Verletzbarkeit zeigen und sein Herz öffnen, wenn man sich sicher fühlt – wenn man Verletzbarkeit zeigt, könnte man verletzt werden. Bindung erzeugt Sicherheit und ermöglicht Nähe.

Als wir eine Bindung eingingen, sagte ich Folgendes zu meiner geliebten Partnerin:

- »Ich verpflichte mich dir voll und ganz, denn ich wünsche mir, dass unsere Beziehung möglichst eng und liebevoll ist. Unsere Nähe und Liebe nährt meine Seele und ermöglicht es mir, größtes Glück und Lebenssinn zu erfahren.«

- »Ich bin gewillt, dir gegenüber immer mehr Verletzbarkeit zu zeigen, auch wenn mir dadurch von Zeit zu Zeit wehgetan werden könnte. Ich möchte lieber dieses Risiko eingehen und das Potenzial für echte Nähe haben, statt mich mit einer Mauer zu umgeben und isoliert und allein zu sein.«

- »Ich verpflichte mich dazu, dir gegenüber ganz ehrlich zu sein, denn wir können nur offen und verletzbar sein, wenn wir einander ganz vertrauen können.«

- »Ich werde versuchen, dir nicht wehzutun, damit wir etwas wirklich Heiliges schaffen können. Ich weiß, dass es Momente geben wird, in denen wir einander bewusst oder unbewusst wehtun könnten, aber ich werde mein Bestes geben, um dir keinen Schmerz zu verursachen. Sollte ich dir dennoch wehtun, werde ich dich um Vergebung bitten und meine Vergebung ohne Vorbehalt anbieten. Wenn wir in einer Beziehung, die sicher und heilig geworden ist, Fehler machen können, schafft das Wissen, dass wir trotz dieser Fehler lieben und geliebt werden, noch größeres Vertrauen, führt zu noch mehr Sicherheit und vertieft unsere Nähe zueinander.«

- »Ich verpflichte mich, unserer Beziehung Vorrang vor allem anderen in unserem Leben zu geben. Wenn wir mehr Zeit miteinander verbringen und lernen, einander zu vertrauen, hoffe ich, dass sich unsere Herzen immer weiter und stärker für einander öffnen werden.«

Ich möchte die Schwierigkeiten und Hindernisse einer solchen Bindung und Verpflichtung nicht bagatellisieren, romantisch verklären oder als belanglos darstellen. Diese Verpflichtung ist ein ständiger Prozess, nicht das Ziel. Durch harte Arbeit und Gnade wird sie sich mit der Zeit immer mehr vertiefen.

Bindung ist genau wie Meditation konzentrierte Intentionalität. Eine romantische Beziehung ist nur ein Bereich für eine solche Bindung. Sie können sich Ihrem Kind, Ihrem Beruf, Ihren Freunden, Ihrem Unternehmen, Ihrem Land oder irgendetwas anderem verpflichten, denn wir definieren uns über unsere Verpflichtungen.

Meditation

Bei der Meditation geht es darum, aufmerksam zu sein und sein Bewusstsein zu konzentrieren, wobei eine Reihe von wünschenswerten Dingen geschieht. Dieser Prozess läuft zuerst nur langsam ab, vertieft sich aber mit der Zeit.

1. *Wenn Sie Ihr Bewusstsein konzentrieren können, gewinnen Sie mehr Kraft.* Wenn Sie irgendeine Form von Energie einschließlich mentaler Energie konzentrieren, gewinnen Sie Kraft, die viele Formen annehmen kann. Wenn Sie beispielsweise Ihren Geist in den Mittelpunkt stellen, können Sie sich besser konzentrieren, wodurch Sie letztendlich bessere Leistungen erbringen können. Sie können mehr erzielen, sei es im Klassenzimmer, im Vorstandszimmer oder im sportlichen Bereich. Alles, was Sie tun, wird durch Meditation effektiver. Aus diesem Grund weisen spirituelle Lehrer und Texte immer darauf hin, dass man mit der Meditation nur im Zusammenhang mit anderen spirituellen Praktiken und Lehren beginnen soll, damit Mitgefühl und Weisheit entwickelt werden und diese größere Kraft richtig eingesetzt werden kann.

2. *Sie genießen Ihre Sinne mehr.* Obwohl Menschen die Meditation bisweilen als asketische Erfahrung zur Kontrolle ihrer Sinne einsetzen, kann sie die Sinne auch auf sehr sinnliche Weise steigern. Alles, was Sie genießen – Nahrung, Sex, Musik, Kunst, Massage und so weiter – wird durch Meditation weiter verstärkt. Wenn Sie einer Sache Aufmerksamkeit widmen, ist sie sehr viel angenehmer. Außerdem brauchen Sie dann nicht so viel davon, um dasselbe Vergnügen zu erleben, sodass Sie ohne Exzess genießen können. Wenn Sie eine Mauer um Ihr Herz aufrechterhalten, um es zu wappnen

und vor Schmerz zu schützen, reduzieren Sie gleichzeitig Ihre Fähigkeit, Freude zu erfahren.

Wenn Sie Ihr Leben ständig im Eiltempo leben, verpassen Sie viele Freuden, die sich Ihnen von Augenblick zu Augenblick bieten. Ihre Aufmerksamkeitsspanne wird kürzer. Das Bedürfnis nach Stimulation nimmt ständig zu, um überhaupt noch etwas fühlen zu können. Die zunehmende Popularität des Sadomasochismus ist ein Zeichen dafür. Meditation erhöht Bewusstsein und Empfindsamkeit und kann auf diese Weise Abstumpfung und Ablenkungsmanövern entgegenwirken und die Lebensfreude steigern.

3. *Ihr Geist wird ruhiger, und Sie können inneren Frieden, Glück und Wohlgefühl erfahren.* Als ich begann, mich mit Meditation zu beschäftigen und einen kurzen Einblick erhielt, was innerer Friede bedeutet, änderte diese Erfahrung mein Leben. Sie ließ meine Erfahrungen in einem neuen Licht erscheinen und verlieh ihnen einen neuen Rahmen. Früher glaubte ich, dass Seelenfrieden durch Besitz und Aktivität erreicht wird. Heute verstehe ich, dass er einfach nur durch unser Sein entsteht. Es ist unsere wahre Natur, in Frieden zu leben, bis wir diesen Frieden zerstören.

Dies ist ein radikal anderes Konzept, wenn es um die Frage geht, woher unser Glück und Wohlgefühl stammen. Es ist eins der großen Paradoxa des Lebens, dass wir oft unseren inneren Frieden stören, weil wir diese Wahrheit nicht kennen, und uns abmühen, das zu bekommen oder zu tun, was uns unserer Meinung nach genau diesen Frieden bringen wird.

Die Annahme, dass Frieden, Freude und Wohlgefühl von außen kommen, wird in unserer Kultur in vielfacher Hinsicht verstärkt. Die Werbeindustrie basiert auf der Vorstellung, dass man durch den Kauf bestimmter Produkte glücklich wird. Werbefachleute verstehen das starke menschliche Bedürfnis nach Liebe und Nähe und nutzen diesen Wunsch aus, um ihre Produkte an den Mann zu bringen. In einer Werbung für eine Hamburger-Kette werden Sie wahrscheinlich niemanden sehen, der in dem Restaurant allein an einem Tisch sitzt und isst. Wahrscheinlicher ist, dass eine glückliche, fröhlich lachende Familie gezeigt wird. Werbungen für Bier versprechen Kameradschaft, bei Anzeigen der Telekommunikationsbranche geht es darum, andere Menschen durch einen Anruf zu erreichen.

Wie ich in meinen früheren Büchern geschrieben habe, beginnt viel Leid mit der falschen Vorstellung, dass Glück und Frieden von außen kommen. Immer wieder haben Patienten in dieser oder einer anderen Form Folgendes zu mir gesagt: »Ich fühle mich wirklich isoliert und allein. Irgendetwas scheint mir zu fehlen, denn sonst würde ich mich nicht so fühlen. Wenn ich doch mehr Geld hätte, attraktiver wäre, eine höhere gesellschaftliche Stellung hätte oder berühmter wäre, dann wäre ich glücklich, denn dann würden die anderen mich lieben und respektieren und ich würde mich nicht so einsam und isoliert fühlen.« Macht man sich erst einmal dieses Bild von der Welt, dann wird man sich noch gestresster, einsamer und unglücklicher fühlen.

Warum? Bis die Betroffenen das Gewünschte – Geld, Schönheit, Erfolg und so weiter – bekommen, haben sie nur die Sorge, es tatsächlich zu erlangen. Die Einsätze werden höher, weil es nicht nur um Gewinnen oder Verlieren geht, sondern weil etwas ganz anderes auf dem Spiel steht – es geht darum, Sieger oder Verlierer zu sein. Sie glauben, alle Welt liebt den Sieger, aber niemand den Verlierer. Daher fühlen sie sich noch einsamer und isolierter, wenn sie nicht das bekommen, was sie ihrer Meinung nach haben müssten. Wenn ein anderer es dann bekommt, fühlen sie sich wirklich schlecht, und das Gefühl, allein dazustehen und in einer rücksichtslosen Welt zu leben, wird noch weiter verstärkt. Je mehr der andere bekommt, desto weniger ist für mich da. Man lebt nur einmal und sollte versuchen, möglichst viel zu bekommen. Am betrüblichsten dabei ist vielleicht die Tatsache, dass Glücksgefühle und Wohlgefühl häufig nicht lange anhalten, wenn die Betroffenen das bekommen, was sie ihrer Meinung nach geliebt und glücklich macht.

Paradoxerweise können wir das Leben so, wie es sich vor uns entfaltet, stärker genießen, je mehr inneren Frieden wir erfahren. In Kapitel 2 habe ich beschrieben, wie wichtig es für mich war, zu lernen, allein und friedlich zu sein, bevor ich eine gesunde, intime Beziehung eingehen konnte. Die Meditation hat mir bei dem Prozess, wieder Verbindung zu meinem inneren Zustand der Ruhe aufzunehmen und mich daran zu erinnern, was wirklich für unser Wohlgefühl verantwortlich ist, sehr geholfen.

Wenn wir über diesen inneren Frieden verfügen, können wir auf einmal in die Welt hinausgehen und oft mehr erreichen, weil

Stress und Angst, die häufig im Weg stehen, stark reduziert werden. Dies ist eine stärkende Erkenntnis. Schließlich haben andere nur Macht über Sie, wenn diese Menschen glauben, etwas zu besitzen, das Sie Ihrer Meinung nach brauchen. Je stärker Sie in sich ruhen, desto weniger brauchen Sie, sodass Sie mehr Macht behalten können.

Wenn wir erkennen, wie wir zu unserem Leid beitragen, müssen wir nicht mehr fragen: »Wie kann ich mehr bekommen?«, sondern: »Welche meiner Handlungen tragen dazu bei, dass mein Friede gestört wird?« Dabei geht es nicht um Schuldzuweisungen, sondern darum, sich selbst mehr Macht zu verleihen.

4. *Sie können die transzendente Verbundenheit, die bereits existiert, direkt erfahren und sich ihrer bewusster werden.* Sie könnten Gott oder das universale Selbst – ganz gleich, wie wir das, was Ehrfurcht in uns auslöst, auch bezeichnen – direkt erfahren.

Die meisten spirituellen und religiösen Traditionen basieren auf Menschen, die Gott direkt erfahren haben: Abraham, Moses, Jesus, Mohammed, Buddha, um nur einige zu nennen. Sie haben Gott nicht irgendwo draußen gefunden, sie erkannten, dass wir nur von Gott getrennt scheinen. Ihre Botschaft lautete, dass die Erfahrung von Gott, von Verbundenheit, von Frieden durch Gebet, Meditation, Dienst, Mitgefühl und so weiter allen Menschen zur Verfügung steht. Genau wie Frieden, Freude und Wohlgefühl ist Gott nicht etwas, das wir von »dort draußen« bekommen. Vielmehr erkennen wir, dass Gott in uns ist.

Ich habe am Anfang dieses Buches geschrieben, dass alles, was Isolation fördert, häufig zu Krankheit und Leid führt, während alles, was Liebe und Nähe begünstigt, heilsam ist und uns in unserer Ganzheit wiederherstellt – uns ganz macht. In diesem Zusammenhang überrascht es nicht, dass das Heilen Bestandteil der meisten religiösen und spirituellen Traditionen ist.

In diesem Kontext ist die Erkenntnis Gottes oder unseres mit einem anderen Namen bezeichneten Selbst vielleicht die größte heilsame Erfahrung, weil wir dann verstehen, dass wir bereits ganz sind und Frieden haben, wenn wir unseren ruhelosen Geist nur stark genug beruhigen, sodass er sich dessen bewusst wird. So heißt es in Psalm 46: »Lasst ab und erkennt, dass ich Gott bin.« Wir können uns an unseren Unterschieden und unserer Verschiedenheit freuen, sie ehren und sogar feiern, wenn wir gleichzeitig die zugrunde liegende Einheit erfahren.

Die Meditation ist vom Konzept her zwar einfach, aber dennoch schwer zu meistern. Doch glücklicherweise ist das auch gar nicht nötig, um Nutzen aus ihr zu ziehen – Sie müssen einfach nur üben. Niemand beherrscht die Meditation je vollständig, aber schon einige Schritte auf dem Weg dahin können viel bewirken. Es ist der Prozess der Meditation, der so viel Nutzen bringt, und nicht die Tatsache, wie gut sie ausgeführt wird.

Allen fällt es schwer, sich zu konzentrieren, vor allem am Anfang. Allen! Sie sind dabei in bester Gesellschaft. Es gibt einen Grund, warum manche Menschen Zeit allein verbringen, um die Meditation zu meistern – es ist schwierig, die eigenen Gedanken zu kontrollieren und zu schulen.

Wenn Sie mit der Meditation beginnen, stellen Sie möglicherweise fest, dass Ihr Geist noch unruhiger scheint und nicht friedlicher. Teilweise ist dies auf das Bewusstwerden einer bereits vorhandenen Störung zurückzuführen. Ein Prozess, der einsetzt, nachdem Sie sich nicht mehr betäuben oder ablenken. Ihr Geist könnte auch rebellieren, wenn Sie versuchen, ihn zu disziplinieren. Oft heißt es dazu in spirituellen Traditionen, dass man das Gefühl hat, ein unbändiges Tier im Garten zu haben. Sobald man versucht, es abzurichten, entsteht Chaos. Ähnlich kann der Versuch, seinen Geist zu kontrollieren, ihn noch stärker beunruhigen, doch dabei handelt es sich nur um eine vorübergehende Erscheinung.

Manchen Menschen, die sich abgelenkt fühlen, fällt es leichter, aktivere Meditationen durchzuführen. So könnten Sie beispielsweise auch meditieren, während Sie langsam gehen und dabei einen Ton oder einen Satz wiederholen. Oder Sie könnten Tai-Chi-Übungen machen oder tanzen. Alles, was Sie bewusst und konzentriert tun, wird zur Meditation.

Als ich unter starken Depressionen litt, war ich so erregt, dass ich ständig im Zimmer hin und her laufen musste. Wie hätte ich stillsitzen und meditieren können, wenn ich ständig den Drang nach Bewegung verspürte? Beginnen Sie einfach dort, wo Sie sich gerade befinden, und tun Sie das, wozu Sie in der Lage sind. Wenn Sie nur dreißig Sekunden lang meditieren können, dann meditieren Sie eben dreißig Sekunden lang. In diesen wenigen Sekunden kann Ihr

Geist tausendmal abschweifen. Holen Sie ihn einfach immer sanft und fest mit der Strenge und Liebe zurück, die Sie einem jungen Hund oder einem kleinen Kind zukommen lassen würden.

Für viele Menschen wird der Sport zur Meditation. Wenn Sie Gymnastik treiben, tauchen oder Fußball spielen und unaufmerksam sind, werden Sie sich eher verletzen. Die Notwendigkeit sich zu konzentrieren, ist eine der positiven Seiten am Sport.

In meinen Forschungsstudien berichteten die Teilnehmer, dass es ihnen viel größere Schwierigkeiten bereitete, die Meditation zu praktizieren, als die körperlichen Übungen auszuführen oder sich an ihre Diät zu halten. Warum? Der Mensch muss essen, und es geht im Grunde nur darum, was er isst. Die Meditation dagegen zählt nicht zum normalen Tagesablauf oder zur täglichen Erfahrung der meisten Menschen. Mit dem Sport sind die Menschen vertraut, er hat eine gewisse Macho-Qualität – man tut etwas. Im Gegensatz dazu ist die Meditation immer noch von einer Aura umgeben, die einer unserer Forschungsteilnehmer als »Schlappschwanzfaktor« bezeichnete. Von außen betrachtet, tut man beim Meditieren nichts, doch in Wirklichkeit ist die Meditation ein sehr aktiver Prozess.

Meditation ist in allen Kulturen und in allen Religionen weltweit vertreten – weil sie funktioniert. Wahrheit ist Wahrheit. Obwohl es verschiedene Variationen gibt, beruht sie fast immer auf bestimmten Grundsätzen.

Bei den meisten Meditationsformen wird ein Ton, ein Satz oder ein Vers aus einem Gebet wiederholt. Immer und immer wieder. Sie können sich auf ein heiliges Objekt, beispielsweise einen Rosenkranz, ein Bild oder eine Ikone konzentrieren oder ein Lieblingsgebet in den Mittelpunkt stellen (es kann durchaus ein weltliches Gebet sein). Sie könnten beispielsweise einfach auf Ihre Atmung achten und sich bewusst machen, wie Sie ein- und ausatmen. Immer und immer wieder.

Bestimmte Klänge haben eine sehr beruhigende Wirkung, und sie sind sich in verschiedenen Kulturen sehr ähnlich. Diese Klänge werden oft mit dem Wort »Frieden« übersetzt, wie *shalom, om, amen, salaam* oder *ameen*. Eltern, die ihrem Baby etwas vorsummen, verstehen intuitiv, dass ein summender Ton sehr friedlich ist. Ihnen hilft er, sich zu konzentrieren. Diese Töne beginnen normalerweise mit einem »o« oder »ah« und enden mit einem »m« oder »n«,

zum Beispiel »ommmmmmmmmm« oder »amennnnnnnnnnn«
oder »shalommmmmmmmm«. Entscheiden Sie selbst, welches
Wort Sie verwenden wollen. Atmen Sie ein, sprechen Sie das Wort
beim Ausatmen aus, wobei Sie den summenden Ton betonen und
sich auf ihn konzentrieren. Atmen Sie wieder ein, und fahren Sie auf
diese Weise fort. Der Ton kann laut oder gedacht wiederholt werden, obwohl sich viele Menschen leichter konzentrieren können,
wenn sie ihn laut aussprechen.

Meditation ist mühelos und gleichzeitig schwere Arbeit. Wenn
Sie sich auf etwas konzentrieren, wird Ihr Geist früher oder später
abschweifen. Wenn dies der Fall ist und Sie an etwas anderes
denken, holen Sie ihn mit sanfter, aber fester Strenge zurück, und
zwar immer und immer wieder, ohne sich dabei zu kritisieren oder
mit sich zu schimpfen. Wenn Sie verstehen, dass ein abschweifen-
der Geist Teil dieses Prozesses ist, werden Sie sich nicht wegen der
mangelnden Konzentration selbst bestrafen – Sie wissen ja, es geht
allen so. Mit der Zeit wird Ihr Geist bei jedem neuen Versuch etwas
weniger abschweifen als beim letzten Mal.

Auf diese Weise lässt sich alles, was wir tun, in eine Art Meditation verwandeln. Alles, was wir konzentriert und bewusst tun, wird
zur Meditation.

Es gibt eine andere Art der Meditation, die als »achtsame Meditation« bezeichnet wird und bei der kein Laut wiederholt wird.
Stattdessen achtet man nur auf die Gedanken, die einem in diesem
Augenblick kommen, ohne sie zu bewerten. Sie beachten nur die
Gedanken, die auftauchen, ohne sich von den Gefühlen oder dem
Inhalt der Gedanken ablenken zu lassen. Danach kommt der nächste Gedanke an die Reihe. Statt einen Laut zu wiederholen, konzentrieren Sie sich also nur auf Ihre Gedanken, die vorüberziehen, ohne
sie irgendwie zu bewerten. Beide Formen der Meditation helfen
uns, unser Bewusstsein auf den Augenblick zu lenken.

Ein besonders hilfreicher Aspekt der achtsamen Meditation war
für mich die Erkenntnis, dass mich jene Menschen am häufigsten
stören, die mich an mein eigenes mangelndes Bewusstsein erinnern. Wenn ich merke, dass mich jemand irritiert, frage ich mich
(wenn ich gerade daran denke!): »Welche Eigenschaften zeigt
diese Person, die mich an einen Teil meines Ichs erinnern, den
ich nicht mag?« Ich ärgere mich nicht, weil sonst mein innerer

Frieden gestört wird. Das mangelnde Bewusstsein des anderen kann ein wunderbarer Lehrer sein, um mein eigenes Bewusstsein zu steigern.

Einer der redegewandtesten Befürworter der achtsamen Meditation ist Dr. Jon Kabat-Zinn, ein Freund von mir, der die Klinik zur Reduzierung von Stress im medizinischen Zentrum der Universität von Massachusetts gegründet hat. Während einer Tagung, auf der wir beide einen Vortrag halten sollten, nahmen wir an einem Morgen gemeinsam das Frühstück ein und unterhielten uns angeregt, als eine Frau an unseren Tisch trat:

»Stört es Sie, wenn ich mich zu Ihnen setze?«

»Ja«, antwortete Jon mit fester, aber nicht wütender Stimme, »wir führen gerade ein Gespräch unter vier Augen.«

»Nicht schlimm, ich setze mich trotzdem zu Ihnen.«

»Nein, bitte nicht«, erwiderte er.

»Hier, behalten Sie die«, sagte sie und warf mir eine Zeitung zu. »Sie sollten diese Zeitung, *The Awareness Chronicle* (Die Bewusstseinschronik), unbedingt lesen ...«

Jon und ich mussten lachen, da wir in diesem Augenblick erkannten, dass unsere Verärgerung über ihre mangelnde Anerkennung von Grenzen uns auf wunderbare Weise an jene Zeiten erinnerte, als wir ebenfalls gedankenlos und unaufmerksam gehandelt und nicht das verkörpert haben, was wir in unseren Büchern und Vorträgen beschreiben.

Hier ist eine wunderbare Geschichte, die Jack Kornfield in seinem Buch *Frag den Buddha und geh den Weg des Herzens* erzählt.[34]

> »In Ostafrika gibt es einen Stamm, in dem wahre Nähe bereits vor der Geburt gefördert wird. In diesem Stamm gilt als Tag der Geburt eines Kindes nicht der Tag der tatsächlichen Geburt und auch nicht der Tag der Empfängnis wie in anderen Dorfkulturen. Für diesen Stamm ist der Tag der Geburt dann gekommen, wenn die zukünftige Mutter zum ersten Mal an ihr Kind denkt. Wenn sie sich ihrer Absicht, mit einem bestimmten Vater ein Kind zu empfangen, bewusst ist, setzt sie sich allein unter einen Baum. Dort lauscht sie in sich hinein, bis sie das Lied des Kindes hören kann, das sie zu empfangen hofft. Wenn sie es gehört hat, kehrt sie in ihr Dorf zurück und gibt das Lied an den zukünftigen Vater weiter, damit sie es gemeinsam singen können, während sie sich lieben, wobei sie das Kind einladen, mit einzustimmen. Nach der Empfängnis des Kindes, singt

sie es dem Baby, das in ihrem Leib heranwächst, vor. Dann lehrt sie das Lied den alten Frauen und Hebammen im Dorf, sodass das Kind während des Geburtsvorgangs und im wunderbaren Augenblick der Geburt mit seinem Lied begrüßt wird. Nach der Geburt lernen alle Dorfbewohner das Lied des neuen Stammesmitglieds und singen es dem Kind vor, wenn es sich wehtut. Es wird zu Zeiten des Triumphs oder bei Ritualen und Initiationsriten gesungen. Das Lied wird Teil der Heiratszeremonie, wenn das Kind erwachsen ist, und am Ende seines Lebens versammeln sich die Angehörigen an seinem Sterbebett und singen sein Lied ein letztes Mal.«

Stellen Sie sich vor, wie verbunden Sie sich allen Menschen fühlen, wenn Sie in einer Familie und in einem Dorf aufwachsen, in dem Sie so vollständig wahrgenommen, gehört und geliebt werden. Meine geliebte Partnerin und ich weinten zusammen Tränen der Freude, als ich ihr diese Geschichte vorlas, denn das beschriebene Lied ließ das Lied der Liebe in unseren Herzen widerhallen.

Ein Zen-Meister sagte einmal: »Erleuchtung bedeutet, allen Dingen nah zu sein«.[35] Wenn Sie sich der Meditation stärker hingeben, können Sie die Perspektive des Zuschauers entwickeln, sodass Sie folgende Dinge erkennen können: Sie haben Gefühle, aber Sie sind nicht Ihre Gefühle. Sie haben einen Körper, aber Sie sind nicht Ihr Körper. Sie haben Gedanken, aber Sie sind nicht Ihre Gedanken. Sie haben einen Geist, aber Sie sind nicht Ihr Geist. Sie erkennen, dass Sie über diese Dinge verfügen, aber sie sind nicht das, was Sie ausmacht, sie sind nicht das, was Sie sind.

Über Ihre Gefühle, Ihren Körper, Ihre Gedanken und Ihren Geist hinaus existiert das Selbst, das Zeuge all dieser Dinge ist. Obwohl das Selbst über die Kapazität Ihres Geistes hinausgeht und nicht von ihm erfahren werden kann, können Sie es in Ihrem Herzen als Liebe fühlen: »Denn die Liebe ist aus Gott, und jeder, der liebt, stammt von Gott und erkennt Gott. Wer nicht liebt, hat Gott nicht erkannt, denn Gott ist die Liebe.« (1. Johannes 4,7.8)

Diese Erkenntnis schafft ungeheure Freiheit, wenn es darum geht, eine Wahl zu treffen. Wir können uns dazu entscheiden, mit einem offenen Herzen zu leben, mit einer Liebe, die alles und jeden umfassen kann. Wir sind allen Dingen nah. In diesem zeitlosen Augenblick finden wir überall nur unsere eigenen Bekannten und Verwandten in tausendundeiner Verkleidung.

»Ich entscheide mich fürs Leben«

Dr. Jim Weinstein ist Arzt und schwer herzkrank, obwohl er nach konventionellen Normen eigentlich gesund sein sollte. In seiner Familie hat es nie Herzkrankheiten gegeben, er hat noch nie geraucht, sein Blutdruck und die Cholesterinwerte waren niedrig, und er ist nicht zuckerkrank. Seine Gene sind sehr gut: Sein Vater starb mit neunundachtzig Jahren, aber nicht an einer Herzkrankheit, und seine Mutter ist achtundachtzig Jahre alt und ebenfalls nicht herzkrank. Doch bei Jim wurde im Alter von sechsundvierzig Jahren zum ersten Mal eine Erkrankung der Herzkranzgefäße diagnostiziert.

Obwohl Jim Herzmedikamente erhielt, Sport trieb und sich an die fettarme, vegetarische Ernährung hielt, die ich ihm empfohlen hatte, litt er unter immer stärker werdenden Brustschmerzen, besonders dann, wenn er in Wut geriet, was oft der Fall war. Obwohl die Änderungen in seiner Ernährung und in seiner Lebensweise hilfreich waren, reichten sie nicht aus, um seine Schmerzen zu lindern. Sein Arzt empfahl ihm eine Gefäß- oder Bypassoperation.

Ein lebenswichtiger Dialog

Gemeinsam mit seiner Frau Rachel beschloss er, an einem unserer Wochenseminare im Claremont Hotel in Oakland in der Nähe von San Francisco teilzunehmen. Während einer Meditationssitzung hatte er eine Visualisierung, die ihm Angst einjagte. Er und seine Frau wollten mit mir darüber reden.

Jim: Das Bild kam, als ich tief in die Meditation versenkt war. Der Yogalehrer hatte uns gebeten, uns selbst zu beobachten und uns vorzustellen, dass oben aus unserem Kopf und aus unseren Fingern ein leuchtendes Licht austritt. Wir hatten dies am Tag zuvor bereits getan, und alles war in Ordnung gewesen. Aus all meinen Körperteilen trat Licht aus, was sich gut anfühlte.

   Doch gestern Abend erloschen die Lichter – zuerst in meinen Extremitäten: in meinen Fingern und dann in meinen Zehen und schließlich in meinen Füßen. Dann breitete sich die Dunkelheit nach innen aus. Die Lichter gingen in meinem Kopf, in meinen Armen und Füßen aus, und die Dunkelheit näherte sich meinem Herzen. Es war ganz dunkel, und ich sagte zu mir: »Hoppla! Was ist hier passiert?« Die Lichter gingen aus. Das hebräische Wort für »Licht« ist gleichbedeutend mit Leben. Dunkelheit bedeutet Tod.

   Vor etwa zehn Jahren erzählte ich meiner Frau Rachel, dass ich einem Freund sowie einem anderen Arzt eine Vorahnung anvertraut hatte, der zufolge ich dieses Jahr nicht lebend überstehen würde. Die Dunkelheit und die Vorahnung erzeugten eine ungeheure Angst.

Andererseits hatte ich Hoffnung. Ich las Ihr Buch über die Behandlung von Herzerkrankungen, das Rachel mir gegeben hatte, und ich sagte mir: »Es wird klappen. Wir werden das Problem lösen und den ganzen Prozess umkehren.« Aber dann, als die Lichter ausgingen, sagte ich mir: »Vielleicht nicht. Vielleicht werde ich sterben.«

Rachel: Ich hatte einen Traum, in dem er gestorben ist. Wir waren draußen im Westen auf einer Ranch. Ich trug ein Kleid, wie Cowgirls es tragen. Wenn ein naher Verwandter stirbt und man zu dem Begräbnis geht, wird einem in unserer Religion von den Trauernden die Kleidung zerrissen, was Trauer symbolisiert. In meinem Traum zerriss mein Kleid auf dieser Ranch ständig. Ich wachte auf und weinte. In diesem Augenblick wurden Jims Symptome schlimmer.

Dean: Ich habe gelernt: Wenn Patienten glauben, sie werden sterben, haben sie manchmal Recht. Es besteht daher die Möglichkeit, dass Sie aufgrund Ihrer Vorahnung vielleicht sterben werden. Aber Sie haben zwei verschiedene Realitäten erfahren. In der einen wurden Sie von Licht erfüllt – Sie erstrahlten und leuchteten. Wie würden Sie das beschreiben?

Jim: Es war im Großen und Ganzen ein gesundes, glückliches Gefühl, das ich seit vielen Jahren nicht mehr erlebt hatte.

Dean: Das andere Bild war das genaue Gegenteil – Dunkelheit und Tod –, und das jagte Ihnen Angst ein. Dieses Bild kam Ihnen genauso real vor. Es scheint mir, dass Sie an einem Wendepunkt angelangt sind, an dem das eine oder das andere eintreten könnte. Die Wahl liegt ganz bei Ihnen. Warum sind Sie mit sechsundvierzig Jahren herzkrank, obwohl Ihre Eltern, die viel mehr Fett und Cholesterin als Sie zu sich genommen haben, selbst mit über achtzig Jahren nie herzkrank waren?

Jim: Ich dachte immer, meine Gene würden mich schützen.

Dean: Wir wollen zuerst einmal überlegen, wann Sie Brustschmerzen bekommen – wodurch werden sie normalerweise ausgelöst?

Jim: Wut. Ich habe seit langem das Gefühl, dass ich immer kämpfen muss, um das zu erreichen, was ich mir zum Ziel gesetzt habe. Als ich heranwuchs, lernte ich, körperlich und emotional zu kämpfen. Dieser Kampf schützte mich und hielt mich während der Schul- und Studienzeit während meiner Suche aufrecht. Meine Eltern hatten den Holocaust überlebt, und sie gaben ihre Einstellung zum Leben an mich weiter. Sie lehrten mich, wie man in jeder Situation überleben kann.

Dean: Wie sieht diese Einstellung aus?

Jim: Rachel meint, dass ich ständig wütend bin, aber so habe ich es eigentlich nie gesehen. Ich werde nur in bestimmten Situationen wütend.

Rachel: Jim, du wirst oft wütend. Und wenn du wütend wirst, geht es normalerweise nicht vorüber, sondern die Wut bleibt. Die Wut kommt ständig wieder und dann ...

Jim: Sie löst auch Probleme.

Rachel: Wirklich? Und wenn das Problem nicht gelöst wird, lässt du nicht zu, dass die Wut vergeht. Du sorgst dafür, dass sie immer wieder kommt, du kämpfst weiter, obwohl wir wissen, dass sich das Problem meist nicht lösen lässt.

Dean: Jim, wie löst Wut Ihrer Meinung nach Probleme?

Jim: Ich habe Feindseligkeit immer als meinen Freund betrachtet. Aufgrund meiner Wut konnte ich sehr gut funktionieren. Sie half mir, einen großen Teil des Unbehagens während des Medizinstudiums zu ertragen. Ich war ziemlich arrogant, weil der Dekan zu mir sagte, ich sei der drittbeste der Klasse, was meine Noten und Prüfungen betraf. Ich erhielt ein Stipendium vom Staat New York, und ich musste mich wirklich nicht sehr anstrengen.

Doch der Anatomieunterricht war eine schreckliche Erfahrung, die neun Monate lang andauerte. Zuerst hatte ich keine Probleme, aber am dritten Tag mussten wir aus heiterem Himmel einen Test schreiben – und fünfundsiebzig Prozent der Klasse fiel durch, ich auch. Ich war noch nie bei einem Test durchgefallen, und es war wie ein Schock für mich. Danach konnte ich den Anatomieunterricht nur noch mit Hilfe meiner Wut ertragen.

Dean: Wut worauf?

Jim: Wut auf alle Professoren. Ich sagte mir: »Denen werd ich's zeigen.« Ich wollte allen beweisen, dass ich kein Dummkopf

war. Und ich nahm mir vor, die beste Note in der Abschluss-
prüfung in Anatomie zu erhalten, was mir auch fast gelungen ist.

Aufgrund meiner Wut konnte ich mich besser konzentrieren, und außerdem schützte sie mich. In meiner Kindheit
war ich ein sehr vertrauensseliger, liebevoller Bursche. Meine Wut entwickelte sich erst im Lauf der Jahre aufgrund
von Enttäuschungen über Freunde und andere Menschen.
Sie half mir sogar, mit dem Betrug einiger Menschen fertig
zu werden, die ich für meine Freunde gehalten hatte.

Rachel: Jim, du willst einfach alles in den Griff bekommen. Da niemand alles kontrollieren kann, wirst du oft wütend.

Jim: Ich bin auf der Suche nach Perfektion. Ich werde wütend,
wenn es nicht so läuft, wie ich es erwarte.

Dean: Das Leben muss sehr frustrierend für Sie sein, denn nur selten ist im Leben etwas perfekt. Rachel, wie wirkt sich Jims
Wut Ihrer Meinung nach auf ihn aus?

Rachel: Also, ich glaube, seine Schmerzen und vielleicht diese ganze
Krankheit werden durch seine Wut ausgelöst. Er bekommt
nur Brustschmerzen, wenn er wütend ist.

Dean: Wie wirkt sich das auf Sie aus?

Rachel: Es hat für mich und die ganze Familie einen negativen
Effekt. Manchmal haben die Kinder Angst, Jim wegen bestimmter Dinge zu fragen, weil sie sich vor seiner Reaktion
fürchten. Bisweilen zeigt er sich sehr unzugänglich.

Dean: Und dann fühlen Sie und die Kinder sich allein gelassen
und von Jim isoliert?

Rachel: Ja. Viele Probleme kehren immer wieder in anderer Form
wieder. Ich habe mich daran gewöhnt und weiß, wie ich
damit umgehen muss, sodass wir das Thema einfach nicht
ansprechen oder uns deshalb streiten.

Jim: Obwohl andere mir gesagt haben, dass ich wütend ausse-
he, bin ich nicht immer wütend. Vielleicht spanne ich die
Kiefermuskeln an, was dann wütend aussieht.

Dean: Wut wird durch Gefühle vermittelt. Selbst ein Blinder spürt,
wenn jemand wirklich wütend ist. Wenn Sie in ein Zimmer
gehen und jemand ist wütend, merken Sie es. Sie können
dies nicht nur am Gesichtsausdruck ablesen.

Sie sollten verstehen, dass es keine Kritik oder Beurteilung Ihrer Person ist, wenn man sagt, dass Sie wütend sind. Genauso wenig hat es mit Kritik oder Beurteilung zu tun, wenn man sagt, dass Sie herzkrank sind. Die Wut ist genauso Teil Ihrer Krankheit wie der Cholesterinwert oder der Blutdruck. Da sich Wut oder Feindseligkeit so stark auf Ihr Herz auswirken, könnte es sich lohnen, diese Gefühle zu erforschen. Rachel und mir geht es nur um Sie. Wir wünschen uns, dass es Ihnen wieder besser geht, wenn das auch Ihr Wunsch ist.

Jim: Danke. Ihre Sorge um mich ist wichtig für mich. Ich würde gern über einen Vorfall sprechen, der sich zwischen mir und einem Rabbi ereignet hat, weil mich das im letzten Jahr wütender gemacht hat als alles andere. Vor ein paar Jahren stand der Gemeindepräsident während einer Mitgliederversammlung auf und fragte, warum die Mitgliederzahl der Gemeinde zurückging, was zu finanziellen Belastungen für alle führte.

Alle sagten, dass es neue Synagogen in der Gemeinde gebe und die Menschen älter würden und nicht mehr so weit laufen könnten und so weiter. Und alle wussten, dass dies Unsinn war, weil viele von uns das Gefühl hatten, dass es eigentlich um den Rabbi ging, der nicht in unsere Gemeinde passte. Daher stand ich während dieser Versammlung auf und beschrieb in den nächsten zwanzig Minuten all seine Mängel als Rabbi und sein Versagen in unserer Gemeinde und Gemeinschaft, damit er keine Chance haben würde, dies abzustreiten. Ich entkleidete ihn sozusagen verbal. Es gab für ihn keinen Ausweg, und er konnte meine Argumente nicht widerlegen. Ich hatte alle Fluchtwege für ihn geschlossen.

Den Anwesenden verschlug es die Sprache, und der Rabbi konnte einfach nicht glauben, was ich da gesagt hatte. Im Verlauf des nächsten Monats trafen wir uns an vier Abenden. Er wollte dabei herausfinden, wie er zur Lösung des Problems beitragen könnte, und ich sagte: »Ich glaube, es wäre das Beste, wenn Sie Ihre Sachen packen und gehen. Die Gemeinde hat genug von Ihrer Unfähigkeit.«

Er erklärte, dass er nicht mit mir übereinstimmte und nicht gehen würde. Er meinte, die anderen hätten das Gefühl, er leiste gute Arbeit, und mein Verhalten zeige keinen Respekt gegenüber einem Gelehrten.

Dean: Was ist in den folgenden Jahren geschehen?

Jim: Es gab viele Spannungen, und hin und wieder flackerte der Streit wieder auf. In den letzten neun Monaten stellte ich fest, dass er es sich bequem gemacht hat. Er ist zu einer festen Einrichtung der Gemeinde geworden, und ich erkannte, dass es mir wahrscheinlich nicht gelingen würde, ihn von seinem Posten zu vertreiben. Da stellte ich mir vor, wie ich mit ihm diskutieren musste, und ich hatte folgendes Bild vor Augen: Ich hielt sein Herz in meiner Hand, drückte das Leben aus ihm heraus und beobachtete, wie er tot umfiel. Dies geschah etwa fünf- oder sechsmal. Ich stellte es mir nicht täglich vor, aber ich sorgte mich, weil ich eine Grenze überschritten hatte. Ich wollte nicht nur, dass er die Synagoge verließ – jetzt wünschte ich ihm sogar den Tod!

Dean: Sie glaubten nun also, Ihr Wunsch, den Rabbi tot zu sehen, könnte tatsächlich zu seinem Tod führen, obwohl Ihr Verstand Ihnen sagte, dass dies unmöglich ist.

Jim: Ich hatte das Gefühl, ich könnte sein Herz tatsächlich zerdrücken, bis es nicht mehr schlagen würde – ein unannehmbarer Gedanke, weil ich mir ursprünglich gewünscht hatte, dass meine Kinder von ihm lernen sollten. Unvorstellbar! Völlig verrückt!

Dean: Doch in Ihrer Vorstellung war es real. Und Sie stellten es sich immer wieder vor und waren nicht in der Lage, damit aufzuhören. Wie lautet die Strafe für Menschen, die andere töten?

Jim: Natürlich der Tod.

Dean: Und was passiert nun mit Ihnen?

Jim: Ich stehe unter Todesstrafe. Was ich mir für ihn gewünscht habe, hat sich nun gegen mich gewandt.

Dean: Sie haben sich bereits verurteilt und stehen kurz davor, die Exekution auszuführen. Obwohl ich in Zweifel ziehe, dass Sie jemandem den Tod wünschen können, zeigen einige Studien Folgendes: Menschen, die glaubten, dass sie sterben würden oder den Tod verdienten, sind tatsächlich manchmal gestorben. Wann haben Sie sich zum ersten Mal vorgestellt, wie sein Herz zerdrückt wird?

Jim: In den letzten neun Monaten.

Dean: Und wann wurde Ihre Herzerkrankung diagnostiziert?

Jim: Vor vier Monaten. Es macht mir Angst, weil ich noch nie jemandem körperlich wehgetan habe.

Dean: Vielleicht tun Sie sich selbst körperlich weh.

Jim: Ja, es scheint so. Ich möchte das Ganze einmal anders betrachten: Was würden wir tun, wenn eins unserer Kinder in einem Laden etwas stehlen würde? Wir würden es auffordern, das gestohlene Gut zurückzugeben.

Dean: Würde es ausreichen, die Ware einfach anonym an den Laden zurückzuschicken?

Jim: Nein. Wir würden das Kind auffordern, zuzugeben, dass es etwas Unrechtes getan hat, und zwar gegenüber dem Bestohlenen.

Dean: Wie sieht also die Diagnose in Ihrem Fall aus, und was wird verschrieben?

Jim: Ich habe den Rabbi vor unserer Gemeinde erniedrigt und ihm keinen Ausweg gelassen. Ich muss zugeben, dass ich mir tatsächlich seinen Tod gewünscht habe. Ich habe ihn als Hindernis für meine persönliche Entwicklung betrachtet, für das persönliche Wohlergehen unserer Familie, aber auch für das Wohlergehen unserer Gemeinde. Und dieser Meinung bin ich noch immer.

Dean: Vielleicht bietet sich hier eine echte Gelegenheit für Ihre Entwicklung, Ihre Familie und Ihre Gemeinde, und zwar durch diesen Rabbi. Dieser Mann, den Sie als Ihren schlimmsten Feind betrachten, ist möglicherweise Ihr größter Lehrer.

Jim: Sie würden mir wahrscheinlich eine Wiedergutmachung in aller Öffentlichkeit verschreiben.

Dean: Bald feiern wir den heiligen jüdischen Feiertag Yom Kippur – den Versöhnungstag. Wäre dies der geeignete Tag, um mit diesem Rabbi Frieden zu schließen?

Jim: Es wäre so demütigend, dass ich bei dem Versuch möglicherweise einen Herzinfarkt erleiden würde. Die richtige

Form wäre vielleicht ein Gespräch unter vier Augen mit dem Rabbi.

Dean: Wenn Sie ihn in aller Öffentlichkeit gedemütigt haben, müssen Sie sich auch vor einem öffentlichen Forum aussöhnen.

Jim: Meine Freunde würden mich für verrückt halten, wenn ich das täte.

Dean: Wenn Sie am Yom-Kippur-Tag wegen einer Sünde gegen einen Mitmenschen Buße tun wollen, reicht es nicht aus, nur Gott um Vergebung zu bitten. So steht es in der Bibel. Sie wissen, dass Sie sich mit dem Problem auseinander setzen müssen. Wenn ich jemanden bestehle, kann ich nicht sagen: »Gott, vergib mir.« Ich muss den Bestohlenen aufsuchen und nicht nur den Schaden ersetzen, sondern ihn ebenfalls um Vergebung bitten. Sie sind noch einen Schritt weitergegangen, als Sie sich den Tod des Rabbis gewünscht haben. Was sollten Sie Ihrer Meinung nach in dieser Situation tun?

Jim: Ich müsste eine Gruppe von mindestens zehn Personen zusammenrufen und den Rabbi vor dieser Gruppe um Vergebung bitten, und zwar nicht nur wegen der anderen, sondern hauptsächlich für mich selbst.

Dean: Diese Vorstellung spielt in den meisten Geistestraditionen eine Rolle. Offensichtlich wussten diejenigen, die diese Idee hatten, worum es bei der Heilung geht. Wir entdecken ihre alte Weisheit neu.

Sie haben die Wahl. Sie stehen genau am Scheideweg, was Ihre eigenen Bilder sehr klar ausdrücken. Sie können das Leben und das Licht wählen oder den Tod und die Dunkelheit. Offenbar haben sich die Krankheitssymptome entwickelt, nachdem sich all dies abgespielt hat.

Ich glaube, dass Ihr Herz heilen und sich Ihr Zustand nicht verschlimmern wird, wenn Sie vor der Gemeinde aufstehen und sich entschuldigen können. Sie könnten beispielsweise sagen: »Ich möchte mit Ihnen über etwas sprechen, das ich getan habe und nun bedauere: Ich habe den Rabbi vor dieser Gemeinde gedemütigt. Ich bin hier, um ihn und die Anwesenden um Vergebung zu bitten. Schlimmer noch ist, dass ich mir den Tod des Rabbi gewünscht habe, als mir klar wurde, dass ich ihn nicht dazu bewegen konnte, diese Gemeinde zu verlassen. Ich fühle mich deshalb schrecklich. Ich möchte dem Rabbi und Ihnen allen mein Herz öffnen, indem ich für mein Tun um Vergebung bitte – von Gott, vom Rabbi und von allen Mitgliedern dieser Gemeinde. Das muss ich tun, damit mein Herz wieder heilen kann.« Glauben Sie wirklich, dass man Sie für verrückt halten und Ihnen aus dem Weg gehen würde? Oder glauben Sie nicht eher, dass Sie durch Ihre Großmut ein Vorbild sein würden und heilen werden? Die Wörter heil und heilig haben dieselbe Wurzel.

Jim: Dieser Plan würde genau meinen Überzeugungen entsprechen.

Dean: Es ist einfach, über diese Dinge zu schreiben, es ist leicht, Schriften zu zitieren, aber es ist nicht einfach, danach zu leben. Doch wenn einer dies tun kann – speziell, wenn es sich um ein führendes Mitglied der Gemeinde handelt –, tritt bei allen eine Wandlung ein und ein Heilungsprozess beginnt. Nicht nur bei Ihnen.

Jim: Vielleicht würde ich einen Herzinfarkt erleiden, wenn ich es tue.

Dean: Ihre Bilder haben Ihnen vor Augen geführt, dass Sie eher einen Herzinfarkt erleiden könnten, wenn Sie es nicht tun.

Jim: Das mag zutreffen. In letzter Zeit haben sich die Brustschmerzen verschlimmert. Fast jeden zweiten Tag leide ich nun darunter.

Rachel: Er beklagt sich die ganze Zeit.

Jim: Vielleicht sollte ich die Synagoge wechseln, wenn das das Problem ist. Könnte das nicht Ihrer Meinung nach eine Antwort sein? Einfach wegzulaufen?

Dean: Sie tragen diese Gefühle mit sich in Ihrem Herzen herum, und zwar im wörtlichen Sinn. Sie müssen Ihr Herz überall mit hinnehmen, ganz gleich, wohin Sie gehen. Wenn sich Ihr Herz verhärtet, wird sich das auf Sie auswirken. Wenn wir wiederholt unseren eigenen Werten zuwiderhandeln, leidet unser Herz. Es spielt keine Rolle, was ich denke, sondern nur, was Sie glauben.

»Irren ist menschlich, Vergeben ist göttlich.« Alle biblischen Figuren haben irgendwann einmal etwas falsch gemacht. König David hat sich in eine verheiratete Frau verliebt und ihren Mann in vorderster Front kämpfen lassen, damit er den Tod fände. Moses geriet in Wut, sodass ihm der Einlass in das Gelobte Land verweigert wurde. Selbst Jesus hatte seine Augenblicke des Zweifels. Jeder Mensch vermasselt irgendwann irgendetwas. Wir sind alle hingefallen, bevor wir laufen lernten. Es geht nicht darum, perfekt zu sein, vielmehr lautet die Frage: Was müssen wir tun, wenn wir nicht perfekt sind?

Der Yom Kippur bekommt seinen Sinn, weil wir alle Fehler machen. Die ganze Gemeinde bittet gemeinsam um Vergebung, damit niemand sagen kann, nur die anderen hätten Fehler begangen. Darum geht es ja beim Mitgefühl: die Gemeinsamkeiten zu sehen und nicht nur die Dinge, die uns trennen.

Jim: Fraglos trifft Ihre Analyse den Nagel auf den Kopf. Aber ... es muss eine andere Lösungsmöglichkeit geben, die wirkungsvoll ist. Ich habe kleine Kinder, sie würden der Lächerlichkeit preisgegeben werden.

Dean: Für kleine Kinder könnte es von besonderem Nutzen sein, wenn Sie ihnen durch Ihr Vorbild zeigen, wie sie sich verhalten sollten.

Rachel: Jim, es geht hier um dich und dein Herz.

Dean: Es ist gleichgültig, wie andere Menschen reagieren werden. Wenn Sie für sich reinen Tisch gemacht haben, werden Sie gesunden. Es ist gleichgültig, was die anderen sagen oder tun. Selbst wenn sie sich über Sie lustig machen oder Sie kreuzigen, werden Sie gesunden. Für mich war dies das Wichtigste, was Jesus uns lehrte: Wenn man in seinem Herzen genug Mitgefühl zeigt, wird man befreit, selbst wenn andere weiterhin in Ignoranz und Dunkelheit leben. Langfristig gesehen werden Sie dadurch auch befreit, aber Ihr Herz wird sofort gerettet.

Es besteht eine gute Chance, dass Ihre Gemeinde Ihre Bitte um Versöhnung mit Freude hören wird. Sie haben dann ein Beispiel gegeben, das andere nachahmen können.

Sie werden zu einem wahren Führer der Gemeinde. Aber selbst wenn der Heilungsprozess bei den anderen nicht einsetzt, werden Sie heilen. Sie haben reinen Tisch gemacht. Sie haben der Person, die Sie am meisten hassen, die Macht gegeben, Sie krank zu machen – das ist das Ironische daran. Es ist eine stärkende Erkenntnis: Wenn Sie etwas tun, dann können Sie auch wieder damit aufhören.

Jim: Und das passiert mit den anderen?

Dean: Es gibt einen Vorfall, der sich während meiner ersten Studie 1977 ereignete. Zwei Patienten konnten einander nicht ausstehen. Bei dem einen handelte es sich um einen älteren Mann, der Homosexuelle hasste, der andere Mann war schwul. Die beiden beschimpften einander. Als die Spannungen immer schärfer wurden, musste ich dazwischengehen, damit sie nicht aufeinander einschlugen. Einer bekam starke Brustschmerzen, fluchte, verließ den Raum und schlug die Tür hinter sich zu. Der andere bekam ebenfalls starke Brustschmerzen und bat um Nitroglyzerin. Ich dachte, damit sei das Ende meiner sehr kurzen Karriere als Forscher gekommen.

Nachdem sie sich beruhigt hatten, sprach ich mit beiden unter vier Augen und sagte: »Sie verleihen einer Person, die Sie hassen, die Macht, bei Ihnen Brustschmerzen auszulösen und vielleicht sogar dafür zu sorgen, dass Sie sterben. Ergibt das Sinn? Sie haben andere Wahlmöglichkeiten, die Ihnen helfen und Sie stärken können.«

Ich bat beide jeden Tag, verschiedene Aufgaben zu übernehmen, um einander zu helfen, indem sie beispielsweise die Wäsche des anderen erledigten. Dabei ging es nicht so sehr darum, dem anderen zu helfen, sondern darum, sich selbst von Wut und Schmerz zu befreien. Sie wurden nie gute Freunde, aber beider Brustschmerzen verschwanden. Tests zeigten, dass sich ihre Herzerkrankungen nach nur einem Monat umkehrten.

Mitgefühl kann dazu beitragen, uns vom Leiden zu befreien. Nicht nur das Mitgefühl für einen anderen Menschen, sondern das Mitgefühl für uns selbst, was am schwersten ist. Die Dunkelheit, die Sie in Ihrem Innern wahrnehmen, existiert in jedem Menschen. Es ist viel leichter, unsere Dunkelheit auf einen anderen Menschen zu projizieren, sie von uns zu trennen, nichts mit diesen Seiten des eigenen Ichs zu tun haben zu wollen und vorzugeben, dass sie nur in anderen Menschen existieren. Aber wenn Sie von dieser Seite in Ihrem Innern Besitz ergreifen und sie integrieren können – vor allen Dingen, wenn Sie dies in aller Öffentlichkeit tun können –, kann es heilsam sein. Wenn Sie sagen: »Hier ist meine dunkle Seite, die mich dazu gebracht hat, so weit zu gehen. Glücklicherweise bin ich nicht gestorben und habe niemanden getötet. Ich bin hier, um vor Ihnen um Versöhnung zu bitten und ein anderes Beispiel zu geben«, dann setzt bei Ihnen in diesem Augenblick die Heilung ein, unabhängig davon, ob man Sie mit Eiern bewirft oder umarmt.

Jim: Das ergibt Sinn. Ich kann sagen, mein Arzt hat mir geraten, dies zu tun, damit es mir wieder besser geht.

Dean: Und wenn Sie möchten, werde ich Sie begleiten, wenn Sie sich zu diesem Schritt entschließen.

Jim: Ich habe Angst, dass ich auf der Stelle tot umfallen werde.

Dean: Ich kenne mich in erster Hilfe und Wiederbelebungsversuchen aus. Sie sind nicht der erste Mensch, der einem anderen wehtun wollte oder ihm den Tod gewünscht hat. Sie sollten nicht glauben, dass Sie so ein besonderer Fall sind!

Jim: Der Rabbi wird dann immer noch da sein.

Dean: Sie können die Gemeinde wechseln, wenn Sie möchten. Sie müssen nicht dort bleiben. Sie haben alles in Ihrer Macht Stehende getan, um ihn zum Weggang zu bewegen, aber er ist immer noch da. Ihr Zorn hat nicht zur Erfüllung Ihres Ziels beigetragen. Vielleicht stellen Sie fest, dass Sie nicht zornig sein müssen, um produktiv zu sein. Wut steht uns oft im Weg. Was Wut so verführerisch macht, ist der Glaube, sie führe zu Produktivität, obwohl dies nicht zutrifft. Genau genommen ist man trotz seiner Wutgefühle produktiv, nicht aufgrund von ihnen.

Wut hilft Ihnen, sich besser zu konzentrieren. In diesem Sinn kann sie Ihnen helfen, produktiver zu sein. Wenn Sie sich besser konzentrieren können, gewinnen Sie mehr

Macht, die Sie positiv oder negativ einsetzen können. Aber wenn Sie Ihren Geist auf etwas konzentrieren und dabei Wut einsetzen, hat dies negative Folgen. Ihr Blutdruck steigt, Ihre Arterien verengen sich, die Thrombozyten werden klebriger und neigen eher dazu, Blutgerinnsel zu bilden, was zu Brustschmerzen oder Herzanfällen führen kann. Meditation und Gebet können uns die Macht geben, unsere Energie ohne die schädlichen Wirkungen der Wut zu konzentrieren.

Jim: Wenn ich meinen Zorn unterdrücke, werde ich depressiv. Wut gibt mir das Gefühl, wie Conan, der Barbar, auf einem Pferd zu reiten und die Keule zu schwingen.

Dean: Sie sollen ja nicht Ihre Wut verdrängen. Meditation und Gebet können zusammen mit Mitgefühl und Vergebung dazu beitragen, Ihre Wut zu heilen. Chronische Wut ist Gift für den Körper. Studien haben immer wieder gezeigt, dass chronische Wut und Feindseligkeit das Risiko von Brustschmerzen, Herzanfällen und vorzeitigem Tod stark erhöhen. Wir sollten daher überlegen, ob es eine andere Möglichkeit gibt, Ihnen die Konzentrationskraft und Macht sowie den Schutz der Wut ohne deren giftigen Nebenwirkungen zu geben. Eine bessere Alternative bestände darin, die Sache aus einem anderen Blickwinkel zu betrachten und Konzentrationskraft und Intensität zu bewahren, ohne Wut als Antrieb zu benutzen.

Jim: Ich bete viel, aber oft nur, weil ich es mein Leben lang getan habe. Es ist sehr mechanisch, und ich denke dabei häufig an andere Dinge.

Dean: Betrachten Sie das Gebet doch einmal als Meditation. Konzentrieren Sie sich auf Ihre Gebete. Wenn Sie dabei an andere Dinge denken, konzentrieren Sie sich einfach immer wieder aufs Neue mit echter Aufmerksamkeit, indem Sie sich sanft, aber fest dazu zwingen. Andernfalls sprechen Sie nur die Worte aus, sind aber mit den Gedanken ganz woanders.

Jim: Genau.

Dean: Wahrscheinlich werden Sie feststellen, dass Sie geduldiger werden. Selbst wenn sich die Situation nicht ändert, werden Sie sich ändern. Sie müssen sich nicht dafür entscheiden, vor Wut zu explodieren und die Menschen in Ihrer Umgebung zu verunsichern, oder sich in sich zurückzuziehen und sich schlecht zu fühlen. Diese Dinge stören Sie einfach nicht mehr so sehr. Außerdem bewahren Sie Ihre Konzentrationskraft, und diese Kraft verleiht Ihnen Energie, Macht und Intensität, sodass Sie sich lebendig fühlen. Wenn Sie sich hingegen einfach nur abwenden, fühlen Sie sich wie ein Schwächling, wenden Ihre Wut gegen sich und werden depressiv. Es gibt eine dritte Alternative, bei der das Gebet als Übung zur Konzentration eingesetzt wird. Durch stärkere Konzentration erhalten Sie mehr Macht. Sie brauchen zum Antrieb und zur Steuerung dieser Macht keine Wut, sondern Sie können sich viel bewusster und absichtlicher konzentrieren.

Sie gewinnen Energie und fühlen sich lebendig ohne das Gift der Wut. Sie können sich motivieren, indem Sie sich besser konzentrieren. Sie können dann noch einen Schritt weitergehen und das Gebet nicht nur zur Konzentration Ihres Geistes einsetzen, sondern auch zur Öffnung Ihres Herzens, worum es beim Gebet ja in erster Linie geht.

Jim: Was Sie da sagen, steht in der Bibel: »Öffne dein Herz.« Aber mir fällt es schwer, jemandem mein Herz zu öffnen, der meint, besser zu sein als ich. Manchmal glauben die Angehörigen anderer Religionen, sie seien besser. Manchmal glauben Angehörige meiner Religion, die sich für orthodoxer halten, sie seien besser als ich.

Dean: Das Ego kann viele verschiedene Formen annehmen, und bisweilen ist das religiöse Ego das schwierigste. Mit Ego meine ich das, wodurch wir uns von anderen unterscheiden. Jedes Mal, wenn jemand sagt: »Ich bin besser als du, weil ich religiöser bin, weil ich eine andere Hautfarbe oder mehr Geld oder Macht habe«, oder was auch immer, setzen oft Leid und Krankheit ein. Die Menschen verfügen über Millionen Möglichkeiten, mit deren Hilfe sie sich besser oder schlechter fühlen als andere.

Wut verschließt unsere Herzen. Mitgefühl ist das Tor zu einem offenen Herzen. Wenn jemand Sie schlecht behandelt, können Sie sagen: »Was für ein Blödmann!« Sie können wütend werden, weil Sie zugelassen haben, dass er Sie erniedrigt hat, und dann werden Sie wütend, weil Sie sich plötzlich seine Sichtweise zu eigen machen. Die andere Alternative besteht darin, Mitgefühl zu zeigen und sich zu sagen: »Wie dumm dieser Mensch ist.« Halten Sie Ihr Herz offen, was jedoch nicht unbedingt bedeutet, dass Sie Ihre Zeit mit dieser Person verbringen wollen. Umgeben Sie sich mit Menschen, die ebenfalls beschlossen haben, ihr Leben mit einem offenen Herzen zu leben, die dies als ihre Priorität ansehen und für wertvoll halten. Schließlich wollen Sie Ihr Herz nicht für jemanden offen halten, der Ihnen wehtun wird.

Wenn Sie niemanden haben, dem Sie sich ganz eröffnen können, wird das Leben ziemlich einsam und traurig, was Frustration und Wut fördert. Wenn Rachel oder Ihre Kinder Angst vor Ihnen haben, fällt es ihnen schwer, Ihnen in diesen Augenblicken weiterhin mit einem offenen Herzen zu begegnen. Sie fühlen sich dann noch einsamer und wütender, was zu einem Teufelskreis wird. Möglicherweise haben Sie Ihre Wut als etwas Positives empfunden, aber vielleicht war die durch diese Wut ausgelöste Konzentrationskraft zusammen mit der starken Energie, die damit einhergeht, das Positive daran. Meditation und Gebet können diese Konzentrationskraft und Intensität bieten, ohne dass Sie Ihr Herz verschließen.

Sie könnten sich bewusst dafür entscheiden, Rachel Ihr Herz zu öffnen. Sie könnten beispielsweise zueinander sagen: »Ich möchte üben, mein Herz zu öffnen, weil ich dir wirklich nah sein möchte. Ich möchte unsere Beziehung auf eine ganz neue Ebene bringen. Wer weiß, wie lange wir auf dieser Erde weilen werden, ob es noch ein Jahr oder fünfzig Jahre sein werden. Wir wollen sehen, wie nah wir einander kommen können. Wir wollen uns bemühen und sehen, wie sehr wir uns einander öffnen und wie ehrlich wir zueinander sein können. Ich möchte, dass du mir alles sagst, was dich daran hindert, mir dein Herz ganz zu öffnen. Und ich möchte herausfinden, was mich daran hindert, dir mein Herz ganz zu öffnen.« Machen Sie miteinander einen Anfang.

Jim: Ich glaube, das ist ein sehr wertvoller Rat. Rachel sagt, dass sie nicht so glücklich ist, wie sie sein könnte. Jemand hat zu mir einmal gesagt: Eine Scheidung ist wie eine Todeserfahrung, während man noch lebt. Wir haben zur Zeit zu Hause viel Stress. Beruflich sind Ärzte immer starken Belastungen ausgesetzt, aber jetzt haben wir auch ungeheure finanzielle Sorgen.

Dean: Das verstehe ich, aber es ist nur ein Grund mehr, dafür zu sorgen, dass Sie zu Hause eine Zufluchtsstätte haben, damit Sie nach Hause kommen und sich umsorgt fühlen können. Sie könnten sagen: »Vielleicht habe ich Recht, aber es tut mir weh, und ich kann damit leben, nicht Recht zu haben.«

Jim: Ich kann damit leben, nicht Recht zu haben, und vielleicht kann ich mich unter vier Augen bei dem Rabbi entschuldigen, aber vor der ganzen Gemeinde ... das würde mich mein Leben lang brandmarken.

Dean: Ja, es würde Sie Ihr Leben lang brandmarken, aber auf positive Weise. Sie sind nicht allein – alle Gemeindemitglieder, die damals anwesend waren, tragen einen Teil der Verantwortung, weil sie geschwiegen haben. Jemand hätte aufstehen und etwas sagen können, als Sie diesen Rabbi gedemütigt haben. Wenn Sie sich vor dieser Gruppe entschuldigen, können die anderen an Ihrem Heilungsprozess teilhaben. Wenn dies einfach wäre, hätten Sie es schon vor langer Zeit getan. Das Medizinstudium war nicht einfach, die Zeit als Assistenzarzt war nicht einfach, doch es lohnt sich, manche Dinge zu tun, auch wenn sie schwer sind.

So ist beispielsweise mein Programm für einen umfassenden Lebensstil nicht einfach, aber für viele Menschen funktioniert es. Ich würde gerne sagen können, dass Cheeseburger gut für Sie sind, aber das trifft nicht zu. Es ist viel einfacher, eine Tablette zu schlucken, aber der Nutzen ist begrenzt und kurzfristig. Ähnlich stellt die Religion oft große Anforderungen an uns. Zur Zeit des Goldenen Kalbs fragten die Menschen Moses: »Warum sollten wir all diese Dinge tun? Wozu brauchen wir die Zehn Gebote? Würden drei oder vier nicht ausreichen? Warum sollten wir uns Grenzen setzen? Bist du dir sicher, dass es nicht viel mehr nur Zehn Vorschläge sind?«

»Du sollst nicht töten«, war für viele Menschen ein radikales Konzept. Es ist schwer, aber es hat einen Grund: Es funktioniert. Sie könnten eine einfachere, verwässerte Möglichkeit finden, aber ich möchte, dass Sie die Hauptstraße wählen, den schwierigsten Weg, auf dem die Heilung für Sie und alle anderen durch Ihr Beispiel am wirkungsvollsten sein kann.

Rachel: Jim, es wäre sehr mutig.

Dean: Einer der Gründe, warum viele Menschen das Interesse an den konventionellen Religionen verlieren, ist vielleicht der, dass sie sich oft zu sehr in den formellen Dingen und im Ritual verfangen, während sie ihr geistiges Wesen, das eigentlich am bedeutsamsten ist, verlieren: das Bewusstsein des zugrunde liegenden Geistes, der uns miteinander verbindet.

Rachel: Darüber sprechen wir oft miteinander.

Dean: Ich kenne eine wunderbare Parabel, die ich vor dreißig Jahren in der Schule gelernt habe. Sie handelt von einem ungebildeten Jungen, der nicht wusste, wie man betet, aber er konnte pfeifen. Also ging er in die Synagoge, und begann, leidenschaftlich zu pfeifen. Die Menschen beklagten sich und machten sich lustig über ihn, weil er die Liturgie und die Gebete, ja, rein gar nichts kannte – er wusste nur, wie man pfeift. Doch der Rabbi war ein weiser Mann, und er erkannte, dass es sich um ein aufrichtiges Gebet handelte. Der Junge betete auf die einzige Art und Weise, die er kannte – er pfiff, aber es kam von Herzen –, was für Gott wichtiger war als das Gebet eines Menschen, der alle Verse kennt, aber ohne Gefühl, unkonzentriert und ohne Sinn betet.

Genau das wünsche ich mir von Ihnen – dass Sie sich vor die Gemeinde stellen und mit Ihrem Herzen sprechen, und alles, was Sie sagen, wird heilig sein. Wenn man Sie deshalb ablehnt, ist es ein Verlust für die anderen, aber ich glaube nicht, dass dies passieren wird. Stattdessen werden Sie ein Lehrer sein – ein echter Lehrer. Die Tatsache, dass Sie die ganze Heilige Schrift kennen, ist wunderbar, aber es bleibt alles trockene Theorie, wenn die Inhalte nicht in die Praxis umgesetzt werden.

Jim: Ich kann mir vorstellen, wie bestimmte Mitglieder der Synagoge aufspringen und sagen werden: »Ich habe es doch gleich gesagt! Ich wusste es! Er wollte den Rabbi loswerden!«

Dean: In diesem Fall sagen Sie einfach: »Bitte setzt euch und hört mir zu. Ja, ich habe diese Gefühle gehegt. Und ich bin gekommen, um zu sagen, dass es mir Leid tut. Ich fühle mich deshalb sehr schlecht. Ich möchte, dass unsere Gemeinde heilt, und ich wünsche mir, dass mein Herz heilt.« Es könnte eine sehr wirkungsvolle Predigt sein.

Jim: Es könnte in unserer Synagoge zu einem Tumult kommen. Unsere Synagoge ist wegen dieser ganzen Geschichte mit dem Rabbi bereits zerrissen und geteilt.

Dean: Sie ist bereits zerrissen und geteilt. Das heißt, es ist nicht Ihr Tun. Sie sprechen über die Aussicht einer Heilung. Und wer steht im Epizentrum der ganzen Sache? Sie. Und wer außer Ihnen hat die Fähigkeit, die Synagoge zusammenzuführen?

Jim: Überlegen Sie doch einmal, was passieren wird. Wenn ich die Synagoge zusammenführe, wird der Rabbi für immer dort bleiben.

Dean: Wenn Sie dort nicht glücklich sind, können Sie gehen. Nur Ihre Heilung ist wichtig. Wegen der Synagoge oder dem Rabbi mache ich mir keine Sorgen, mir geht es nur um Sie. Wenn Sie das Richtige tun, wenn Sie entsprechend Ihrer Wertvorstellungen leben, könnte Ihr Herz heilen. Doch wenn Sie nicht entsprechend Ihrer Wertvorstellungen leben, könnte Ihr Herz erkranken. Ihr Herz weiß alles. Sie können Ihr Herz verschließen, oder Sie können es öffnen. Vielleicht hilft Ihre Heilung auch dem Rabbi und der Gemeinde. Die Weisheit in Ihrem Innern hat klar zu Ihnen gesprochen. Welche Bilder hätten klarer und wirkungsvoller sein können?

Jim: Es ist für mich offensichtlich zu einer Frage von Leben und Tod geworden. Und ich weiß nicht einmal, warum es so weit gekommen ist. Wie bin ich da nur hineingeraten?

Dean: Wie Sie da hineingeraten sind, spielt keine Rolle. Wichtig ist, wie Sie wieder herauskommen.

Jim: Sitze ich auch in anderen Bereichen so in der Klemme?

Dean: Das weiß ich nicht. Wenn Sie in diesem Bereich heilen, könnten Sie auch in anderen Bereichen Besserung erfahren. Vielleicht stellen Sie fest, dass Ihre Beziehung zu Rachel enger wird.

Sie sind mit Eltern aufgewachsen, die jeden Grund hatten zu sagen, es sei nicht sicher, sein Herz zu öffnen – sie waren Überlebende des Holocaust. Es ist daher einfach für Sie, eine Mauer um Ihr Herz zu errichten, die sagt: »Wenn ich mein Herz öffne, wird man mir wehtun, aber meine Wut schützt mich.« Genau das sagte diese Mauer Ihnen. Sie sagt, Ihre Wut, Ihre Feindseligkeit erhält Sie am Leben und verleiht Ihnen Energie, wenn all diese Menschen scheinbar versuchen, Ihnen wehzutun.

Dieselbe Mauer, die in der Vergangenheit möglicherweise für Ihr Überleben notwendig war, scheint jetzt Ihr Überleben zu bedrohen. Wir alle brauchen Mauern, emotionale Verteidigungslinien. Doch dieselbe Mauer, die Sie schützt, kann Sie auch isolieren, wenn sie immer vorhanden ist, wenn Sie keinen Ort haben, an dem Sie sich sicher fühlen und Ihre Wachsamkeit aufgeben können – selbst Ihre Frau und Ihre Kinder fühlen sich nicht sicher, wenn sie mit Ihnen reden.

Jim: So habe ich mein Verhalten noch nie betrachtet, aber Sie haben ganz Recht. Rachel hat Probleme mit meiner Wut, und sie sagt, dass es deshalb schwer ist, mir nah zu sein.

Dean: Wünschen Sie sich eine Frau, die Sie liebt und Ihnen nah ist, oder wollen Sie, dass sie Angst vor Ihnen hat? Nähe und Angst schließen sich gegenseitig aus. Wünschen Sie sich eine andere Beziehung zu Rachel, eine andere Ebene der Nähe? Wünschen Sie sich Heilung und Nähe, oder möchten Sie weiterhin in Einsamkeit und Isolation leben?

Jim: Also, plötzlich ist mir klar, was ich tun muss. Ich entscheide mich fürs Leben.

Sechs Wochen später entschuldigte sich Jim bei dem Rabbi. Seitdem – seit über zwei Jahren – leidet er nicht mehr unter Brustschmerzen. Die neuesten Tests haben gezeigt, dass seine Herzerkrankung nicht mehr fortschreitet und eine Besserung eingetreten ist. Jim und Rachel suchten eine Eheberatung auf, um zu lernen, besser miteinander zu kommunizieren. Auf diese Weise wurde ihnen bewusst, warum sie sich beide unsicher gefühlt und ihre Herzen verschlossen hatten.

»Ja, ich habe keine Brustschmerzen mehr, doch das ist nicht das Wichtigste. Meine Beziehung zu Rachel und den Kindern ist viel enger und glücklicher geworden! Ich habe meditiert, indem ich regelmäßig mit dem Herzen gebetet habe – nicht so häufig, wie ich es gern tun würde, aber öfter als früher. Und Rachel sagt, dass ich nun nicht mehr so wütend scheine. Dennoch bin ich produktiver im Beruf und leiste mehr als je zuvor. Ich brauche die Wut nicht mehr als motivierende Kraft.«

Als Wissenschaftler weiß ich natürlich, dass ein einziger Fall gar nichts beweist, doch als Mensch hat mich diese Erfahrung mit Jim tief berührt.

Dialoge über Wissenschaft und Geheimnis

Ich hoffe, Sie sind aufgrund meiner bisherigen Ausführungen genau wie ich davon überzeugt, dass Liebe und menschliche Nähe für unsere Gesundheit und sogar für unser Überleben eine wichtige Rolle spielen. Die Vorstellung, dass Einsamkeit und Isolation zu Leiden, Krankheiten und vorzeitigem Tod führen, während durch Liebe und Nähe Gesundheit, Glück und Heilung gefördert werden, wurde in Hunderten von wissenschaftlichen Studien dokumentiert, von denen ich viele in diesem Buch näher erläutert habe. Warum diese Faktoren so wichtig sind, ist jedoch immer noch ein Geheimnis.

Ich finde es erstaunlich, dass einige der wirkungsvollsten Faktoren, die über unsere Gesundheit und unser Wohlgefühl entscheiden, so gut dokumentiert sind und dennoch so wenig verstanden werden. Um auf diese Frage näher einzugehen, sprach ich mit vielen Kollegen und engen Freunden, die so freundlich und großzügig waren, mit mir über ihre Gedanken und Perspektiven und darüber zu sprechen, warum diese Faktoren so wichtig sein können.

Ich hoffte, die Sichtweisen der einzelnen Personen würden mir die fehlenden Teile des Puzzles liefern. Und genau das geschah. Beim Durchlesen der Gesprächsnotizen wurde das Bild immer klarer. Die noch fehlenden Stücke sind genauso interessant wie jene, die hinzugefügt wurden, weil sie die Grenzen der Wissenschaft und des intellektuellen Verständnisses deutlich machen. Manchmal erfahren und wissen wir etwas, das wir nicht vollständig in Worte fassen oder erklären können.

Alle beantworten die Frage teilweise, aber niemandem gelingt es vollständig. Als ich die editierten Abschriften erneut durchlas, erkannte ich, wie viel ich aus diesen Gesprächen gelernt habe, doch das Geheimnis bleibt bestehen. Niemand kann umfassend erklären, was eigentlich vor sich geht und warum Liebe und menschliche Nähe eine so große Rolle spielen. Vielleicht macht dies das Ganze so faszinierend, denn es gibt noch viel mehr zu entdecken.

Viele der Befragten sprechen über Energie. Während die westliche, allopathische Medizin nicht viel darüber aussagt, wie der Fluss und Austausch von Energie unsere Gesundheit auf positive oder negative Weise beeinflussen kann, ist diese Vorstellung fundamentales Konzept in den meisten nicht-allopathischen Medizinformen. Die westliche Medizin hat Konzepte, die heute konventioneller Teil der Physik sind (beispielsweise Einsteins berühmte Gleichung $E = mc^2$, Energie gleich Masse mal Lichtgeschwindigkeit im Quadrat), nicht integriert. Paradoxerweise liegt diese Gleichung, die letztlich zur Produktion der Atombombe führte, auch den fundamentalsten Heilungskonzepten zugrunde. Einstein drückte es so aus: »Masse (das heißt Materie) ist einfach eine andere Form von Energie.« Viele Menschen sind der Meinung, eine Krankheit beginne mit Energiestörungen, die sich erst später körperlich bemerkbar machen, während die Liebe als einer der stärksten Faktoren den freien Energiefluss verbessert.

Ich kann den einzelnen Gesprächspartnern nicht in allen Details völlig zustimmen, aber ich empfinde die verschiedenen Perspektiven als erfrischend. Manche zögern, wenn es um Spekulationen geht und halten sich nur an die vorhandenen Daten. Mehrere Wissenschaftler und Ärzte weisen auf die Grenzen der gegenwärtigen Werkzeuge, Modelle und Forschungsmethoden der modernen Wissenschaft hin, wodurch man die Frage, warum Liebe und Nähe so starke Auswirkungen auf Gesundheit und Heilung haben, nicht vollständig beantworten könne.

Bei den meisten Geistestraditionen stößt man früher oder später auf folgende Frage: »Wenn zwischen uns allen eine Verbindung besteht, warum glauben wir dann, dass wir voneinander getrennt sind?« Die übliche Antwort der meisten spirituellen Lehrer lautet, dass sich diese Frage innerhalb ihres Kontextes nicht beantworten lässt. Wenn Sie im Traum von einem Tiger verfolgt werden und fragen: »Wieso werde ich von einem Tiger verfolgt?«, lässt sich die Frage nicht innerhalb des Kontextes des Traums beantworten. Solange Sie träumen, scheint der Traum sehr real und der Tiger sehr gefährlich und Furcht erregend. Erst wenn Sie aufwachen, erkennen Sie die Wahrheit.

Sehen wir nur, verstehen aber nicht?

Dr. S. Leonard Syme ist Professor an der School of Public an der Universität von Kalifornien in Berkeley. Er hat an den ersten und wichtigsten Studien mitgewirkt, bei denen eine Verbindung zwischen sozialer Unterstützung und Gesundheit hergestellt wurde. Inzwischen hat er viele Studenten ausgebildet, die schließlich gleichermaßen bedeutungsvolle Arbeit in diesem Bereich geleistet haben. Er ist Autor unzähliger wissenschaftlicher Abhandlungen und Mitautor des Klassikers *Social Support and Health*.

Ich sprach mit Dr. Syme und fragte ihn: »Warum sind Liebe und Nähe Ihrer Meinung nach so wirkungsvolle Faktoren, die sich auf Krankheiten und vorzeitigen Tod auswirken?«

»Ich befasse mich mit dieser Frage nun schon seit vierzig Jahren. Antrieb für meine Arbeit waren nicht Ideologien oder Überzeugungen, sondern Daten. Ich stieß auf diese Vorstellungen, weil ich die Daten nicht anders erklären konnte, wodurch ich mich von den

Menschen unterscheide, die vielleicht spiritueller oder religiöser orientiert sind als ich. Als Epidemiologe habe ich mich mit den bestimmenden Faktoren auseinander gesetzt und bin zu diesem Ergebnis gekommen, weil ich einfach keine andere Möglichkeit hatte.«

Dr. Syme erhielt die ersten Hinweise auf die Bedeutung sozialer Faktoren bei ausgedehnten Besuchen in Japan. Er fragte sich, warum Herzerkrankungen bei Japanern, die nach Kalifornien ausgewandert waren, im Vergleich zu den weiterhin in ihrer Heimat lebenden Japanern um das Fünffache zugenommen hatten. »Als ich Japaner befragte, wiesen sie alle auf die soziale Unterstützung hin. ›Die Menschen im Westen sind einsam‹, erklärten sie. ›Beobachten Sie doch nur, wie sie auf den Straßen allein für sich herumlaufen.‹« Dies führte zu einer Reihe von Untersuchungen durch ihn und seine Mitarbeiter, die zeigten, wie stark sich soziale Unterstützung auf unser Überleben auswirkt.

»Ich kehrte nach Berkeley zurück und konnte Lisa Berkman, damals Doktorandin, heute Professorin an der Harvard University, für dieses Projekt gewinnen. Ich erzählte ihr meine Geschichte und sie vertrat energisch die Meinung, dass wir uns mit der Frage der sozialen Unterstützung näher beschäftigen sollten. Sie führte die erste empirische Studie über soziale Unterstützung in Alameda County in der Nähe von San Francisco durch. In ihrer Untersuchung wurden einige sehr grundlegende Fragen gestellt, die ich bereits in einem Fragebogen viele Jahre, bevor ich über diese Dinge intensiver nachdachte, verwendet hatte. Sind Sie verheiratet? Gehören Sie Organisationen und Vereinen an? Sind Sie Kirchgänger? Die Ergebnisse zeigten, dass Menschen mit den wenigsten sozialen Verbindungen in den folgenden neun Jahren höhere Sterblichkeitsraten aufwiesen, selbst nach Abgleich mit allen Risikofaktoren, die für die in Frage kommenden Ursachen ja bekannt waren. Diese Studie löste weltweit eine wahre Flut an Untersuchungen aus, die sich mit sozialer Unterstützung befassten. Aber darauf will ich jetzt nicht näher eingehen, weil ich mittlerweile das frühere Konzept von sozialer Unterstützung aufgegeben habe.«

»Ich ging für ein Sabbatjahr nach London, um mit Michael Marmot zusammenzuarbeiten, einem meiner früheren Doktoranden, der sich in einer Untersuchung mit britischen Beamten befasste. Er kam zu dem Ergebnis, dass sowohl soziale Unterstützung als auch die soziale Klasse in starker Verbindung mit fast jeder Todesursache stand. Wir alle haben eine Vorstellung davon, warum Menschen in den niedrigsten sozialen Klassen die höchsten Krankheitsraten haben: Sie sind arm, nicht gut ausgebildet, werden medizinisch schlecht versorgt, leben in schlechten Wohnverhältnissen und so weiter. Doch in der Studie über britische Beamte stellte sich heraus, dass Menschen auf der zweiten Stufe – eine Stufe unter der höchsten sozialen Klasse – doppelt so hohe Krankheitsraten hatten wie die Menschen an der Spitze. Bei den Menschen auf der zweiten Stufe handelte es sich um Ärzte, Rechtsanwälte und andere Akademiker sowie um leitende Angestellte. Diese Menschen waren weder arm noch schlecht ausgebildet, und ihre medizinische Versorgung sowie die Wohnverhältnisse ließen nichts zu wünschen übrig, und dennoch lag ihre Krankheitsrate doppelt so hoch. Wir stellten ein fortschreitendes, stufenweises Gefälle in der Klassenhierarchie fest. Außerdem erkannten wir, wie schwer sich dieses Phänomen erklären lässt. In allen Ländern der industrialisierten Welt gibt es bei den sozialen Klassen dasselbe Gefälle.«

»Es geht also nicht einfach nur um schlechte Ausbildung, geringes Einkommen und schlechte medizinische Versorgung. Es geht um etwas anderes – eine größere Kontrolle über das Schicksal, was ich als Fähigkeit oder Gelegenheit bezeichne, die Ereignisse zu beeinflussen, die Auswirkungen auf das eigene Leben haben. Je größer diese Kontrolle ist, desto besser ist die Gesundheit. Seitdem habe ich festgestellt, dass dieses Konzept im Verlauf der Jahre von Dutzenden Wissenschaftlern verwendet wurde, die es beispielsweise ›Gefühl von Kontrolle‹, ›Wirksamkeit des Selbst‹, ›Ort der Kontrolle‹, ›erlernte Hilflosigkeit‹, ›Gefühl von Zusammenhang‹ oder ›Meisterung‹ nannten. Jeder beschreibt mit diesen Begriffen Faktoren, die sich ein wenig voneinander unterscheiden, aber ich glaube, sie haben alle einen gemeinsamen Nenner. Jetzt verstehe ich also, worum es bei sozialer Unterstützung geht. Soziale Unterstützung hilft den Menschen, das Leben zu bewältigen.«

»Wie kommt dieses Zeug in den Körper? Die meisten psychosozialen Risikofaktoren stehen in enger Verbindung zu einer ganzen Reihe von Krankheiten, die viele Körpersysteme durchqueren. Dies widerstrebt dem normalen biologischen Denken, denn so sollte es eigentlich nicht ablaufen. Psychosoziale Faktoren wie soziale Unterstützung sorgen irgendwie dafür, dass Menschen gegenüber Krankheiten mehr oder weniger anfällig sind – sie wirken sich auf unsere Anfälligkeit aus. Dann entscheiden andere Risikofaktoren – Viren, Cholesterinspiegel, in der Luft enthaltene Partikel und unsere ererbten Gene oder was auch immer –, welche Krankheit man bekommt. Wenn man diesen anderen Risikofaktoren ausgesetzt und nicht verletzbar ist, wird man nicht krank.«

Als Wissenschaftler hat Dr. Syme damit zu kämpfen, dass er diese Dinge aus eigener Erfahrung weiß, aber diese sozialen Kräfte nicht mit den üblichen wissenschaftlichen Verfahren messen kann. Ich fragte ihn, ob er wie ich der Meinung ist, dass die Förderung von Dingen wie Verbundenheit, Gemeinschaftsgefühl und Nähe heilsam sein und zudem den Geist beruhigen kann, sodass er inneren Frieden, Wohlgefühl und Verbundenheit erfährt.

»Ich bin Epidemiologe und halte mich strikt an Daten. Was Sie da sagen, gefällt mir auf einer Ebene sehr, aber ich betrachte diese Spekulation mit so viel Skepsis und Zynismus, dass meine Antwort nur ›vielleicht‹ lauten kann.«

»Widersprechen die Daten, über die wir gesprochen haben, dieser Vorstellung?«

»Absolut nicht. Ich bin durchaus einer Meinung mit Ihnen. Sie gehen einfach nur einen Schritt weiter, wobei ich mich nicht so wohl fühle. Ich habe mein ganzes Leben damit verbracht, Ideen zu überprüfen, von denen alle glauben, dass sie wahr sind, was dann schließlich auf neunundneunzig Prozent nicht zutrifft. Aus diesem Grund bin ich zum strengen Empiriker geworden. Ich werde nervös, wenn ich mich zu weit von meinen Daten entferne, weil es sich um mein Lebenswerk handelt.«

»Stimmen diese Daten mit Ihrer Erfahrung und Ihren Überzeugungen überein?«

»Ja. Ich glaube, dass die Beschäftigung mit der Verbindung zwischen Beziehungen und Überleben das Wichtigste ist, was auf unserem Gebiet zur Zeit getan werden kann. Wir befinden uns in einer großen Krise. Wir verfügen über Unmengen an Daten ohne Theorie, wir können all diese Informationsstückchen, die sich angesammelt haben, nicht miteinander verbinden. Zu unserem Nachteil waren wir darauf bedacht, nicht zu spekulieren und Theorien zu entwickeln, sodass wir nicht über ein übergreifendes konzeptionelles Modell verfügen. Wenn wir uns die Daten ansehen, müssen wir im Grunde zugeben, dass die Dinge, von denen Sie hier sprechen, die einzige Möglichkeit sind, unsere Forschungsergebnisse zu verstehen.«

Wie klingen Meditation, Nähe und Heilung zusammen?

Dr. Jon Kabat-Zinn ist Gründer und Direktor der Klinik zur Stressreduzierung an der medizinischen Fakultät der Universität von Massachusetts. Sein Programm für Geist und Körper gilt in den USA als eins der besten. Er ist Autor mehrerer Bücher, zu denen unter anderem *Full Catastrophe Living* und *Everyday Blessings* zählen.

Ich bat ihn, die Beziehung zwischen Meditation, Nähe und Heilung zu erklären: »Es geht darum, seinen Platz in der Welt zu finden und sich dieses Platzes bewusst zu sein, sodass man die Schwierigkeiten des Lebens mit einem Gefühl von Rückhalt und Integrität umschiffen kann – selbst angesichts der ständigen Veränderungen und potenziellen Bedrohung unseres Wohls. Ich glaube, dass da eine Physiologie besteht. Wahrscheinlich stehen wir bei der Erforschung der vermittelnden Faktoren noch ganz am Anfang, aber sie dürften in jeder Hinsicht so wirkungsvoll wie die Kampf- oder Fluchtreaktion sein.«

Ich fragte ihn, wie Meditation eine Heilung erleichtern könne.

»Viele verschiedene meditative Praktiken können dazu beitragen, systematisch ein Gefühl von Nähe, Selbsterkenntnis, Verletzbarkeit und Offenheit zu kultivieren – eine tiefe, innere Ruhe, das Gefühl, dazuzugehören und sich in der eigenen Haut wohl zu fühlen, die Verbundenheit mit der Welt zu spüren. Vielleicht haben solche Gefühlszustände ihre eigene Biologie. All diese Dinge haben, wie ich glaube, langfristige physiologische Auswirkungen und beeinflussen möglicherweise auch die Gesundheit.«

»Meiner Ansicht nach steht die Heilungserfahrung in direktem Zusammenhang mit der Erfahrung, ›ganz zu sein‹ und universale Verbundenheit zu spüren. Wenn Sie diese Ganzheit direkt erfahren, ist sie immer mit Gefühlen der Ruhe und des Friedens verbunden, bei denen Angst keinerlei Rolle spielt. Zwischen Ihnen und allem anderen bestehen keinerlei Grenzen, kein Gefühl der Trennung oder

Ferne oder das Gefühl, ausgeschlossen zu sein. Keine Einsamkeit. Es ist, als ob Sie das gesamte Universum sind und nahtlos mit allem verbunden sind. Wenn dieses Gefühl vorhanden ist, wird dieses Zugehörigkeitsgefühl, diese Verbundenheit Teil Ihrer Erfahrung. Es handelt sich nicht um eine Philosophie, nicht um einen Gedanken, über den wir hier sprechen. Es ist die direkte Erfahrung dieser inneren Ebene von Zugehörigkeit, von Nähe und Frieden. Es ist die totale Erfahrung von Wohlgefühl im gegenwärtigen Augenblick, die zur Zeitlosigkeit wird. Die Art und Weise, wie sich dies im Körper ausdrückt, ist phänomenal, weil es ein so tiefer Zustand von Wohlgefühl und Entspannung ist. Dieser tiefe psychologische Zustand von Verbundenheit kann nur als Gnade empfunden werden. Er zeichnet sich aus durch spontane Akzeptanz, Offenheit und Mitleid.«

»Ich glaube, dass Heilung dann eintritt, wenn man das Gefühl hat, bereits ganz zu sein. Wenn Sie diese Ganzheit spüren, reagiert Ihr Körper, indem er wieder das für ihn größtmögliche homöostatische Gleichgewicht herstellt. Die Physiologie wird dann gewissermaßen von diesem größeren Gefühl, mit dem gesamten Universum verschmolzen zu sein, unterstützt.«

»Jetzt kann spontan Mitgefühl entstehen, und Sie können Dinge sehen, ohne dass diese sich in einer bestimmten Weise manifestieren müssen. Sie nehmen die Situation jetzt so wahr, wie sie ist, weil Sie nicht mehr darauf bestehen, dass sie so und nicht anders sein sollte. Dies kann sehr heilsam sein, weil sich das Herz öffnet – es sieht und fühlt das Herz des anderen, es ist ihm nah und kann es direkt erfahren. Sie wollen dem anderen nicht schaden, vielmehr besteht der Wunsch, für das Wohlergehen dieses Herzens, dieses Menschen zu sorgen, ganz gleich, ob es sich um ein Kind, um Vater oder Mutter oder den geliebten Partner handelt.«

»Aus einer Meditationserfahrung heraus können Sie tiefste Nähe erfahren. Von außen mag es den Anschein haben, dass Sie völlig isoliert sind, während Sie meditieren, aber in Wirklichkeit ist Meditation eine Möglichkeit, ganz mit der Illusion von Trennung und Isolation in Verbindung zu stehen. Auf diese Weise verstehen wir, dass wir nie isoliert, nie von anderen getrennt sind. In der Yoga-Tradition wird häufig das Bild der Meereswoge eingesetzt, um dieses Gefühl der Verbundenheit mit dem Ganzen zu vermitteln. Die Welle hat für kurze Zeit ihre eigene, separate Identität, aber gleichzeitig ist sie nahtloser Ausdruck des Wassers – des Ozeans, des Ganzen. Als Biologe empfinde ich das Leben selbst auf diese Weise. Ja, das Leben kommt in einzelnen Paketen: mein Körper, mein Leben, meine Probleme, meine Karriere und so weiter. Aber all diese Dinge sind auf sehr profunde Weise Ausdruck der Lebensprozesse, die sich in einer ununterbrochenen, nahtlosen Kontinuität der Ganzheit entfalten.«

»Albert Einstein sprach davon, wie man der Täuschung der Getrenntheit verfallen kann. Als Antwort auf den Brief eines Rabbiners, der über den Tod seiner kleinen Tochter trauerte, schrieb er, dass Trennung eine optische Täuschung des Bewusstseins ist und dass wir in einem Gefängnis landen und die Fähigkeit zur Nähe, zum Mitgefühl verlieren und uns nicht in einem umfassenden Sinn sehen, wenn wir Dinge nur in diesem Rahmen betrachten. Ich glaube, diese Täuschung verursacht viel Trauer, Distanz und Spannungen – Zustände, die uns viel kosten, indem sie zusätzliche und unnötige Reibung in der Biologie unseres Organismus verursachen. Schließlich führen diese Zustände zu jenen Abnutzungserscheinungen, die ein vorzeitiges Ungleichgewicht, Krankheit und frühzeitigen Tod verursachen. Das tiefe Interesse Einsteins, über Befreiung und innere Sicherheit zu sprechen, hat mich erstaunt. Seiner Meinung nach erzeugt unser Geist Möglichkeiten zur Trennung, die uns verwehren, das Ganze zu sehen. Sein unablässiges Engagement, das Universum als nahtloses Ganzes zu sehen, und seine Meinung, die Physik müsse dies in gewisser Weise widerspiegeln, zählen zu den bemerkenswerten Kennzeichen Einsteins.«

»Ich würde gern mehr darüber erfahren, was Sie als inneres Zugehörigkeitsgefühl bezeichnen und wie wir es mit Hilfe der Meditation direkt erfahren können«, bemerkte ich.

»Wenn Sie sitzen oder liegen, bringen Sie Ihren Geist dazu, Ihren Körper zu beobachten. Normalerweise schenken wir dem Körper keine Aufmerksamkeit, es sei denn, wir haben irgendwo Schmerzen. In diesem Fall reagieren wir und schenken der Stelle, die wehtut, Aufmerksamkeit in der Hoffnung, dass der Schmerz wieder vergeht. Doch was ich meine, ist eine offenere, akzeptierende, nicht bewertende Aufmerksamkeit. Wir achten einfach auf das Ein- und Ausatmen des Körpers, auf Empfindungen, auf die propriozeptiven Eigenschaften, die Wahrnehmungen aus dem eigenen Körper vermitteln – aus der Haut, den Gelenken, den Zehen, den Fußsohlen, den Fersen, allen Körperteilen mit den entsprechenden Empfindungen, die sich ständig ändern. Durch dieses Verweilen im eigenen Körper, wie ich es bezeichnen möchte, entsteht sehr schnell ein starkes Wohlgefühl. Es ist eine so neue Erfahrung, dass viele Menschen oft einen Flashback haben und sagen: ›Ja, das habe ich als Kind ständig gefühlt.‹ Wenn Sie diese Art der Meditation praktizieren, stimmen Sie sich auf propriozeptive Erfahrungen ein und erfahren die Welt in ihrer rudimentärsten Form, woraus Sie sehr viel lernen können. Genau darum geht es bei der Kultivierung von Nähe – die Bereitschaft, in direktem Kontakt mit den tatsächlichen Erfahrungen zu sein, ohne sie zu beurteilen oder zu bewerten. Jedes Mal, wenn wir sie beurteilen, zensieren wir sie gewissermaßen und biegen sie nach unseren Wünschen zurecht. Wir verfangen uns in diesen Wünschen, statt unsere Erfahrung objektiver zu sehen. Man kann der eigenen Erfahrung nicht direkt begegnen, wenn man in seinem Kopf bereits alle möglichen Ideen darüber hat. Bei der meditativen Arbeit nimmt man im Grunde die Brille ab, durch die man normalerweise sieht, und lässt zu, dass die Dinge einfach nur so sind, wie sie sind. Diese Ebene der Nähe liegt meiner Meinung nach der Heilung zugrunde.«

Ich fragte: »Nähe zu was?«

»Letztendlich zum eigenen Selbstgefühl, zu dem, was wir sind. Es beginnt damit, dass wir auf unsere Atmung oder auf unseren Körper achten. Dann stellt sich die (ziemlich komplizierte) Frage: Wer beobachtet hier wen? Die Atmung läuft ab. Da ist der Körper mit all seinen Empfindungen, die durch ihn hindurch fließen. Aber wer ist das ›Ich‹, das behauptet, all dies zu beobachten? Jetzt wird das ›Ich‹ zum Gegenstand des Bewusstseins. Die Frage lautet nun: Wo wohnt das Bewusstsein? Wo ist seine Quelle? In den Meditationstraditionen wird dies selbst zur Reflexion, so, als ob man in den Spiegel schaut und fragt: Wer bin ich? Was bedeutet es, ich zu sein und in einem Körper zu stecken? Dann geht es darum, die Bezeichnung nicht mit der Realität zu verwechseln, sondern stattdessen zu fragen, was dieser Bezeichnung zugrunde liegt, dieses Gefühl des ›Ichs‹, wenn wir beispielsweise sagen ›mein Körper‹, ›meine Kopfschmerzen‹, ›mein Herzklopfen‹ oder ›mein schmerzender, großer Zeh‹. Dann versteht man langsam, was Einstein meinte, nämlich, dass es keine echte Trennung gibt und dass die Vorstellung eines ›Ichs‹ eine Täuschung des Bewusstseins ist. Wir haben uns selbst viel zu eng definiert. Doch die Aufgabe der Realität oder die Vorstellung, dass Personalpronomen – ich, mir, mein – keinen Nutzen haben, ist nicht psychopathologisch. Wenn man glaubte, jemand anders zu sein, hätte man große Probleme. Es ist eher eine fortschrittliche Vertrautheit mit der ganzen Frage, worum es sich beim Menschsein wirklich handelt oder wer wir wirklich sind.«

»Manche Menschen beschreiben es als Doppelsichtigkeit, wenn man gleichzeitig die Dualität und die Einheit sieht«, bemerkte ich.

»Das ist mit Sicherheit meine Erfahrung. Der Baum ist einfach nur ein Baum. Wenn man glaubte, der Baum sei ein Auto, hätte man große Probleme. Vielleicht sagt jemand: Aber wenn alles eins ist, warum ist der Baum dann nicht dasselbe wie das Auto? Darüber könnte man tiefe philosophische Gespräche führen, aber ich sage, der Baum ist ein Baum, und das Auto ist ein Auto, doch es gibt eine andere Art der Betrachtung, bei der beide Dinge Manifestationen eines tieferen, nahtlosen Ganzen sind. Wir sind alle auf unzählige, verschiedene Arten miteinander verwandt. Weisheit und Heilung haben damit zu tun, dass wir die Komplexität des Universums verstehen und wissen, wie wir von ihm nicht überwältigt oder lebendig verschlungen werden. Man könnte versucht sein, nur auf eine Weise zu sehen, sehr dickköpfig und blind zu sein, aber dennoch völlig konsequent auf einer Seite des Paradoxons zu bestehen – ohne überhaupt zu sehen, dass es sich um ein Paradoxon handelt. Machen Sie bei Ihrer Arbeit mit Ihren Patienten nicht die Erfahrung, dass die Betroffenen mit ganz konventionellen Vorstellungen beginnen, dann aber die Arbeit mit Ihnen sie bewegt, ihren Geist und ihr Herz zu erweitern, sodass sie ein umfassendes Ichgefühl erleben?«

»Ja, das ist oft der bedeutsamste Teil meiner Arbeit – für meine Patienten und für mich.«

»Ich sage nicht, dass dies durch Meditation geschehen muss. Ich sage einfach nur, dass die Meditation eine zuverlässige Tür ist, durch die wir diese Art von Erfahrung katalysieren können. Wenn der Körper diese Einheit erlebt, bei der keine Grenze zwischen Körper, Geist, Seele, Herz und Welt besteht, dann geht etwas im Körper vor, das zur Pflege oder Wiederherstellung der optimalen Funktion auf allen Ebenen führt – auch wenn es sich manchmal nur um einen Augenblick handelt.«

»Um noch einmal auf Einstein zurückzukommen – wir sind mehr, als wir zu sein glauben. Unsere Gedanken, die stark von unseren Kindheitserfahrungen konditioniert werden, führen oft zu einem bestimmten Verhalten, das die Möglichkeit zur Nähe unterbindet. Dies manifestiert sich auf ganz unterschiedliche Weise. Wir können so stark mit uns selbst beschäftigt sein, dass wir jeden, der uns nahe kommt, beherrschen, ignorieren oder in den Schatten stellen wollen. Oder wir haben solche Angst vor der Nähe, dass wir uns nur in einem sehr beschränkten Gefühlsbereich wohl fühlen. Oder wir entwickeln ein Konzept der Nähe, mit dem wir uns wohl fühlen, das jedoch keine Gegenseitigkeit zulässt. Wenn ein anderer eine einzigartige Geschichte und Gefühle in die Beziehung einbringt, sind wir möglicherweise nicht gewillt, uns auf diese Unterschiede einzustimmen, dem Partner nah zu sein und diese Unterschiede zu akzeptieren. Dies könnte zu einer sehr einseitigen Beziehung führen, die schließlich die Möglichkeit echter Nähe zunichte macht.«

»Wie hilft die Meditation dem Menschen, dies zu ändern?«, fragte ich.

»Indem sie unsere Augen und unsere Herzen öffnet. Mit ihrer Hilfe können wir die Verhaltensmuster erkennen, denen wir verfallen. Sie zeigt uns, wie diese Muster ein Gefängnis oder eine Zwangsjacke schaffen, die uns zwingt, jedes Mal, wenn wir uns irgendwie bedroht fühlen, auf dieselbe Weise zu reagieren. Unsere Sichtweise des Universums bekommt dann nicht den Respekt, den sie unserer Meinung nach verdient, und wir verlieren den Kontakt zu diesem größeren Selbstgefühl und verlassen uns auf unser reaktiveres, kleineres Selbstgefühl. Vieles hat dabei mit Angst zu tun – Angst vor Nähe, Angst davor, erkannt zu werden, ja sogar die Angst davor, uns selbst zu kennen.«

»Die Meditation lässt sich mit dem Abbau von Goldadern in uns selbst vergleichen. Je weiter sie abgebaut werden, desto weiter steigt man in sein Inneres hinab, wobei man feststellt, dass diese Goldadern im Innern auch in allen anderen Menschen vorhanden sind. So entsteht auf ganz natürliche Weise größeres Mitgefühl oder Nähe zu anderen. Ich habe oft miterlebt, wie dies abläuft. Vielleicht hat der Betroffene als Kind nicht genug Respekt erfahren, weil seine Eltern eine bestimmte Vorstellung davon hatten, wie er sich verhalten sollte. Er ist damit aufgewachsen, und dieses Gefühl ist in seinem Innern eingebettet, obwohl er versucht, diesem Gefühl zu widerstehen, weil er es ablehnt. Wenn der Betroffene nun selbst Kinder hat, spielen sich die gleichen Ereignisse ab, die das Verhalten der Eltern vor dreißig oder vierzig Jahren ausgelöst haben, doch jetzt füllt er die Elternrolle aus. Vielleicht tut er seinem Kind weh und behandelt es mit der gleichen Gefühllosigkeit und mangelndem Respekt, wie seine Eltern es getan haben, ein Verhalten, das er eigentlich nicht wiederholen wollte. Solche unbewussten Übertragungen von Gedanken- und Gefühlsmustern können sehr, sehr schwierige Beziehungen zwischen Eltern und ihrem Kind erzeugen. Wenn er seiner Erfahrung als Elternteil jedoch mit Achtsamkeit begegnet, stellt er fest, dass sich diese Muster in seinem Innern abspielen, selbst wenn der Impuls so stark ist, dass er sich kaum kontrollieren lässt. Bei Achtsamkeit geht es nicht darum, irgendetwas zu kontrollieren, sondern darum, klar zu sehen, wie sich die Ereignisse tatsächlich entfalten, ohne sie zu beurteilen – man sieht sie einfach nur. In diesem Sehen liegt die Möglichkeit echter Wandlung, vor allen Dingen dann, wenn man nicht versucht, die Dinge zu ändern.«

Ich bemerkte: »In Selbsthilfegruppen für Krebspatienten und Herzkranke offenbaren die Beteiligten persönliche Dinge, die bislang verborgen waren, weil sie glaubten, diese Dinge machten sie nicht liebenswert. Offenbar beschreiben Sie, wie man Achtsamkeit einsetzen kann, um diesen Schritt in seinem Innern für sich selbst zu vollbringen.«

»Ja. Was Sie da beschreiben, würde ich als Gruppenmeditation bezeichnen. Es ist die kollektive Erfahrung nicht beurteilender Aufmerksamkeit, bei der zugehört wird und an der alle in diesem Augenblick beteiligt sind. Diese Art von Gruppenarbeit ist das äußere Gegenstück zu dem, was man allein in der Meditation tut. Auf beide Arten kann unser lang versagtes Sehnen nach Annahme, speziell Selbstannahme und Mitgefühl mit sich selbst, genährt werden. Ein solcher bewusster Gruppenprozess kann sehr wirkungsvoll sein, gerade weil wir alle so sehr der Täuschung der Getrenntheit verfallen sind. Wenn wir zusammenkommen und bestimmte Bedingungen festgelegt werden, damit wir uns sicher fühlen und den Impuls, andere zu beurteilen, aufgeben können, entdecken wir, dass dieses Gefühl von Verbundenheit die ganze Zeit über da war. Plötzlich haben wir das Gefühl, uns in diese Erfahrung von Verbundenheit hineinfallen lassen zu können, sodass wir uns nicht mehr isoliert und allein fühlen – und das ist ungeheuer wirkungsvoll. Man ist zu Hause. Man gehört dazu. Wenn wir dies wissen – auch wenn dieses Gefühl nicht aufrechterhalten wird (weil der Stamm, die Gruppe, die Familie nicht immer auf diese Weise zusammenkommt), geht uns dieses Wissen dennoch in Fleisch und Blut über und wird im Herzen erfahren. Zu wissen, nicht allein zu sein, dazuzugehören, einen Platz zu haben, verleiht ungeheure Kraft und ist, wie ich meine, auch heilsam. Es ist viel besser, wenn dieses Gefühl im Verlauf der Zeit verstärkt werden kann, aber das ist keine Bedingung. Man kann diese Erfahrung von Nähe und Verbundenheit auch im eigenen Körper machen.«

»Was spielt sich auf der Energieebene ab?«

»Unsere Gefühle und unser Körper sind die Manifestation eines größeren Ganzen. Wenn Sie sich jederzeit akzeptieren können, werden enorme Energiemengen freigesetzt, die zur Heilung genutzt werden können. Bei der Heilung spielen mehr Dinge eine Rolle als das, was allgemein als ›soziale Unterstützung‹ bezeichnet wird. Ich verwende den Begriff ›soziale Unterstützung‹ nicht gern, wenn es darum geht, die Nähe und Verbundenheit zu beschreiben, über die wir hier sprechen. Er ist zu stark nach außen orientiert und beschränkt sich zu sehr auf folgende und ähnliche Fragen: ›Ist jemand für Sie da, der Sie zum Arzt begleitet, wenn Sie ein Problem haben? Sind Sie Mitglied einer Kirche?‹ Dies ist nur eine Manifestation sozialer Unterstützung und Hinweis, dass eine gewisse Zugehörigkeit besteht, aber es ist nur eine Dimension in einer vielschichtigen Welt. Doch uns geht es um die tiefer liegende Struktur, nicht nur um das, was an die Oberfläche tritt, obwohl das Konzept der sozialen Unterstützung wirkungsvoll ist und die Daten aus diesen Studien wichtig sind. Für mich haben Intimität und Verbundenheit mit Lebenssinn und mit Gefühlen zu tun und damit, wer ich bin. Es geht also um die ganze Frage des Selbst und des Selbst in Beziehungen, eingehüllt in Nähe und Liebe.«

Ich wies darauf hin, dass solche Vorstellungen im wissenschaftlichen Sinn nicht existieren, wenn man sie nicht messen kann. Fragen danach, wie bedeutungsvoll das Leben des Einzelnen ist, lassen sich nicht objektiv messen, sondern nur aus der Perspektive der eigenen Erfahrung wahrnehmen.

»Genau. Und in diesem Bereich muss sich die Wissenschaft noch weiterentwickeln, um diese Fragen umfassender zu beantworten. Eine neue Art von Wissenschaft – das Gegenstück vielleicht zu Heisenbergs Unsicherheitsprinzip – und vielleicht die Anwendung der Chaos- und Komplexitätstheorie, von neuronalen Netzen und Entstehungsphänomenen könnte uns helfen zu verstehen, wie wir im Bereich von Gedanken und Gefühlen eine bestimmte Art von Realität erschaffen. Es muss ein neues Vokabular entwickelt werden, sodass all diese Dinge Sinn ergeben. Wir müssen gewillt sein, eine gewisse poetische Phantasie in die Wissenschaft einzuführen. Es gibt viele Menschen, die keine phantasievollen Fragen stellen, sondern lieber auf Nummer sicher gehen, damit ihre Forschungsarbeiten finanziell gefördert werden. Dann wieder gibt es Menschen, die tiefschürfende Fragen stellen, wobei ihnen alles, was nicht im Mittelpunkt ihres Interesses steht, gleichgültig ist. Diese Menschen werden häufig von ihren Kollegen für verrückt erklärt, doch sie sind es, die oft Beiträge zur Verschiebung des Paradigma leisten und die Gemeinschaft aufwecken, sodass eine umfassende Sichtweise entsteht, die nicht unbedingt der anderen Sichtweise widerspricht, so wie Einsteins Physik nicht Newtons Physik widerspricht. Es handelt sich nur um eine Erweiterung.«

Ich berichtete von den Studien mit Harvard-Studenten in den Vierzigerjahren, die gezeigt hatten, dass die Beziehung zu Vater oder Mutter voraussagen konnte, wer vierzig Jahre später schwer erkranken würde.

»Diese Ergebnisse sind bemerkenswert. Sie zeigen, wie wir die grundlegende Sichtweise unserer selbst und des Universums bereits von Kindheit an formulieren. Als Erwachsene müssen wir uns mit diesen Sichtweisen auseinander setzen, da sie sonst möglicherweise zu unbewussten Zwangsjacken werden, die uns daran hindern, wir selbst zu sein: Sie werden zu sich selbst erfüllenden Prophezeiungen. Aus diesem Grund wird in den meditativen Traditionen oft das Bild des Erwachens verwendet. Wenn man nicht sieht, wie dies geschieht, lebt man im Grunde in einer Traumwelt, die völlig real wirkt. Alles, was man tut, ist logisch, und die ganze

Welt reagiert darauf, weil sich der Traum so abspielt. Man kann ein ganzes Leben leben, ohne die geringste Vorstellung davon zu haben, dass man das Ganze choreographiert hat, ohne über das Bewusstsein zu verfügen, dass man die Macht hatte, andere potenzielle Seiten seines Ichs anzuzapfen, von deren Existenz man nicht einmal wusste. Und genau das tun wir bei unserer Arbeit, bei der auf Achtsamkeit basierenden Stressreduzierung. Ganz gleich, ob wir in ein Krankenhaus, in ein Gefängnis, in die Innenstadt oder in ein Unternehmen gehen, wir zeigen den Menschen durch direkte Erfahrung, dass sie über ein ungeheures Reservoir an nicht angezapftem Potenzial zur Wandlung verfügen, dass sie diese Zwangsjacke aufschlitzen und aus ihr wie aus einem Kokon des Unbewusstseins oder Traums heraustreten können. Ich habe das Gefühl, Sie tun mit Ihrem Programm das Gleiche. Es gibt tausend verschiedene Möglichkeiten, dies zu erzielen.«

Ich bat ihn, mir anhand einiger Beispiele zu beschreiben, wie sich das Bewusstsein steigern lässt.

»Eine Möglichkeit besteht darin, sich ein wenig Zeit für sich selbst zu nehmen und ohne Zeitdruck ganz für sich selbst da zu sein. Wenn Sie nicht in der Lage sind, dabei zu meditieren, könnten Sie am Strand entlang laufen, dem Heranrollen der Wellen zuhören und darauf achten, was Ihr Geist dabei empfindet. Oder Sie könnten sich auf eine Wiese legen und in den Himmel schauen, so wie Kinder es tun. Gehen Sie in die Berge. Sich jeden Tag etwas Zeit zum Nichtstun zu nehmen, nährt die Seele. Sie könnten auch Musik hören, ohne diese zu beurteilen, sodass der reine Klang hervortreten kann. Es muss noch nicht einmal Musik sein. Etwas Zeit draußen in der Natur zu verbringen und auf die Klänge der Natur zu achten, ist ungeheuer wertvoll, weil man sich dabei als Teil des Universums empfindet. Der Zuhörende, der Klang und das Zuhören werden eins – zumindest besteht diese Möglichkeit.«

»Schauen Sie sich die Menschen, die Sie kennen, einmal genauer an. Nehmen Sie die Brille ab, durch die Sie Menschen normalerweise betrachten. Wenn ich Sie anschaue und sage: ›Ja, das ist Dean‹, sehe ich Sie so, wie Sie meiner Vorstellung nach sind. Aber ich könnte Sie auch einfach so sehen, wie Sie in diesem Augenblick sind, und Ihr Sein einfach akzeptieren. Wir machen diesen Vorschlag bei unserer Arbeit mit Eltern, damit diese versuchen können, ihre Kinder so zu sehen, wie sie wirklich sind, und dies dann auch regelmäßig tun.«

»Im Mittelpunkt der Achtsamkeit steht nicht das von Augenblick zu Augenblick beurteilende Bewusstsein. Es handelt sich nicht um eine Philosophie oder eine bestimmte Einstellung. Es kann sich um eine Sichtweise, eine Art des Seins handeln, die auf alles angewendet werden kann, sodass Sie jede Erfahrung stärker erleben. Ich kann dies erleben, wenn ich jogge, Schlittschuh fahre, einem Kind ein Buch vorlese oder das Haus putze. Es gibt im Grunde keine Aktivität, bei der man nicht präsent sein kann. Sie können also direkt durch eine Tür eintreten und Nähe sowie nicht beurteilende Annahme der Dinge erleben, die jetzt in Ihrem Sein zutage treten. Darum allein geht es. Die Formen spielen dabei keine Rolle.«

»Liebe ist unbeschreiblich, und dennoch gibt es einen sehr realen Zugang zur Liebe, und wir suchen nach einem Vokabular, einer Wissenschaft, um diesen Zugang zu erlernen. Nähe hat nicht nur mit Liebe zu tun, sondern es geht auch um Frieden. Wir reden von innerem Frieden. Doch was hat es damit eigentlich auf sich? Es ist dieses Gefühl, völlig offen zu sein – es muss nichts mehr geschehen, es muss auch keine Heilung mehr stattfinden. Es ist der völlige Wille, in diesem Augenblick mit den Dingen, so wie sie sind, in Frieden zu leben. Für mich ist das gleichbedeutend mit Liebe und Nähe und mit höchster Weisheit und Mut.«

Lässt sich Liebe messen?

Dr. Kristina Orth-Gomér ist Professorin an dem berühmten Karolinska-Institut in Schweden. Sie hat einige der wichtigsten Studien geleitet, bei denen eine Verbindung zwischen mangelnder sozialer Unterstützung und Krankheit und vorzeitigem Tod hergestellt wurde.

Sie beschreibt ihre Entwicklung als respektierte Wissenschaftlerin auf diesem Gebiet. »Ich zögerte, als wir mit den Studien begannen, weil ich das Ganze für ein wenig fassbares Konzept hielt, das vor allen Dingen in der Forschungssituation mit vielen Problemen behaftet war. Doch ich muss sagen, dass mich die Ergebnisse überraschten, weil sie beständig scheinen.«

Ich fragte sie, ob ihre Überzeugungen gestärkt wurden, als sie sich länger mit diesem Forschungsbereich befasste.

»Ja, und speziell nach unseren letzten Ergebnissen. Wieder bin ich überrascht. Zuerst wusste ich überhaupt nicht, worum es bei diesem Konzept ging. Wir begannen mit der Frage: ›Ist es möglich, dieses wenig fassbare Konzept zu quantifizieren, zu messen?‹, und dann fragten wir uns, worauf wir überhaupt zurückgreifen konnten. Ich sprach mit anderen Forschern, vor allem hier am Karolinska-Institut. Die erste Frage war an die Molekularbiologen gerichtet, die den Kopf schüttelten und sagten: ›Glauben Sie wirklich, dass Sie dies messen können?‹ Das ist die eine Sache. Bei der anderen geht es um das Konzept selbst.«

Sie beschrieb zwei Aspekte sozialer Unterstützung. »Bei der ersten geht es um sehr enge Beziehungen innerhalb des eigenen, sehr intimen Netzes – der Kleinfamilie, gute Freunde und vielleicht einige Verwandte –, während es bei dem zweiten Aspekt darum geht, wie stark die soziale Integration in Bezug auf Nachbarn und Kollegen ist. Dieser Aspekt ist vom Berufsleben, der sozialen Klasse oder der beruflichen Stellung abhängig ... Ich glaube, das stärker erweiterte Netz trägt dazu bei, eine bessere Lebensweise aufrechtzuerhalten, für bessere Gewohnheiten im gesundheitlichen Bereich zu sorgen und den Betroffenen stärker in die Gesellschaft zu integrieren. Im Gegensatz dazu spielen die anderen engen emotionalen Beziehungen eine sehr zentrale Rolle für die eigene Identität, die Selbstachtung und das grundlegende Vertrauen ... Bei dem einen Aspekt geht es um die Dinge, die man von seiner Umgebung erhält, bei dem anderen darum, was man selbst gibt.«

Ich fragte sie, warum soziale Unterstützung ihrer Meinung nach eine so wichtige Rolle für Gesundheit und Überleben spielt. »Ich habe keine vollständige Erklärung ... Ich glaube, sie wirkt sich allgemein auf die Anfälligkeit für Krankheiten oder die Widerstandskraft aus, wenn Sie so wollen. Wenn die Unterstützung gut ist, dann scheint auch die Widerstandskraft gegen viele verschiedene Krankheiten gut zu sein ... Soziale Isolation scheint der schlimmste Stressfaktor überhaupt zu sein. Wenn Sie nur daran denken, wie man auf Einsamkeit reagiert, wird offensichtlich, dass es sich um einen sehr starken Stressfaktor handelt. Meiner Meinung nach wird dabei das autonome Gleichgewicht verändert, sodass der Sympathikus im vegetativen Nervensystem mehr Wirkung zeigt als der Parasympathikus.« Sie erklärte, dass einige Mechanismen krankheitsspezifisch sind: »Mangelnde soziale Unterstützung wirkt sich im Verlauf von koronaren Herzerkrankungen auf mehrere mögliche Mechanismen aus. So besteht beispielsweise eine starke Beziehung zwischen mangelnder sozialer Unterstützung und geringem HDL-Cholesterin, was sich nicht durch falsche Ernährung, körperliche Bewegung, Alkohol, Alter, die Wechseljahre oder eine Hormontherapie, ja, nicht einmal durch das Rauchen erklären lässt ... Wir haben festgestellt, dass es bei Frauen mit geringerer sozialer Unterstützung zu immer schwereren Veränderungen der Koronararterien kommt.«

Zum Abschluss fragte ich sie, ob sie nun weniger skeptisch sei und stärker an die Wirkung dieser Ideen glaube als am Anfang.

»Oh ja, auf jeden Fall. Doch, wie Sie sagen, kennen wir immer noch nicht die Antwort auf die Frage des Warums. Diese Dinge machen tatsächlich etwas aus, und wir verfügen über einige Erkenntnisse, beispielsweise die Tatsache, dass sie das zentrale Nervensystem, die autonomen Funktionen und so weiter beeinflussen. Das scheint klar zu sein.«

Ich fragte: »Ist dies, soweit Sie es sagen können, unabhängig von der wichtigen Rolle der Biologie und Genetik, der wirkungsvollste, uns bekannte, allgemeine Faktor in der Medizin, der vorzeitigen Tod und Krankheit vorhersagen kann?«

»Ja, das glaube ich selbst als Wissenschaftlerin.«

Komplex, aber doch nachvollziehbar

Dr. Gary Schwartz ist Professor für Psychologie, Neurologie und Psychiatrie an der medizinischen Fakultät der Universität von Arizona und zusammen mit seiner Kollegin und Frau Dr. Linda Russek Direktor des dortigen Labors für menschliche Energiesysteme. Die beiden sind Autoren des Buches *Love, Energy, and Health*. Dr. Schwartz hat genau wie Dr. Williams den Wunsch, zu messen und zu quantifizieren. Der Unterschied zwischen beiden besteht darin, dass Schwartz Liebe für messbar und quantifizierbar hält, auch wenn diese Messungen nicht objektiv sind.

»Ich glaube nicht, dass es schwer ist, diese Dinge zu messen. Im Grunde ist es sogar sehr einfach – man muss die Menschen nur fragen. Ich bin sicher, es ist ein Fehler zu glauben, man könne Liebe nicht messen. Wir gehen einfach von vornherein davon aus, dass es sich um ein nicht fassbares Konzept handelt, sodass wir nur selten überhaupt danach fragen. Einfache Fragen über Liebe können sehr bedeutungsvolle und wichtige Daten liefern. In der Harvard-Studie über Stressbewältigung (sie wurde in Kapitel 2 beschrieben) stellten Linda Russek und ich fest, dass einfache Bewertungen der Liebe und Fürsorge durch die Eltern, wie sie von den Studenten zu Beginn ihres Studiums wahrgenommen wurden, langfristig die Gesundheit fünfunddreißig Jahre später prognostizierten. Ich glaube, es fällt nicht schwer, diese Konzepte zu messen. Meiner Meinung nach war es schwieriger, sie zu definieren und ihre Bedeutung zu beschreiben, was zum Teil darauf zurückzuführen ist, dass das Konzept so umfassend und weitreichend ist.«

Zuerst beschreibt er, wie ein Mangel an Liebe und Nähe Verhaltensweisen beeinflussen kann, von denen wir wissen, dass sie sich auf unsere Gesundheit auswirken, also Risikofaktoren wie Ernährung, Rauchen, Bewegungsmangel und so weiter. »Um dies zu verstehen, sollte man sich vor Augen führen, dass das Fehlen oder Vorhandensein von Liebe auf ein ganzes Bündel an Mechanismen einwirkt. Sie summieren sich synergetisch. Das wäre die eine Hypothese. Dabei handelt es sich um die konservative Hypothese, die für die wissenschaftliche Gemeinschaft akzeptabel ist, und wir können sagen, dass der gemeinsame Nenner bei all diesen Risikofaktoren letztendlich die Liebe ist.«

Doch andere Forscher haben gezeigt, dass sich die Auswirkungen von Liebe und Nähe auf Gesundheit und Überleben durch diese traditionellen Risikofaktoren nicht vollständig erklären lassen. Dr. Russek erklärte, dass die Wirkung dieser Verhaltensweisen übersehen werden könnte, weil sie jeweils für sich allein betrachtet werden, obwohl sie in Wirklichkeit eine synergetische Wirkung haben – das heißt, die Gesamtwirkung ist größer als die Summe der einzelnen Wirkungen.

»Hierbei spielt nicht nur ein einzelner Faktor eine Rolle, und genau hier erweist sich die Systemtheorie als wichtig. Man addiert all diese Dinge, und plötzlich erkennt man etwas. Normalerweise funktionieren Statistiken so, dass wir versuchen, Einzelfaktoren zu isolieren. Wenn also einige Depressionen vorhanden sind, etwas Feindseligkeit, eine kleine Menge von diesem und jenem, bewirken diese Dinge für sich allein nicht sehr viel. Doch wenn sich all diese Dinge akkumulieren, kann das Ganze größer als die Summe seiner Teile sein.«

Ich merkte an, dass Verhaltensänderungen selbst bei dieser Betrachtungsweise nicht alle beobachteten Auswirkungen auf Gesundheit und Überleben erklären.

»Ja, da ist noch mehr«, erklärte er zustimmend. »Doch die Frage lautet, worum es sich dabei handelt. Das ist der Punkt, an dem Energie eine Rolle spielt – Energie und Informationen. Die grundlegende Idee ist eine Kombination aus zwei Konzepten. Das eine ist das Konzept eines Systems, wobei die Teile zusammenkommen und durch ihre Interaktion ein Ganzes schaffen. Natürlich ist dies das Wesen des Konzepts von Beziehungen, bei denen es sich für den Menschen um Beziehungen zu geliebten Menschen handelt. Wenn diese Teile zusammenkommen und das System Materie, Informationen und Energie so nutzt, dass es für die einzelnen Komponenten und für die Kreation eines Ganzen optimal ist, dann verfügt man über das stärkste und effektivste System. Anders ausgedrückt: Systeme müssen sich Energie, Informationen und Materie teilen. Sie werden sehen, dass man dabei sofort an Liebe denkt, wenn man beginnt, darüber zu sprechen.«

»Das andere Konzept ist das Energiekonzept. In der Physik wird Energie als die Kapazität beschrieben, mit der gearbeitet und Widerstand überwunden wird. Es ist die Kraft oder die Kapazität, zu beeinflussen.«

»Wenn Sie jetzt von der Linguistik her einmal die Bedeutung des Wortes Liebe betrachten, stoßen wir auf etwas Interessantes. Ich sage Ihnen beispielsweise: Ich liebe Linda. Ich liebe unseren Hund. Ich liebe Lachs mit Dijon-Senf und Kapern. Ich liebe die Catalania Mountains in Tucson. Ich liebe Sport. Offensichtlich setze ich das Wort Liebe sehr unterschiedlich ein. Ich liebe Linda ganz anders als Lachs. Nun stellt sich die Frage, welches Recht wir haben, das Wort Liebe in all diesen verschiedenen Qualitäten einzusetzen – was haben sie dennoch gemein? Nun, Menschen verwenden das Wort Liebe, wenn sie eine starke Zuneigung oder Kraft beschreiben, den Wunsch, etwas zu integrieren, es aufzunehmen. Wenn wir etwas lieben, besteht eine Art Aufnahmebereitschaft, der tiefe Wunsch, eine Verbindung einzugehen und etwas zu empfangen.«

»Psychologen verwenden genau wie Biologen und Ärzte Begriffe wie Bonding, Zugehörigkeit und Affinität. Sie meinen damit das, was ein System zu einem System macht, wobei es darum geht, durch eine gegenseitig anziehende Kraft verbunden zu bleiben. Als Newton das Konzept der Schwerkraft schuf, betrachtete er diese Kraft als ›unschädliche Kraft‹, über die alle Objekte mit Masse verfügten, eine Kraft, die an allen Objekten in alle Richtungen zog und das Universum verband. Er betrachtete diesen Klebstoff, der das Universum zusammenhielt, als Ausdruck der universalen Liebe Gottes.«

Ich bat ihn, die Beziehung zwischen Liebe und Schwerkraft zu beschreiben.

»Liebe ist der grundlegende, anziehende Prozess. Es ist der Prozess, durch den man Informationen erhält. Daher existiert Liebe in allen Systemen auf allen Ebenen des Mikro- und Makrokosmos. Nehmen wir zum Beispiel das Wasser. Wir haben Wasserstoff und Sauerstoff, zwei separate Moleküle. Sie kommen zusammen und schaffen diese unglaubliche, erstaunliche Flüssigkeit, die als Wasser bezeichnet wird. Linda und ich sehen jetzt Folgendes: Wasserstoff und Sauerstoff holen gegenseitig das Beste aus sich heraus. Durch ihre Beziehung schaffen sie etwas, das größer ist als sie selbst und das als Wasser bezeichnet wird. Liebe ist nicht etwas einzigartig Menschliches. Liebe wird letztendlich zu etwas sehr Spirituellem. Vom Mikro- zum Makrokosmos gibt es verschiedene Ebenen der Liebe.«

»Wollen Sie damit sagen, dass es sich bei der Liebe um die vereinigte Feldtheorie handelt?«

»Genau. Wir sagen, dass sich die allgemeine Bedeutung des Wortes Liebe auf die Vorstellung von irgendeiner Anziehungskraft beziehen muss. Das meinen wir mit Liebe. Die menschliche Liebe ist natürlich viel komplexer, aber sie verkörpert dieselben fundamentalen Grundsätze. Wenn Liebe die anziehende Kraft ist, dann meinen wir mit Lieben das Zurückgeben von Liebe. Es ist die Kraft, die nährt, schützt und für andere sorgt. Liebe und Lieben ist die gegenseitig wirkende Beziehung, die sich in allen Systemen abspielt.«

Dann beschrieb er, wie Liebe durch die direkte Übertragung oder Aufnahme von Energie auf uns einwirkt: »Wir wollen jetzt einmal davon ausgehen, dass es sich bei der Liebe nicht nur einfach um etwas Biochemisches, nicht um ein Molekül, nicht um eine bestimmte Stelle im Gehirn handelt, sondern um eine Voraussetzung dafür, dass etwas überhaupt als ganzes System existieren kann. Mit Gesundheit meinen wir, wie sehr sich ein System liebevoll als offener, sicherer und fließender Prozess beteiligen kann, in dem Energie und Informationen optimal fließen. Damit kommen wir zu dem Punkt, dass Liebe die größte Kraft überhaupt ist – die Metakraft. Unsere Kapazität, Liebe zu erfahren, ist gleichzeitig die Kapazität, diese Energie auf vielen Ebenen einschließlich der biophysikalischen zu spüren. Aus diesem Grund erforschen wir jetzt nicht nur die Psychologie und Biochemie der Liebe, sondern auch ihre Energie.«

Ich fragte ihn, ob er damit ausdrücken wolle, dass sich ein Mensch, der unter Isolation leidet, Depressionen hat oder allein ist, bildlich gesehen von der Energiequelle, dem Leben oder der Gesundheit trennt, was wiederum zu Krankheiten führen kann.

»Genau. Die Auswirkungen werden zuerst durch die bekannten Verhaltensweisen und Risikofaktoren und dann auf einer Energieebene durch die direkte Übertragung oder das Empfangen von Energie vermittelt.«

Emotionen, die Verbindung zwischen Geist und Körper?

Dr. Joan Borysenko ist Humanbiologin. Sie hat ihre Doktorarbeit über Anatomie und Zellularbiologie an der Harvard University geschrieben, wo sie das Institut für Geist und Körper am Beth Israel Hospital mitbegründete. Doch sie weiß auch um die Grenzen der Wissenschaft, alle beobachteten Phänomene zu erklären.

»Wir können uns alle vermittelnden Mechanismen zwischen Geist und Körper ansehen, aber reicht dies aus, um die Wirkungen zu erklären? Warum führt Liebe oft zur Heilung, während Angst und Isolation Krankheiten entstehen lassen? Candace Pert hat ein neues Buch geschrieben – *Molecules of Emotion* –, das von den Neuropeptiden handelt, den wichtigen Vermittlern zwischen Geist und Körper. Doch egal, wie viel wir entdecken, reicht dies zum jetzigen Zeitpunkt in unserer Wissenschaft nicht aus, ganz zu erklären, wie sehr sich unsere Emotionen und Vorstellungen körperlich auf uns auswirken.«

Zuerst sprach sie die konventionelle, westliche Vorstellung der Homöostase an – das Bedürfnis physiologischer Systeme, miteinander im Gleichgewicht zu bleiben. »Der Organismus funktioniert normalerweise gut, bis wir zu viele Forderungen an ihn stellen, ihn zu stark belasten. Ich glaube, das Wichtige an Candace Perts Arbeit besteht darin, dass sie klar gemacht hat: Die Verbindung zwischen Geist und Körper wird von den Emotionen vermittelt. Gesunde Emotionen gehen mit einem offenen Herzen einher. Der wahre Zustand der Heilung ist unverteidigte Liebe. Der ganze menschliche Organismus befindet sich dann im Gleichgewicht.«

Doch schnell ließ sie die westliche Perspektive hinter sich: »Wir müssen unserem persönlichen Leben Aufmerksamkeit schenken und als Wissenschaftler auch jenen Dingen, die geheimnisvoll und unerklärlich sind. Wenn wir bei der Frage, warum Liebe zu Langlebigkeit führt, nach den wissenschaftlichen Mechanismen suchen, werden wir zu keinem Ergebnis kommen, weil wir zur Zeit noch nicht über die Kenntnisse zur Erforschung des menschlichen Energiesystems verfügen. Wenn wir uns mit den Systemen des Ostens beschäftigen und mit ihren Kenntnissen über die Körperenergie, die Art und Weise, wie das Prana fließt, dann stoßen wir dabei auf das Herz als zentralen Vermittler von Emotionen. Das Herzzentrum ist das zentrale Chakra mit drei weiteren, die sich darüber, und dreien, die sich darunter befinden.«

»Vom mystischen Gesichtspunkt aus geht es meiner Meinung nach darum, dass alle Menschen Energiesysteme sind, die mit allen anderen Energien verbunden sind. Dennoch haben wir durch unsere Emotionen die Fähigkeit, die Energiemenge, die sich zu uns hin bewegt, zu reduzieren, das heißt, wir können intuitive Energie und die Energie der Lebenskraft, die in unseren Körper kommt, abstellen. Ich glaube intuitiv, dass der Strom der Lebenskraft reduziert wird, wenn sich unser Herz aufgrund von Angst verschließt – und die größte menschliche Angst ist die, verlassen und nicht geliebt zu werden. Diese Energie erreicht die Zellen und Gewebe dann nicht mehr richtig, sodass der Betroffene verhungert, weil er von dieser größeren Lebenskraft abgetrennt ist. Jedes Mal, wenn man sich Sorgen macht oder Angst hat, entsteht Stress, und ich habe Stress immer als isolierende Kraft definiert. Alles, was das Gefühl von Verbundenheit stört, wirkt sich belastend aus.«

»Wenn wir unser Herz öffnen, strömt die Energie einfach herein und wir werden durch sie genährt. Doch sie fließt nicht nur herein, sondern auch heraus. Eine Pilotstudie von Dr. Janet Quinn über therapeutische Berührung bringt ein interessantes vorläufiges Forschungsergebnis. Dazu hat sie die Immunfunktionen bei Menschen gemessen, die mit therapeutischer Berührung behandelt wurden. Der Behandelnde wird dabei zu einem Kanal für die Lebenskraft. Diese Energie strömt, wenn sich das Herz des Behandelnden durch großen Respekt, Liebe und Sorge um die Person, der er hilft, öffnet. Dr. Quinn stellte fest, dass die Immunfunktion bei der Person, die mit therapeutischer Berührung behandelt wurde, anstieg, doch bei dem Behandelnden stieg sie genauso stark an. Wenn das Herz offen ist, gelangt die Lebenskraft bei uns nicht an einem Endpunkt an. Ein Mensch mit offenem Herzen gibt anderen immer etwas – das Geben wird gleichzeitig zum Nehmen. Wenn das Herz für diese Lebenskraft offen ist, können wir etwas schaffen. Wir geben diese Lebenskraft weiter, wenn wir kreieren, respektieren und andere umsorgen. Dabei lassen wir gleichzeitig zu, dass wir geschaffen und genährt werden. Heilende Energie geht über den Einzelnen hinaus. Ein Mensch mit offenem Herzen gibt ständig etwas an andere weiter, und das Geben wird gleichzeitig zum Nehmen.«

Ich fragte: »Könnte man es auch so ausdrücken, dass alles, was die Illusion von völliger Getrenntheit erzeugt, Verhaltensmuster und Direktauswirkungen fördert, die zu Krankheit und vorzeitigem Tod führen können?«

»Mit Sicherheit. Man könnte es als das große mystische Paradoxon bezeichnen. Das heißt, alles scheint isoliert und getrennt zu sein. Doch die meisten Menschen haben die Erfahrung gemacht, eins zu sein und nicht allein. In einem heiligen Augenblick, wenn Vergangenheit und Zukunft verblassen, hat man das Gefühl von Einheit, man spürt Dankbarkeit und Ehrfurcht – vielleicht meinte Einstein das, als er von der Solidarität mit allem Lebenden sprach. Oder jemand macht eine todesnahe Erfahrung und nimmt plötzlich alles als eins wahr und erkennt, dass alles aus einer Matrix liebender, intelligenter Energie besteht. Leider verlässt man diesen Zustand wieder und alles wird wieder getrennt wahrgenommen.«

»Das mystische Paradoxon ist also die Fähigkeit, diese Vision von Einheit aufrechtzuerhalten, die Erkenntnis, dass Dinge zwar getrennt scheinen, es aber nicht sind. Alles ist vereint. In dem Maß, wie Menschen auf irgendeiner Ebene aus der Isolation heraustreten können, kommt es zur Heilung. Auf körperlicher Ebene beispielsweise ist eine Umarmung der Weg aus der Isolation, und wenn ein Mensch sich bei einer solchen Umarmung wirklich entspannen kann, wirkt sie heilend. Ich glaube, aus diesem Grund hat die chinesische Forschung gezeigt, dass Massage so gute physiologische Auswirkungen hat. Jede Art von Körperberührung ist ein Weg aus der Isolation, wenn der Betroffene diese Berührung willkommen heißt. Das trifft auch auf freiwillig geleistete Arbeit zu. Durch sein Verhalten ist man jetzt mit etwas verbunden, das größer ist als man selbst. Es ist ein wunderbares Gefühl, mit etwas Größerem verbunden zu sein. Man hat das Gefühl, nach Hause zu kommen und dazuzugehören, man spürt, dass alles seine Richtigkeit hat.«

»Das Ganze hat auch eine anthropologische Seite und betrifft das Leben in alten Stammesgesellschaften. In Untersuchungen wurde festgestellt, dass man nur etwa dreihundert Gesichter erkennen kann – darüber hinausgehende Personen werden als Fremde wahrgenommen. Wenn der Stamm diese Größe überstieg, spaltete er sich in kleinere Gruppen auf. Dies lässt sich folgendermaßen auf die Gesundheit und die Dinge, von denen Sie hier sprechen, beziehen: Wenn die Gesellschaft aus nicht mehr als dreihundert Menschen besteht, kann man nicht viele Geheimnisse haben. Wenn Sie Ihr Kind schlagen, wissen es alle, und in dieser Gemeinschaft wird Ihnen jemand helfen, damit Sie Ihr Kind nicht mehr schlagen. Wir machen diese Erfahrung nicht mehr, weil in unserer Gesellschaft einfach zu viele Menschen leben. Doch gleichzeitig haben wir sie in winzige Gruppen aufgespalten, sodass keine größere Gruppe mehr da ist, die sich um uns sorgt, uns hilft oder uns nah sein kann. Wir erleben das schlimmste Szenario überhaupt – unsere Gesellschaft ist gleichzeitig zu groß und zu klein.«

»Zur Heilung kommt es auf vielen Ebenen – aber wir werden erst auf politischer Ebene heilen, wenn die Menschen auf individueller Basis in der Lage sind, die persönliche Heilsarbeit zu leisten. Andernfalls tun wir uns als Gruppe zusammen und projizieren all unsere Paranoia nach außen. Es spielt dann keine Rolle, dass wir eine Gemeinschaft gefunden haben, weil wir bei den Mitgliedern dieser

Gemeinschaft Fehler wahrnehmen, Masken aufsetzen und versuchen werden, uns zu verstecken. Ich war immer davon überzeugt, dass jeder für sich heilt, und wenn dies geschieht, hat dies Auswirkungen auf die Menschen um uns herum, wodurch es immer weitere Kreise zieht, ähnlich wie bei einem Stein, der in einen Teich geworfen wird. Auf diese Weise bringen wir mehr Verbundenheit und Übereinstimmung in unser Leben. Wir werden Kriege nicht durch die Politik oder Aggressionen stoppen. Wir werden Kriege erst dann stoppen, wenn der Einzelne geheilt wird.«

Welche tiefere Bedeutung haben Beziehungen?

Dr. Lisa F. Berkman ist Vorsitzende und Professorin der Abteilung für Gesundheit und Sozialverhalten und Professorin für Epidemiologie an der School of Public Health in Harvard. Zusammen mit Dr. Len Syme, Dr. James House und Dr. Kristina Orth-Gomér hat sie einige der wichtigsten Untersuchungen durchgeführt, in denen die Bedeutung von sozialer Unterstützung und Gemeinschaft gezeigt wird.

Zuerst fragte ich sie, ob sich die Art und Weise, wie ein Mensch Unterstützung wahrnimmt, oder die objektiven Messungen von Unterstützung sich stärker auf die Gesundheit auswirken. »Beide spielen eine Rolle und sind miteinander verbunden. Die meisten Wahrnehmungen der Menschen beruhen auf objektiven Umständen. Wir können versuchen, die Art und Weise, wie Menschen Dinge wahrnehmen, zu ändern, aber wir müssen auch anerkennen, dass wir in einer Gesellschaft leben, in denen die Menschen der Bedeutung von Verbundenheit nicht viel Aufmerksamkeit schenken. Wir treffen ständig Entscheidungen – in Unternehmen, Schulen, als Stadtplaner – und vernachlässigen diese sozialen Faktoren, die meiner Meinung nach sehr wichtig sind.«

»Dies ist zum Teil der Grund dafür, warum die Menschen in Japan und Frankreich geringe Raten an Herzerkrankungen aufweisen. In Frankreich ist dies nicht ausschließlich auf den Weinkonsum zurückzuführen, obwohl er etwas damit zu tun haben könnte. Die Tatsache, dass die Franzosen eine sozial stark zusammenhängende Gemeinschaft haben, könnte zum Teil vor Herzerkrankungen schützen. Ich habe mich in jüngster Zeit länger in Paris aufgehalten und mich mit den sozialen Netzen und Arbeitsbedingungen einer Gruppe von zwanzigtausend Arbeitern in Elektrizitäts- und Gaswerken beschäftigt. In der Einheit in Paris, mit der ich arbeitete, gehen alle gemeinsam zum Mittagessen – die Sekretärinnen zusammen mit den Forschern. Sie verlassen gemeinsam das Gebäude, setzen sich an ein, zwei Tische und kehren gemeinsam wieder zurück. Ich kann an den Fingern einer Hand abzählen, wie oft ich in meinem Büro hier in den USA zusammen mit Mitarbeitern das Mittagessen eingenommen habe, und noch nie sind die Mitarbeiter unserer Einheit außerhalb zusammen zum Mittagessen gegangen. Obwohl die Scheidungsrate in Paris sehr hoch ist, sehen die Kinder ihre Großeltern noch sehr häufig – Statistiken zeigen, dass 50 Prozent der Familien die Großeltern jedes Wochenende besuchen. Selbst wenn die Menschen in dieser Kultur also geschieden sind, zeigen ihre Familien mehr Verbundenheit als unsere. Ich würde Frankreich und Japan als die zwei Beispiele für Länder nennen, in denen Beziehungen ein hoher Wert beigemessen wird.«

Dr. Berkman erwähnt auch, wie wichtig es ist, Unterstützung zu erhalten, aber auch Unterstützung zu geben. »Ich glaube, der Lebenswille kann den Menschen, besonders älteren Menschen, sehr weiterhelfen. Das ist eigentlich der Grund, warum ich nicht so sehr von sozialer Unterstützung spreche, sondern eher von Netzen und Verbundenheit, denn ich halte es langfristig für wichtig, dass Beziehungen auf Gegenseitigkeit beruhen. Es ist nicht immer wichtig, was man bekommt, sondern was man gibt. Für ältere Menschen ist oft bedeutsam, was sie geben können, und nicht so sehr, was sie bekommen. Aus diesem Grund spielen die Enkelkinder in Frankreich eine so wichtige Rolle. Wenn ältere Menschen keinen Grund mehr haben, zu geben, sterben sie. Menschen überleben alle möglichen belastenden Ereignisse. Das hat nicht nur mit der sozialen Unterstützung zu tun.«

Das Leben in einer starken Gemeinschaft macht nicht immer Spaß, auch wenn es sich schützend auswirken kann. Manche Menschen kritisieren die heutige japanische Gesellschaft und die amerikanische Kultur in den Fünfzigerjahren, weil zwar ein sozialer Zusammenhang vorhanden ist, sie aber gleichzeitig als repressiv gelten, wodurch weniger individuelle Freiheiten oder Wahlmöglichkeiten vorhanden sind. Dr. Berkman weist in ihrer Arbeit darauf hin, dass Pflichtgefühl und Verpflichtung gesund sein können. Ich fragte sie, warum das so ist.

»Unterstützung ist nicht immer gleichbedeutend mit einem glücklichen Ende. Es geht nicht nur darum, was man bekommen kann, wichtig ist vielmehr das Eingebettetsein im ganzen sozialen System – in einer Gesellschaft, Gemeinschaft, Beziehung. Dies kann eine echte Last sein, aber wahrscheinlich geht es gerade um diese Last, denn dabei handelt es sich um das Gefühl von Verbundenheit. Es geht dabei sowohl um Geben und Nehmen und damit letztendlich um Liebe und menschliche Nähe. Es geht nicht nur um Unterstützung, sondern darum, dass man auf jemanden zählen kann und weiß, dass andere auf einen zählen können. Natürlich geht dies nicht ohne Verantwortung und Verpflichtung und einige Zwänge, aber Gesellschaften erfahren auf diese Weise Verbundenheit. Wahrscheinlich ist es diese Netzstruktur, die sich positiv auf die Gesundheit auswirkt.«

»Ich bin der Meinung, dass Gemeinschaften mit sehr geringen Raten an Herzerkrankungen in gewisser Weise auch streng und konformistisch sind. Man zahlt einen Preis dafür, in diesen Gemeinschaften zu leben, weil Unabhängigkeit und Individualität beschnitten werden. Das erschwert es Menschen wie mir und Ihnen, konformistisch zu sein. Doch darauf baut sich eine Gemeinschaft auf. Ähnlich verhält es sich mit der Entscheidung, Kinder zu bekommen. Sie kosten einen viel Zeit, aber rückblickend würde ich sofort wieder dieselbe Entscheidung treffen und Kinder bekommen. Oder die Sorge um die Eltern, wenn sie alt werden. Nähe, Liebe, Beziehung – es geht um mehr als nur darum, Dinge zu bekommen und das Leben zu genießen. Die Bedeutung von Beziehungen reicht viel tiefer.«

Als ich sie fragte, warum diese sozialen Faktoren so wichtige Determinanten für Gesundheit und Überleben sind, erwiderte sie: »Ich glaube, sie wirken sich auf eine Art und Weise, die wir noch nicht ganz verstehen, sehr stark aus. Ich glaube, dieses Gefühl von Verbundenheit ist mit einem ganzen Satz an physiologischen Mechanismen, beispielsweise mit dem neuroendokrinen System, verknüpft. Es hat wohl auch mit der Stressreduzierung zu tun und arbeitet wahrscheinlich auf hundert verschiedenen Ebenen. Ich glaube nicht, dass es eine Antwort gibt, weil es sich nicht um einen einzelnen Mechanismus, sondern um viele Dinge handelt. Doch mit

Sicherheit ist die Aktivität des Sympathikus im vegetativen Nervensystem eine davon.«

»Ich möchte Ihnen zwei Beispiele dafür nennen, was ich mit diesen Mechanismen meine. Beide stehen im Zusammenhang mit Herzerkrankungen. Unsere ersten Arbeiten zeigten im Verlauf vieler Jahre, dass die Größe und Struktur der sozialen Netze zur Sterblichkeitsrate in Beziehung stehen, speziell, was koronare Herzerkrankungen betrifft, so etwa in der Studie in Alameda County, die über einen Zeitraum von neun Jahren durchgeführt wurde, und in unseren Studien zur Alterung, die sich über sechs bis acht Jahre hinzogen. Wir zählten die Anzahl der Freunde und so weiter und befassten uns auch mit der Teilnahme an freiwillig geleisteter Arbeit und der Mitgliedschaft in religiösen Organisationen.«

»Unsere späteren Arbeiten konzentrierten sich darauf, wer einen Herzinfarkt überlebt, und die wichtige Variable dabei ist seelische Unterstützung – die Präsenz eines Menschen, auf den man sich verlassen kann. Diese Tatsache ist am stärksten für das Überleben verantwortlich, und zwar nicht nur für das Überleben im Krankenhaus, sondern auch in den sechs Monaten nach der Entlassung. Nach etwa ein oder zwei Jahren lässt die Wirkung im Vergleich zu den früheren Messungen des sozialen Netzes nach. Zuerst fand ich dies sehr eigenartig, aber dann kam mir die Idee, dass es sich hier um zwei unterschiedliche, physiologische Möglichkeiten handelt. Kurzfristig kann beispielsweise keine Verbindung zur Arteriosklerose oder irgendeinem langfristigen Prozess hergestellt werden, weil diese Veränderungen langsamer eintreten. Doch es kann eine Verbindung zu Herzrhythmusstörungen, Herzflimmern, also zu irgendeinem elektrischen Phänomen hergestellt werden. Wir befassen uns zur Zeit damit.«

»Bruce Link schrieb eine Abhandlung, in der er argumentiert, dass bestimmte Dinge fundamentale Ursachen sind, bei denen es sich jedoch nicht um proximale, also körpernahe Ursachen handelt. Wir sind als Gesellschaft – speziell in der Medizin – völlig besessen von diesen körpernahen Ursachen. Was tun wir also in diesem Bereich, wo es um soziale und beziehungsbezogene Zusammenhänge geht? Wir verbringen ungeheuer viel Zeit damit, uns mit der Biochemie zu beschäftigen, weil solche Forschungsarbeiten akzeptiert und eher finanziell unterstützt werden.«

»Ich halte Verbundenheit und soziale Beziehungen für fundamentale Ursachen. Ich glaube, es gibt nichts Wichtigeres, denn meiner Meinung nach entscheiden diese Dinge über Krankheit und Gesundheit. Es gibt andere klassische Faktoren, die ebenfalls fundamental sind und mit Dingen wie soziale Klasse, Armut und Diskriminierung und einem ganzen Satz damit zusammenhängender Faktoren zu tun haben. Doch gleichzeitig kann man soziale Verbundenheit und soziale Klasse nicht isoliert betrachten. Beide sind wichtig. Ich glaube nicht, dass es etwas Fundamentaleres als Verbundenheit gibt.«

»Wenn es darum geht, Netze zu stärken und Unterstützung zu verbessern, müssen wir auf vielen Ebenen arbeiten. Der Einzelne sollte ruhig zu Gruppentreffen gehen, wenn ihm dies seiner Meinung nach hilft, aber das ist keine Antwort für die Gesellschaft. Ich glaube, wir müssen uns als Gesellschaft der Bedeutung dieser Dinge auf allen Ebenen bewusst werden. Sie haben nicht nur für unsere Gesundheit Bedeutung. Wahrscheinlich sind sie genauso wichtig für Firmen, Unternehmen und Industriezweige. Dennoch stehen sie nicht einmal auf unserer Tagesordnung. Unternehmen könnten beispielsweise viel zur Förderung von Verbundenheit tun, was sich wahrscheinlich positiv auf das krankheitsbedingte Fehlen am Arbeitsplatz auswirken könnte. Ähnlich achten wir beim Bau von Häusern, bei der Planung von Stadtbereichen, Sozialwohnungen und Seniorenwohnungen kaum ernsthaft auf die soziale Umgebung. Häuser könnten mit mehr Gemeinschaftsräumen ausgestattet werden, sodass die Menschen stärker miteinander interagieren können. Arbeiterviertel waren zum Teil früher so attraktiv, weil sie zugänglich waren und dort sowohl alte als auch junge Menschen lebten. Ich glaube, auch die Medizin kann viel tun. Und ich hoffe, die häuslichen Pflegedienste erkennen, dass es zu ihrem Vorteil ist, sich mit diesen Dingen auseinander zu setzen. Vorbeugung sollte für sie eigentlich wichtig sein, aber aus irgendeinem Grund kümmern sie sich nicht darum. Die meisten schenken vermehrter instrumenteller Unterstützung (Zugriff auf Hilfe und Ressourcen), informatorischer Unterstützung (Zugriff auf Informationen) oder emotionaler Unterstützung (Zugriff auf Liebe, Fürsorge und Interesse) nicht viel Interesse.«

»Ich möchte Ihnen eine Geschichte erzählen, die das Ganze zusammenfasst. Ich habe für einen Kollegen aus der Forschung und seine Frau Hühnersuppe gekocht, als ihr Baby zu Hause geboren wurde, und sie haben mir zum Dank eine Karte geschickt, in der stand: ›Ich habe nie verstanden, ob Hühnersuppe emotionale oder instrumentale Unterstützung ist.‹«

»Und welche Art von Unterstützung ist es?«

»Es ist die Verkörperung von beidem – die Inkarnation der Liebe.«

In welchem Zusammenhang stehen Seele, Körper, Geist und Liebe?

Robert F. Lehman ist Präsident des Fetzer-Instituts in Kalamazoo, Michigan. Als eine der führenden Stiftungen unterstützt das Fetzer-Institut Forschung, Erziehung und andere Aktivitäten auf dem Gebiet Seele, Körper und Geist.

Herr Lehman glaubt, dass Menschen, die sich einsam und isoliert fühlen, wahrscheinlich eher erkranken, weil sie vom Geist abgeschnitten sind. »Wenn Gott die Quelle des Lebens und die Liebe ist, dann kreiert Liebe das Leben. Dies ist Inhalt jeder religiösen Tradition. Was ist Heilung anderes als die Erneuerung des Lebens? Alle alten Traditionen bringen den Geist mit Heilung in Verbindung, und zwar Heilung durch Liebe. Geist ist ein anderes Wort für Leben, für das, was beseelt. Das Wort hat dieselbe Wurzel im Griechischen, Lateinischen und Hebräischen: Alle Wörter bedeuten ›Atem‹, der Lebensatem. Das heißt, Geist ist Leben. Man kann dies psychologisch verstehen, aber warum nicht auch körperlich? Falls es eine Einheit von Körper und Geist gibt, dann ist das Leben im Körper logischerweise nicht vorhanden oder erschöpft, wenn der Geist auf psychologischer Ebene fehlt.«

»In seinen neuen Untersuchungen befasst sich Dan Yankelovich damit, was Menschen als die neue geistige Bewegung in unserer Kultur beschreiben, und er hat einige sehr interessante Dinge herausgefunden. Die Anzahl der Menschen, die geistiges Wachstum für einen wichtigen Teil ihres Lebens halten, ist um 52 Prozent auf 76 Prozent angestiegen. Gleichzeitig ist die Zahl der Menschen, die es für wichtig halten, einer religiösen Institution anzugehören, von 78 Prozent auf 50 Prozent gesunken. Diese Dinge spielen sich also außerhalb der traditionellen religiösen Institutionen ab. Doch die andere Seite der Untersuchung zeigt, dass sich von den 76 Prozent, die geistiges Wachstum für wichtig halten, nur 8 Prozent mit dem so genannten New Age identifizieren. Es handelt sich also um eine Bewegung, die schnell zunimmt.«

»Wodurch zeichnet sich diese Bewegung aus? Sie scheint ein oder zwei charakteristische Merkmale zu haben, und eins der interessantesten ist sicherlich, dass die sich wandelnde Einheit nicht der einzelne, in Isolation lebende Mensch ist, wie es in der Vergangenheit immer der Fall war, sondern der individuelle Mensch in der Gemeinschaft und die Beziehungen, die diese Gemeinschaft bilden. Beziehungen sind heute die Grundeinheit des Geistes, und ich empfinde dies als sehr hoffnungsvoll, weil es mit größerem Bewusstsein einhergeht. Beziehungen verhelfen uns zu mehr Bewusstsein, und mein eigenes Glaubenssystem sagt mir, dass Liebe und Nähe und alle damit verbundenen Eigenschaften sichtbar werden, wenn dies geschieht. Dies alles verfügt über eine heilende Energie, sei es auf persönlicher, sozialer oder Umweltebene.«

»Meine Überzeugungen basieren auf Martin Buber und anderen und gehen auf den Anfang dieses Jahrhunderts zurück. Damals machte man die Entdeckung, dass eine Beziehung selbst eine Einheit war, dass es ein ›Ich‹ und ein Objekt dieses ›Ichs‹ gibt und dass ein Raum dazwischen vorhanden ist, bei dem es sich um eine Wesenheit mit geistigem Charakter handelt.«

»In diesem Kontext sind alle Beziehungen spirituell«, bemerkte ich.

»Genau. Alle Beziehungen sind spirituell. Das war Bubers großer Beitrag, weil er uns mit der Vorstellung vertraut machte, dass eine Beziehung eine existierende Wesenheit ist. Das deutsche Wort dafür lautet Zwischenkeit. Dadurch geriet Bubers Ruf ein wenig ins Zwielicht, weil man ihn deshalb als Mystiker bezeichnete. Aber ich weiß nicht, ob dies wirklich mystisch ist, denn eigentlich ist es ein Grundgedanke der meisten Geistestraditionen. Meiner Meinung nach ermöglichen es offene, ehrliche und bewusste Beziehungen den Menschen, eine gewisse Intimität miteinander zu entwickeln. Sie überbrücken die Trennlinie zwischen ihrem Innen- und Außenleben. Wenn durch eine Beziehung zwischen dem Innen- und Außenleben eine Brücke gebaut wird, kommt es zur Heilung. Dabei kann es im eigenen Körper zur Heilung zwischen dem Inneren und Äußeren kommen, aber auch zwischen dem Inneren und Äußeren in der persönlichen sozialen Situation und sogar in der Umwelt. Ich glaube, die geistige Dimension dessen, über das wir hier sprechen, tritt hier wohl am klarsten zu Tage.«

Er beschrieb, wie eine intime Beziehung heilsame Wirkung haben kann: »In meiner ersten Ehe, während meiner Scheidung und in meiner neuen Ehe – und auch in meinen engen Beziehungen im Beruf – habe ich Folgendes gelernt: Die geistige Dimension funktioniert oft dadurch, dass im Grunde eine Feuerprobe geschaffen wird, die einen in Unruhe versetzt und auf eine höhere Bewusstseinsebene bringt. Vielleicht ist die Beziehung praktisch eine unerlässliche Bedingung dabei, weil man sich dies nie selbst antun würde. (Er lacht.) Man muss in einer intimen Beziehung leben, um die zum Erlangen dieses Bewusstseins notwendige Dynamik zu entwickeln. Dabei wird man sich der Projektionen, die man auf andere Menschen und die Dinge, an denen man hängt, projiziert, sowie der Rolle des Ichs bewusst. So erkennt man, dass die Dunkelheit, die man in einem anderen Menschen gesehen hat, in Wirklichkeit in einem selbst vorhanden ist. Man erkennt die Ganzheit des Lebens, und auf seltsame und mystische Weise kann dann der Geist der Liebe einfließen. Vielleicht hat man nicht aufgepasst, vielleicht wurde das Ich in die Knie gezwungen. Man wird vom Geist der Liebe erfüllt, und aus dieser Liebe heraus kommt es zu einer Erneuerung des Lebens. Aus meiner eigenen Erfahrung weiß ich, dass ein großer Teil meines Ichs schlafen würde, wenn ich nicht die Feuerprobe der Beziehung erleben, den Schmerz fühlen und an der Beziehung festhalten würde. Auf jeden Fall verfüge ich heute über ein besseres Bild meiner Ganzheit als in der Vergangenheit, und ich glaube, dazu sind enge Beziehungen genau wie Lebenskrisen notwendig. Doch die meisten Menschen befinden sich gewissermaßen die ganze Zeit über in einer Krise, ohne es zu wissen. Eine gute, enge Beziehung macht einem dies sehr schnell bewusst.«

Das Leben mit Sinn erfüllen

Dr. Rachel Naomi Remen ist Gründerin und Direktorin des Instituts für die Untersuchung von Gesundheit und Krankheit in Commonweal und medizinische Direktorin und Mitbegründerin des Commonweal-Krebsprogramms. Sie ist Professorin an der medizinischen Fakultät der Universität von Kalifornien in San Francisco und Autorin des wunderbaren Buches *Kitchen Table Wisdom*.

Remen ist eine hervorragend ausgebildete, brillante Klinikerin. Obwohl sie sich der Bedeutung des Intellekts bewusst ist, weiß sie auch um die Grenzen der Wissenschaft und intellektueller Methoden, wenn es darum geht, bedeutungsvolle Antworten zu erhalten. Als eine der Ersten schrieb sie über die Bedeutung des Lebenssinns und wie er sich auf das Überleben auswirkt.

»Das Herz erfüllt unser Leben mit Sinn. Ohne diese Dimension kann das Leben für uns sehr schwer erträglich werden. In der modernen Welt lastet großer Druck auf uns, und wenn wir nicht die Dinge tun, die für uns persönlich Bedeutung haben, verfügen wir möglicherweise nicht über die Kraft, weiterzumachen. Selbst im Verlauf eines ganz normalen Tages werden die Menschen mit unzähligen Krisen konfrontiert. Doch wenn wir wissen, dass das Essen, das wir zubereiten, für Menschen ist, die wir lieben und die durch diese Mahlzeit gestärkt werden, fällt es viel leichter, im Supermarkt an der Kasse Schlange zu stehen. Wenn wir einen Sinn in unserem Tun sehen, erhalten wir die Kraft, mit Frustrationen umzugehen. Wir können diesen Lebenssinn nur finden, wenn wir mit offenem Herzen leben. Dieser Sinn ist keine mentale Funktion, sondern eine Funktion des Herzens.«

»Die Erfahrung des Herzens verleiht uns in dieser Welt Sicherheit. Wenn wir nicht nur unser eigenes Herz erfahren können, sondern auch die Herzen anderer Menschen, fühlen wir uns sicher. Wenn wir wachsam sein müssen und uns unsicher fühlen, müssen wir aufpassen, sodass wir uns nicht entspannen können, was mit viel Stress verbunden ist. Und Stress steht in Beziehung zu unserer Anfälligkeit für Krankheiten. Wir finden Erleichterung, wenn wir das Herz bei den Menschen in unserer Umgebung erkennen. Wir erkennen erst, dass andere Menschen ein Herz haben, wenn wir selbst über Herzenserfahrung verfügen.«

»Je mehr Sinn wir erkennen, desto weniger Stress erleben wir, ganz gleich, wie groß unsere Schwierigkeiten sind. Ich habe dies bei meiner Arbeit mit Krebspatienten festgestellt. Menschen, die sehr schwierige Therapien über sich ergehen lassen müssen, können leichter mit ihnen umgehen, wenn das Leben eine tiefe Bedeutung für sie hat und wenn sie wissen, dass ihr Leben auch für andere

Menschen eine Bedeutung besitzt. Dieser Lebenssinn ermöglicht es den Betroffenen, Dinge zu tun, für die normalerweise niemand die Kraft hätte. Lebenssinn ist daher eine Form von Stärke.«

»Diese ›weichen‹ Dinge sind im Grunde unsere Stärke. Erst als ich den Sinn meiner Arbeit erkannte, konnte ich mit den Belastungen umgehen, denen Ärzte ausgesetzt sind, und voller Freude weiterarbeiten. Viele Menschen leben ein sinnerfülltes Leben, aber wir haben unser Herz noch nicht geöffnet, sodass wir diesen Sinn nicht erkennen und durch ihn gestärkt werden können.«

Ich wies auf Clarence, den Engel in dem Film *Ist das Leben nicht schön!* hin.

»Ja, und manchmal ist dieser Engel eine Krankheit. Manchmal ist der Engel, der uns den Lebenssinn zeigt, Verlust und Leid. Manchmal muss unser Herz aufgebrochen werden, bevor wir wissen, was im Leben wirklich wichtig ist.«

»Warum?«

»Oh, ich glaube, wir lassen uns ablenken. Viele spirituelle Wege weisen in ihren Lehren darauf hin. Wir rennen einfach den falschen Zielen hinterher. Erst wenn wir diese Ziele erreichen, erkennen wir, dass es nicht der Mühe wert war, sie zu verfolgen, da sie uns nicht die tiefe Befriedigung geben, nach der wir wirklich suchen.«

»Viele Menschen, die todesnahe Erfahrungen gemacht haben, sagen, dass der Sinn des Lebens darin besteht, weiser zu werden und zu lernen, besser zu lieben. Man kann dies als Arzt erreichen oder auch nicht, und man kann es als Straßenreiniger erreichen oder auch nicht. Es geht nicht darum, was man tut, sondern darum, ob man es mit offenem Herzen tut. Darin liegt der Unterschied.«

Ich bat Dr. Remen zu erklären, was ein offenes Herz für sie bedeutet.

»Als Erstes fällt mir dabei die Fähigkeit ein, die Verbundenheit mit anderen Menschen zu erleben und jeden Menschen als einzigartiges Wesen zu sehen. Man kann etwas Einzigartiges nicht beurteilen, da man keine Vergleichsmöglichkeiten hat. Ich glaube, dass Hass nicht das Gegenteil von Liebe ist, vielmehr ist Beurteilung das Gegenteil von Liebe. Durch Beurteilung verschließt sich das Herz.«

»In Commonweal nehmen wir Krebskranke auf. Es kommen jeweils acht Menschen zusammen, die eine Woche lang eine Art heilende Gemeinschaft bilden. Oft frage ich mich, was dabei wichtig ist, was für diese Menschen Bedeutung hat und sie stärkt. In jeder Gruppensitzung macht jeder seine eigene Erfahrung. Dennoch wissen alle, dass ihr Leben für die anderen Beteiligten eine Bedeutung hat. Die Tatsache, dass unser Leben für andere bedeutungsvoll ist, scheint unseren Lebenswillen zu stärken, aber man kann dies nicht messen. Dieser Lebenswille zeigt uns, dass unser Leben einen Wert hat, weil wir sehen, dass dieser Wert auch von anderen wahrgenommen wird. Wahrscheinlich stimmen sie nicht allen Dingen zu, die wir sagen, aber wir haben eine Bedeutung für sie. Unser Leben und unser Leiden ist wichtig. Es ist schwierig, eine solche Beziehung in unserer Gesellschaft zu finden, denn häufig erhalten wir die Botschaft, dass wir nicht wichtig sind. Doch jedes menschliche Leben hat eine Bedeutung. Wir alle leiden auf einzigartige Weise, die so einzigartig wie unser Fingerabdruck ist, aber wir sind alle leidensfähig. Ich glaube, es ist diese gemeinsame Verletzbarkeit, die Bedeutung hat. Es gibt niemanden, ganz gleich wie reich, brillant oder berühmt, der nicht die Fähigkeit zum Leiden besitzt. Aus diesem Grund ist niemand in seinem Leiden allein, und jeder vermag, dieses Leiden zu verstehen. Jeder kann Mitleid haben. Leiden ist ein großartiger Lehrer, um Mitleid zu erlernen.«

»Und Verletzbarkeit ist das Tor zur Nähe.«

»Ja. Nähe heilt Leiden. Wir leiden nicht, weil wir Schmerzen haben. Das wahre Leid ist das Gefühl, im Schmerz allein zu sein. Und genau das erleben wir in unserer Kultur. Sie isoliert uns voneinander, sodass die Menschen denken, sie seien allein. Viele Menschen kommen zu mir und sagen: ›Das und das passiert mit mir‹ ... und wenn sie mir ihre Geschichte erzählen, habe ich das Gefühl, sie glauben, sie seien die Einzigen, die dies erleben. Sie meinen, die anderen Menschen wären glücklich und würden nicht verstehen, was die Betroffenen da durchgemacht haben. Wir alle tragen Masken, die unsere wahre Natur verbergen. Wir erkennen nicht einmal, dass wir damit nicht allein dastehen, aber wir könnten es einfach nicht ertragen, wenn wir dabei ganz allein wären.«

Wir wandten uns erneut der fundamentalen Frage zu: »Warum wirkt sich das Gefühl der Isolation so sehr auf unser Überleben und unsere Gesundheit aus?«

»Dabei spielt ein Faktor eine Rolle, der nur schwer messbar ist. Man könnte ihn als Lebenswillen bezeichnen, als unbekannten Faktor, der es den Menschen ermöglicht, ihre Physiologie zu mobilisieren, mit Hindernissen umzugehen und mit körperlichen Schwierigkeiten fertig zu werden. Wir schauen auf die Wissenschaft, um eine Erklärung dafür zu finden, warum manche Menschen gesund werden und andere nicht. Aber ich glaube, dass es bei unserer Fähigkeit, wieder gesund zu werden, um etwas viel Geheimnisvolleres geht als einfach nur um die richtige Behandlung oder Operation. Es gibt Menschen, die gesund werden, wenn sie von ihren Ärzten bereits aufgegeben wurden. Es gibt andere, die nicht gesund werden, obwohl sie scheinbar jede Chance hatten, sich wieder zu erholen. Vielleicht wird dieser tiefe Lebensimpuls, der in uns allen steckt, durch folgendes Wissen gestärkt: Man ist anderen wichtig, das eigene Leiden ist für andere wichtig, die Freude, die man spürt, ist anderen wichtig, das eigene Leben spielt insgesamt für andere eine wichtige Rolle. Dieses Gefühl finden wir in der Gemeinschaft und in der menschlichen Nähe. Geliebt zu werden, ist eine Gnade. Es ist nicht etwas, das man sich verdient. Vielmehr geht es um Folgendes: Ein anderer Mensch zeigt uns, dass unser kleines Leben, dass jeder einzelne Mensch in dieser Welt eine Bedeutung hat. Dadurch wird in uns jene Dimension aktiviert, die ums Leben kämpfen kann, weil es eine Bedeutung hat. In unserer Kultur wird unsere Einzigartigkeit durch so viele Dinge ausgelöscht. Wir sind einfach nur eine Nummer, unsichtbare Menschen.«

Ich bat sie zu erklären, warum Untersuchungen gezeigt haben, dass schon sechs Wochen in einer liebevollen, unterstützenden Gruppe ausreichen und sich Jahre später auf das Wiederauftreten von Krebserkrankungen und Todesfälle durch Krebs auswirken können.

»Vielleicht reicht es aus, einmal zu erfahren und zu wissen, dass das eigene Leben für andere Bedeutung hat. Es ist ein Phänomen, bei dem es um alles oder nichts geht. Ich muss nicht unbedingt mit den Menschen zusammen sein, denen mein Leben wichtig ist. Es reicht aus zu wissen, dass es irgendwo auf dieser Welt jemanden gibt, dem ich wichtig bin. Entweder wird man wahrgenommen oder nicht. Entweder weiß man, dass man wichtig ist, oder man weiß es nicht. Man muss dies persönlich erfahren und es sich nicht einfach nur sagen lassen. Wenn dies einmal geschehen ist, verfügt man für immer über diese Kraft. Vielleicht ist aus diesem Grund eine gute

Erziehung durch die Eltern so wichtig. Man entdeckt, dass man so geliebt wird, wie man ist. Viele Menschen wurden nie vollständig geliebt.«

Ich fragte: »Weil sie keinen Ort haben, an dem sie sich so sicher fühlen, dass sie ihr defensives Verhalten aufgeben und ihr Herz öffnen können? Weil sie sich niemandem nah genug fühlen, um dies zu tun?«

»Wir fürchten uns vor Beurteilung oder davor, verlassen zu werden. In vielen Krebsgruppen sprechen die Betroffenen über Dinge, die dazu geführt haben, dass andere Menschen sie verurteilt oder verlassen haben. Oft müssen an Krebs erkrankte Menschen erleben, wie ihre Freunde sich nach und nach von ihnen zurückziehen. Doch die Gruppe rückt näher zusammen, statt sich zu distanzieren. Die Teilnehmer sitzen nicht einfach herum und jammern über die eigenen Probleme. Jede Krebsgruppe ist eine Gruppe von Kriegern, von Menschen, die durch ihr eigenes Leiden stark genug geworden sind, um sich alles anzuhören und sich keine Sorgen zu machen. Stark genug, um andere zu lieben, ohne Angst vor Verlust zu haben. Das gibt allen Menschen dort Gelegenheit, ganz sie selbst zu sein und von den anderen genau so angenommen zu werden. Die meisten Menschen haben dies nie zuvor erlebt.«

»Sie werden dadurch gestärkt, dass sie anderen einfach nur zuhören, sodass sie dann eine stärkere Präsenz haben. Sie versuchen nicht, bestimmte Dinge von den anderen fern zu halten. Sie können sich so geben, wie sie sind. Wenn man einem Menschen zuhört, hört der Betroffene auf, sich ins rechte Licht zu rücken, um akzeptiert zu werden, und zeigt, wer er wirklich ist. Sein ganzes Ich zu zeigen, verleiht mehr Stärke, als sich ins rechte Licht zu rücken. Doch in unserer Kultur haben wir gelernt, uns dieser Ganzheit zu schämen. Es gibt bestimmte Seiten in uns, derer wir uns schämen und die wir verstecken. Doch es sind genau diese Seiten, die wir möglicherweise brauchen, um uns von einer Krankheit zu erholen oder mit einer Krankheit gut leben zu können. Alles, was nicht intellektuell ist, gilt in dieser Kultur als Schwäche – Intuition, Geist, Seele, Herz. Bis in die jüngste Zeit hinein hatten diese Dinge für die Menschen nicht viel Wert, und oft werden sie abwertend als Gefühlsduselei bezeichnet. Aber mir ist das mittlerweile gleich. Oft wissen diejenigen, die so abwertend reden, gar nicht, wie menschliche Stärke aussieht oder was menschliche Macht ist. Diese Dinge, die als weich gelten, sind letztendlich viel machtvoller als Ideen und Intellekt, die so sehr respektiert werden. Sie ermöglichen es uns, mit den Ereignissen in unserem Leben fertig zu werden und nicht unterzugehen. Ideen sind nicht so stark wie das Herz und die Seele. Liebe ist stärker als Ideen.«

»Es ist unsere Verletzbarkeit, die uns liebenswert macht, die es anderen Menschen gestattet, sich sicher zu fühlen und uns ihr Herz zu eröffnen. Wir sind in Wirklichkeit nicht auf der Suche nach Zustimmung, sondern nach Nähe und Akzeptanz, Dinge, die auf Verletzbarkeit beruhen und nicht auf Perfektion. Es ist die Macht unserer Verletzbarkeit – an sich ein Widerspruch, aber sehr real. Viele Dinge, die real sind, ergeben für uns keinen Sinn, aber so funktioniert die Welt nun einmal. Der Geist bietet nur eine Möglichkeit, das Leben zu verarbeiten. Und das ist das große Geheimnis hier in der westlichen Kultur: Viele Dinge, die keinen Sinn ergeben, sind gleichzeitig die realsten Dinge. Dinge, die nicht gemessen werden können, sind sehr real und wertvoll. Dinge, die sich nicht beweisen lassen, können die Grundlage für ein besseres Leben werden.«

»Wir stehen also vor einem Paradoxon – die Erkenntnis, dass wir durch die Annahme unserer Verletzbarkeit zu mehr werden können, als wir uns je erträumt haben. Dass nicht unsere Perfektion uns die Erfüllung unseres Potenzials ermöglicht, sondern dass unsere Verletzbarkeit uns Erfüllung bringt. Selbst wenn sich ein Problem nicht lösen lässt, können wir über das Problem hinauswachsen, sodass das Problem ein immer kleinerer Teil der Gesamtheit wird, die uns ausmacht.«

Ich fragte sie nach dem Wert des Leidens in Bezug auf Wandlung – was wandelt sich dabei in was um?

»Im menschlichen Bewusstsein gibt es etwas, das fähig ist, Schmerz in Weisheit umzuwandeln. Es ist möglich, ein sehr gutes Leben zu leben, auch wenn dies kein einfaches Leben ist. Wir können den Lebenszweck erfüllen, gleichgültig, ob wir krank oder gesund sind. Wir können in Weisheit wachsen und lernen, besser zu lieben.«

Was gehört noch zu den Ebenen von Liebe und Nähe?

Sri Swami Satchidananda ist Gründer und Direktor der Integral Yoga Institutes und des Light of Truth Universal Shrine (LOTUS) in Buckingham, Virginia. Dabei handelt es sich um einen ökumenischen Schrein, der sich der Suche nach einer gemeinsamen Grundlage der Weltreligionen gewidmet hat. Er ist ein berühmter spiritueller Führer, der sein Leben sowohl dem individuellen als auch dem universalen Frieden verschrieben hat. Ich habe das Glück, bereits über fünfundzwanzig Jahre bei ihm zu studieren.

Verständlicherweise erklärt Swami Satchidananda aus einer sehr geistigen Perspektive heraus, warum sich Liebe und Nähe auf Gesundheit und Überleben des Menschen auswirken. Als ich ihn fragte, warum Einsamkeit und Isolation den Menschen für Krankheiten anfällig machen, antwortete er mir auf verschiedenen Ebenen. Auf psychologischer Ebene sagte er: »Wenn es niemanden gibt, mit dem der Mensch kommunizieren und seine Probleme teilen kann, unterdrückt er seine Gefühle. Wenn er hingegen mit einem Menschen redet, teilt er seine Last, sodass diese Last verringert und halbiert wird. Der Körper ist ein Spiegel der Seele, ein Produkt des eigenen Geistes. Obwohl man nur das Gesicht sieht, wird es durch jede Zelle ausgedrückt. Der ganze Körper verändert sich mit seinen Gedanken und Gefühlen. Ein glücklicher Geist sorgt für einen glücklichen, gesunden Körper. Wenn sich Menschen einsam und unglücklich fühlen, verändert sich der Körper. Er verliert seine Immunität. Alles was den Geist stört, verursacht Probleme.«

Er ging auf den Unterschied zwischen Alleinsein und Einsamkeit ein. »Einsamkeit bedeutet, dass man dazu gezwungen ist, allein zu sein. Doch es ist etwas ganz anderes, sich für das Alleinsein zu entscheiden. Jeder kann seinem Selbst, dem Gott in seinem Innern, Gesellschaft leiten. Man kann sich mit der ›stillen, leisen Stimme in seinem Innern‹ unterhalten. Doch nicht jeder kann dies gleich von Anfang an tun. Man muss mit anderen zusammen sein, mit denen man das Erlebte teilen kann. Wenn Menschen das Erlebte miteinander teilen, wird die Last verringert. So entsteht Wohlgefühl, das zu Gesundheit führt. Doch das ist letztendlich nicht die Lösung, denn Beziehungen können auch Abhängigkeit erzeugen. Es handelt sich um eine vorübergehende Sache. Es gibt auch die

Gesellschaft mit dem, was als höheres Bewusstsein bezeichnet werden kann – der Gott in uns selbst. Damit kann man kommunizieren. Der individuelle Geist spricht mit einem höheren Geist ... Niemand ist wirklich für sich isoliert. In seinem Innern verfügt man über Gesellschaft, doch oft wird dies nicht erkannt. Wir bezeichnen dies als die Unkenntnis des eigenen Selbst ... Ich genieße es, allein zu sein, und ich genieße es, mit anderen Menschen zusammen zu sein. Ich bin nicht abhängig von anderen Menschen, um glücklich zu sein.«

Als ich ihn fragte, was die Wurzel des Heilens ist, antwortete er: »Zufriedenheit. Zufriedenheit entsteht, wenn Geist und Körper ausreichende Beruhigung erfahren – sei es durch Meditation, Yoga oder Gebet –, um ein inneres Gefühl von Frieden und Freude sowie Wohlgefühl und letztendlich den Gott in uns zu erleben. Das heißt nicht, dass man andere nicht lieben sollte. Man sollte um der Liebe willen lieben, aber sich nicht davon abhängig machen. In einer der *Upanishaden* liebt der Ehemann seine Frau nicht um ihrer selbst willen, sondern um der Liebe willen. Er liebt das Selbst in ihr.«

»Wenn ich also das Selbst in ihr lieben kann, kann ich das Selbst in mir lieben und sie schließlich als ein und dasselbe erfahren?«

»Richtig. In diesem Augenblick fühlt man keine Trennung. Man erkennt, dass man sich selbst durch die Geliebte liebt, und dann lernt man, jeden auf diese Weise zu lieben, weil man sich selbst wirklich liebt. Man kann nie von seinem eigenen wahren Selbst getrennt sein. Vielleicht ist man von Dutzenden von Menschen umgeben, oder man ist ganz allein, aber es ist immer dasselbe Ich.«

Die Grenze des Selbst und des anderen überwinden?

Robert A.F. Thurman ist Professor für indo-tibetanische Studien an der Columbia-Universität und einer der bekanntesten Vertreter des tibetanischen Buddhismus. 1997 wurde er von der Zeitschrift *Time* zu einem der fünfzig einflussreichsten Amerikaner gewählt.

Er begann unser Gespräch mit folgenden Worten: »Die menschliche Lebensform – und die der Säugetiere im Allgemeinen – basiert auf der Möglichkeit, die Grenze des Selbst und des anderen zu überwinden. Durch die Aufnahme des Jungen im eigenen Körper kann die Peripherie der Haut durchbrochen werden, und man kann eine viszerale Erfahrung machen ... Erst an einem bestimmten Punkt später im Leben nimmt man es als getrenntes Wesen wahr ...«

»Die menschliche Lebensform ist eine sehr verbundene Lebensform. Ihr Leben hängt davon ab, dass sie sich anderer Wesen bewusst ist, und ihr natürlicher Zustand ist das Wechselspiel mit Geschwistern und Familie, weil diese Lebensform aus der Gebärmutter der Mutter kommt, wo sie lange Zeit verbringt. Anschließend bleibt sie lange mit den Eltern in engem Kontakt, um in Sicherheit heranzuwachsen. Aufgrund all dieser Faktoren ist es wie eine Todeserfahrung, wenn ein Mensch über längere Zeit den unnatürlichen Zustand des Alleinseins erlebt. Als natürliche Folge davon sieht er dann keinen Sinn mehr im Leben, leidet unter Depressionen und wird mutlos. Schließlich arbeiten die Körpersysteme nicht mehr gut, weil dieser Mensch ein so geringes Selbstwertgefühl hat.«

Als Buddhist glaubt Professor Thurman an die Reinkarnation. Seiner Meinung nach ist selbst der Wunsch, erneut geboren zu werden, Folge des Leidens, das aus der Erfahrung des Alleinseins nach dem Tod erwächst. »Die Zeit äußerster Einsamkeit ist in der buddhistischen Sichtweise der Augenblick des Todes ... Tatsächlich wird der Tod als der Augenblick definiert, in dem alle Beziehungen durchschnitten werden. Weil dieses Wesen so sehr daran gewöhnt ist, in Beziehungen eingebettet zu sein, sucht es nach einer Wiedergeburt, nach einer neuen Verkörperung, sodass es erneut Verbundenheit erleben kann.«

Genau wie Swami Satchidananda unterscheidet Professor Thurman zwischen Einsamkeit und Alleinsein. »Ich würde sagen, dass Einsamkeit – das Gefühl, niemandem wichtig zu sein, die Tatsache, dass einem kein anderer Mensch wichtig ist, dass man von den anderen Menschen abgeschnitten ist, statt einfach nur allein zu sein – das schlimmste überhaupt ist. Einige Heilige, beispielsweise der heilige Franziskus von Milarepa, konnte in einer Höhle im Himalaya mit nur ein paar Vögeln allein sein, aber diese Heiligen fühlten sich allen Menschen verbunden. Sie wussten dieses Alleinsein als Mittel zur Erweiterung des Gefühls, mit allem Leben in Beziehung zu stehen, zu schätzen. Meiner Meinung nach ist es eine Sache der Einstellung.«

Doch es ist nicht nur eine Frage des Alleinseins. »Aus buddhistischer Perspektive würde man wohl sagen, dass es eine Frage von

Vorhandensein oder Abwesenheit von Liebe ist. Zu lieben stellt natürlich eine Möglichkeit dar, eine positive Bindung zu anderen aufzunehmen. Der Buddhismus definiert die Liebe als den Wunsch oder das Wollen, dass ein anderer glücklich ist. Dabei handelt es sich um wahre Liebe im Unterschied zum Verlangen, das besitzergreifend sein könnte, wenn beispielsweise der Wunsch besteht, durch den Besitz eines anderen Vergnügen zu erfahren. Aber echte Liebe wünscht nur das Glück des anderen, und im Buddhismus gibt es dieses komische Paradoxon, wobei man durch das Vergessen seiner selbst und die völlige Hingabe an den Wunsch, einen anderen Menschen glücklich zu sehen, das höchste Glück erlebt ...«

»Ganz gleich, ob man mit anderen Menschen zusammen oder von ihnen getrennt lebt, fühlt man Glück, wenn man eine liebevolle Einstellung zu ihnen hat. Wenn man jedoch wütend auf sie ist und von ihnen angewidert wird, fühlt man sich unglücklich. Vielleicht sollte man Einsamkeit lieber als einen Zustand der Isolation bezeichnen, als den Zustand der Nichtzuneigung im Gegensatz zum Zustand kraftvoller Liebe. Ich glaube, die Liebe ist hier der Schlüssel.«

Anders ausgedrückt: Mitleid kann heilen. »Die Erweiterung des eigenen Identitätsgefühls zur Einbeziehung eines anderen Menschen ist vielleicht der Schlüssel zum Heilen. Es wird ein größerer Energiepool geschaffen, in dem man sich durch die Beziehung zu einem anderen Menschen energiegeladener fühlt, statt in sich selbst verschlossen zu sein ... Leiden basiert auf Ignoranz oder mangelndem Bewusstsein ... Ignoranz bedeutet nicht nur, Fakten nicht zu kennen und beispielsweise nicht zu wissen, wie viele Fische im Meer schwimmen. Es ist vielmehr Unkenntnis der eigenen existenziellen Situation, die Illusion, dass man getrennt von der Welt besteht, dass man das Wichtigste auf der Welt und das einzig Reale in der Welt ist, und dass andere Dinge zweifelhaft sind ... Wir befinden uns immer in irgendeinem Konflikt mit der Welt, die wir als von uns verschieden wahrnehmen. Das ist die fundamentale Ignoranz – das mangelnde Bewusstsein des relativen, vorübergehenden und schwankenden Unterschieds zwischen dem Selbst und dem anderen, sodass man stattdessen einen absoluten Unterschied zwischen dem Selbst und dem anderen wahrnimmt. Diese Auffassung passt perfekt zu Ihrem Thema: Je bewusster man sich der Verbundenheit mit dem Universum ist, desto stärker und gesünder ist man. Doch je stärker sich die Vorstellung verfestigt hat, etwas Einzigartiges, Besonderes und getrennt Bestehendes zu sein, desto kränker ist man. Aus buddhistischer Sicht ist dies die Quelle von Krankheiten.«

Ich fragte: »Beim Heilen geht es also darum, eine Doppelsicht aufrechtzuerhalten, mit der wir uns auf einer Ebene als getrenntes Wesen wahrnehmen, während wir auf einer anderen Ebene Teil von allem sind?«

Er erwiderte: »Absolut richtig. Dies trifft zu, obwohl es beim Ausbruch aus diesem Käfig der separaten Existenz und Entfremdung von der Welt an einem bestimmten Punkt darum geht, die Einheit mit der Welt zu erfahren und über die Illusion der getrennten Existenz hinauszusehen. Wenn man jedoch einmal die Verbundenheit mit der übrigen Welt erfahren hat, gibt es eine zweite Phase, bei der ein gesundes, nicht übertriebenes Getrenntsein – eine gesunde Individualität – neu definiert wird, die, wie Sie sagen, auf dieser doppelten Sichtweise beruht. Doch man kann diese doppelte Sichtweise nicht sofort erleben: Zuerst muss man das Gefühl der Trennung und Isolation des Ichs kritisieren und die Verschmelzung des Ichs mit dem Universum erfahren. Danach will man jedoch nicht ständiger Teil des Universums sein, da man dann zu einer undefinierbaren Masse würde, was mit manchen Menschen durchaus passiert. Stattdessen muss man sich neu definieren, aber diesmal in einem bewussten, kreativen Akt. Dies ist der Augenblick, in dem man die andere Komponente der doppelten Sichtweise hinzufügt.«

Ich fragte ihn, was wir zur Überwindung des Gefühls, von anderen völlig getrennt zu sein, tun können.

»Es gibt die aktive Meditation, die Arbeitsmeditation – dabei läuft man nicht nur in einem *zendo* herum, sondern draußen auf der Straße. Man könnte beispielsweise Arbeit in einem Obdachlosenwohnheim übernehmen. Gehen Sie hinaus und tun Sie, was Roshi Glassman als ›Rückzug auf die Straße‹ bezeichnet. Gehen Sie hinaus und helfen Sie anderen, kochen Sie das Mittagessen für einen Obdachlosen. Gehen Sie in ein Krankenhaus und spielen Sie mit den Kindern dort. Lesen Sie einem krebskranken Kind ein Buch vor. Meditieren Sie draußen, zwingen Sie sich, mit anderen zu interagieren, und finden Sie heraus, wie gut es für die eigene Gesundheit ist, wenn man sich um einen anderen Menschen kümmert. Ich glaube, diese Art von sozialem Handeln ist wirklich wichtig. Schauen Sie sich an, was Prinzessin Diana und Mutter Teresa getan haben und was für eine wunderbare Lektion dies für den Planeten war, wie sie uns in ihrem Leben und in ihrem Tod gezeigt haben, dass die Menschen Liebe und Fürsorge wirklich zu schätzen wissen. Denken Sie daran, wie die Menschen nach ihrem Tod ihre Gefühle ausgeschüttet haben.«

Warum ist es heilsam, wahrgenommen zu werden?

Carol Naber ist eine intuitive Heilerin, die in Nordkalifornien lebt. Ich fragte sie nach ihrer Sichtweise zur Rolle von Liebe und Überleben.

»Wichtig ist die Wahrnehmung von Einsamkeit, weil wir in unserer Existenz alle miteinander verbunden sind und nie wirklich allein sind. Die Wahrnehmung von Einsamkeit entspricht nicht der Wahrheit, aber unser Ego diktiert uns oft die Realitäten, die wir wahrnehmen. Beim Herzen geht es um Beziehungen. Man fühlt sich nicht einsam, wenn man in einer Beziehung mit sich selbst, mit der Umwelt, mit Gott, mit den Menschen lebt. Der Schlüssel zum Heilen ist ein offenes Herz.«

»Heilende Energie steht immer zur Verfügung, denn wir sind von ihr umgeben. Doch unsere Herzen müssen offen sein, um das zu empfangen, was uns zur Verfügung steht. Ich kann nicht heilen, wenn mein Herz verschlossen ist, da ich dann keinen Zugang zur heilenden Energie habe. Wenn man wütend ist, blockiert man diesen Fluss und wird von ihm getrennt. Tatsächlich ist man von der Verbundenheit abgeschnitten; die Energie sitzt fest und fließt nicht mehr. Krankheiten setzen oft zuerst im Energiefeld – der Aura – ein und manifestieren sich erst später körperlich. Wenn Ihre Energie fließt, regeneriert sie Ihre Aura, was bei der Heilung des Körpers hilft.«

»Wut ist oft eine Manifestation anderer Gefühle wie Furcht und Scham. Scham verhindert vielleicht mehr als jedes andere Gefühl, dass wir mit anderen eine Verbindung eingehen. Scham verbirgt jenen Teil in unserem Innern, den wir nicht offenbaren wollen, weil wir glauben, die anderen werden uns nicht mehr lieben oder wollen nicht mehr in unserer Nähe sein, wenn sie unser Geheimnis herausfinden. Es wird viel eher akzeptiert, Wut, Traurigkeit oder auch Angst zu offenbaren. Wir haben gelernt, unsere Scham zu verstecken, sie unter Kontrolle zu halten, sodass wir sie in unseren Beziehungen nicht ansprechen. Doch es ist eins der heilsamsten Dinge überhaupt, diese Seiten in uns zu offenbaren, und aus diesem Grund ist die Sicherheit der Gruppe bei der Heilung so wichtig für mich. Man fühlt sich anderen viel stärker verbunden und nah, wenn man die Seiten in seinem Innern, derer man sich schämt, offenbaren kann und dann feststellt, dass die anderen nicht weglaufen!«

»Schlüssel zur Heilung ist eine Beziehung zu anderen. Geliebt zu werden bedeutet, sich und seine Gefühle in einer sicheren Umgebung ausdrücken zu können. Wenn jemand gewillt ist, mich anzuhören und das Gesagte sogar vor mir zu wiederholen, gleicht dies einem wunderbaren Liebesakt. Wenn man das Gefühl hat, wirklich angehört zu werden, hat man Präsenz, und wenn man Präsenz hat, fühlt man sich anderen verbunden. In diesem Zusammenhang ist das Zuhören eine spirituelle Praktik. Ich glaube nicht einmal, dass es notwendig ist, immer Gemeinsamkeiten zu sehen. Man muss nur in der Lage sein, tief genug in einen Menschen hineinzuschauen, sodass man etwas erkennen und es widerspiegeln kann. Wenn jemand beispielsweise sehr erregt ist, muss man nicht selbst erregt sein, um Verständnis für den Betroffenen aufzubringen. Man könnte beispielsweise einfach sagen: ›Du scheinst sehr erregt zu sein‹, und in diesem Augenblick fühlt sich der Betroffene wahrgenommen und angehört. Bei meiner Arbeit erfolgt die Heilung über die Verbindung des Herzens, indem ich Zeuge der Reise bin, die der Betroffene unternimmt, sodass er nicht ganz allein ist. Meine ganze Aufgabe besteht darin, dafür zu sorgen, dass er sich wahrgenommen fühlt.«

Ich fragte: »Warum ist es heilsam, wahrgenommen zu werden und sich einem anderen Menschen verbunden zu fühlen?«

»Weil sich dadurch das Herz, der wichtigste Sitz der Energie, öffnet. Ich begreife es zwar nicht ganz, aber beide Beteiligte erfahren dadurch Erweiterung, und das Ganze findet Widerhall in etwas Größerem, das stärker damit übereinstimmt, wie unser Körper vibrieren und schwingen muss. Es ist eine Energie im Universum, die über unsere Vorstellungskraft hinausgeht, während sie gleichzeitig in uns steckt.«

»Wir sind voneinander getrennt und dann auch wieder nicht. Wir alle verkörpern das ganze Universum, und zwar jeder Einzelne von uns, und dennoch sind wir auch voneinander getrennt. Doch wie bei einem Hologramm kann man das Ganze jeweils in den einzelnen getrennten Stücken finden. Heilen ist eine Reise, und wir können sie durch unsere Erfahrung mit anderen erleben.«

Quellen der Liebe

Dr. John Gray ist Autor mehrerer Bücher und hat unter anderem den Titel *Männer sind anders. Frauen auch* geschrieben. Er verfügt über sehr viel Erfahrung, Menschen in ihren Beziehungen zu mehr Nähe zu verhelfen. Ich bat ihn, mir zu erklären, warum Nähe seiner Meinung nach so wichtig ist.

»Wenn Menschen keine Nähe erleben, keine Beziehung zu einem anderen Menschen haben, keine Liebe auf geistiger Ebene erfahren, finden sie keinen Zugang zu ihrer Seele und wissen nicht, worin ihre Aufgabe in dieser Welt besteht. Meiner Meinung nach besteht diese Aufgabe darin, zu lieben und geliebt zu werden. Wir Menschen sind im Grunde alle liebende Wesen. Wenn wir uns nicht in Situationen ausdrücken, in denen wir liebevoll sein dürfen, in denen wir uns geliebt fühlen können, in denen wir andere umsorgen und selbst umsorgt werden, dann besteht keine Verbindung zu unserem Ich. In diesem Fall sind wir von der Quelle des Glücks, der Quelle der Lebendigkeit abgeschnitten. Wir haben Gefühle und Einstellungen, die in Wirklichkeit nicht unser wahres Ich widerspiegeln. Aus diesem Grund versuchen wir, diesem Zustand, der nicht unserem Ich entspricht, diesem Leid zu entfliehen. Wenn man jedoch sein wahres Ich lebt, wird man möglicherweise Schmerz erleben, aber kein Leid. Wenn man etwas verliert, erlebt man Schmerz, aber man wird nicht in demselben Maß leiden. Es ist eine andere Erfahrung, die man macht und hinter sich lässt.«

Wie Rachel Ramen beschrieb er die Bedeutung des Lebenssinns für die Stärkung unseres Lebenswillens. »Durch Kinder erhält unser Leben einen Sinn, eine Richtung und einen Lebenszweck, sodass man das Leben liebt. Wenn das eigene Leben keinen Sinn hat, liebt

man es nicht und fragt sich: ›Warum lebe ich eigentlich? Warum er-
trage ich diese Probleme?‹ Der eigene Gesundheitszustand spiegelt
sich sicherlich in der Antwort auf diese Frage wider. Will ich leben?
Liebe ich mein Leben? Menschen, die lange und glücklich leben,
lieben ihr Leben. Menschen, auf die dies nicht zutrifft, sterben in
vielen Fällen, weil ein Teil von ihnen das Leben nicht liebt. Sie wollen nicht leben. Man kann den Todeswunsch bei vielen Menschen,
die vorzeitig sterben oder Unfälle haben oder die beispielsweise unter der Parkinsonschen Krankheit leiden, praktisch sehen. Ich glaube, dass bei diesen Menschen ein Todeswunsch besteht, der ihren
Zustand verursacht, und dass man diesen Wunsch bereits früh
wahrnehmen kann. Sie wollen einfach nicht leben, sie wollen sich
nicht mit dem Leben auseinander setzen.«

Schließlich glaubt er wie viele andere der hier zitierten Befragten, dass einer der heilsamsten Aspekte von Beziehungen darin besteht, dass sie uns helfen, unsere Gefühle zu ertragen und auszudrücken. »Ich glaube, Menschen, die in einer liebevollen Beziehung
leben oder in einer liebevollen Familie heranwachsen, verfügen
über eine sehr viel höhere Fähigkeit, schmerzhafte Gefühle zu tolerieren. Wenn man in seinem Leben keine Liebe erlebt, wird die
Fähigkeit, schmerzhafte Gefühle zu tolerieren, zu ertragen und zu
erleben, reduziert. Menschen, in deren Leben es keine Liebe gibt,
verfügen also nicht über den seelischen Beistand, die Weichheit, die
Behaglichkeit, das Isoliermaterial, um schmerzhafte Gefühle zu ertragen. Wenn sie nach Hause kommen, können sie ihren Gefühlen
nicht einfach freien Lauf lassen, sie können sie mit niemandem
teilen und loswerden und ertränken ihre Sorgen lieber im Alkohol
oder haben eine andere Sucht. Körperliche Bewegung ist eine gute
Sache, aber manche Menschen übertreiben es mit dem Sport und
sterben. Sport ist für sie eine Möglichkeit, ihre Stimmung und ihre
Hormone zu ändern, damit sie nicht ihre Verbundenheit mit der
Welt, ihre Leere und Einsamkeit fühlen müssen. Ohne Liebe wird ein
gesunder Mensch depressiv, wobei es sich jedoch um gesunde Depressionen handelt, die ihn motivieren, die Leere zu füllen. Wenn
man über alle möglichen Ersatzmöglichkeiten verfügt, aufgrund
derer man seine Einsamkeit nicht fühlt – übertriebene sportliche
Betätigung beispielsweise oder zu viel Fernsehen, übertriebener
Alkoholkonsum, zu viel Schlaf –, dann steht man nicht mehr mit sei-

nen Gefühlen in Verbindung. Wenn man diese Ersatzmöglichkeiten nicht hat, spürt man den Schmerz, der bei nicht vorhandener Liebe entsteht und wird dadurch motiviert, sich von diesem Schmerz zu befreien. Schmerzvermeidung ist der größte Motivator, den es überhaupt gibt.«

»Eine liebevolle Beziehung ermöglicht es uns beispielsweise, Zugang zu unseren alltäglichen Gefühlen zu haben. Wir haben einen Menschen, zu dem wir nach Hause kommen, mit dem wir unsere Gefühle teilen, mit dem wir sprechen und zu dem wir eine Verbindung aufbauen können. Wir müssen die unangenehmen Gefühle, die sich tagsüber angesammelt haben, also nicht unterdrücken. Wir müssen nicht von Drogen und Alkohol abhängig sein, um vor diesen unangenehmen Gefühlen zu fliehen. Stattdessen kommt man zu einem Menschen nach Hause, der einen liebt, sodass man über diese Gefühle sprechen kann. Liebe macht unangenehme Gefühle erträglich, sodass man sie fühlen, ertragen und loslassen kann. Ohne Liebe können diese Gefühle nicht zu Tage treten ... Je mehr wir von der Lebensquelle abgeschnitten sind, desto stärker wird unsere Fähigkeit zu fühlen eingeschränkt. Wenn wir Zugang zu unseren Gefühlen haben und uns geliebt fühlen, sind wir in der Lage, uns zu heilen.«

Was haben Körperzellen mit heilsamer Nähe zu tun?

Dr. Candace B. Pert ist Professorin für Physiologie und Biophysik an der medizinischen Fakultät der Georgetown-Universität in Washington, D. C., und in der AIDS-Forschung tätig. Sie ist die Entdeckerin des Opiatrezeptors und Autorin des Buches *Molecules of Emotion: Why We Feel the Way We Feel*.

Dr. Pert hat ungewöhnliche Ansichten: Liebe und menschliche Nähe beeinflussen eindeutig unsere Gesundheit und unser Überleben, aber nicht, weil der Geist eine Wirkung auf den Körper ausübt. Ihrer Meinung nach besteht kein grundlegender Unterschied zwischen Geist und Körper. »Ich bezeichne dieses System als Körpergeist, weil darin die Gefühle unentwirrbar mit unserer Physiologie verbunden sind. Geist und Gefühle sind nicht nur im Gehirn lokalisiert und enden nicht einfach irgendwo in der Halsgegend.«

Ihrer Meinung nach sind selbst die Zellen einander nah. »Jede Zelle in unserem Körper spürt im Grunde etwas. Warum? Weil wir uns nicht aus kleinen, nicht miteinander verbundenen Reagenzgläsern mit Zellen zusammensetzen, obwohl die Wissenschaftler dies gern so sehen, um verschiedene Dinge besser untersuchen zu können. Die lebenden Zellen im Menschen sind ganz anders. Jede Zelle muss mit den übrigen Körperzellen kommunizieren, sodass ein integriertes Ganzes geschaffen wird. Der eigentliche Zweck unserer Gefühle, die von bestimmten Biochemikalien, den Peptiden, mitgeführt werden, sorgt dafür, dass wir als integriertes Ganzes operieren.« Mit anderen Worten: Nähe ist sogar auf der Zellenebene heilsam!

Ich sagte, dass sie offensichtlich einen Mechanismus beschrieb, der erklärt, wie sich Gefühle selbst auf Zellenebene auswirken.

»Ja, genau das tun sie. Sie wirken sich auf Zellenebene aus und steuern alle Systeme in unserem Körper … Die Forschungen, an denen ich in den letzten zwanzig Jahren beteiligt war, legen nahe, dass unsere Emotionen mit jedem Aspekt unserer Physiologie verflochten sind. In der konventionellen Medizin spricht man zur Zeit über Serotonin und Neuronen und winzig kleine Kontrollzentren für die Gefühle in unserem Gehirn. Doch in Wirklichkeit handelt es sich bei den Gefühlen um ein Feld, das im gesamten Gehirn, in den Drüsen, im Immunsystem, im Herzen und in den Eingeweiden herumfließt, wodurch ein vollständiges Informationsnetz entsteht. Gefühle existieren also nicht nur isoliert im Gehirn. Wenn wir davon ausgehen, erhalten wir ein Paradigma, mit dessen Hilfe wir sehen können, wie sich emotionale Gesundheit oder Krankheit auf jeden Aspekt unserer Physiologie auswirkt.«

»Es gibt über einhundert verschiedene Substanzen im Organismus, die wir als Informationssubstanzen bezeichnen. Viele, aber nicht alle, sind Peptide – kurze Ketten aus Aminosäuren –, die als Rezeptoren auf der Oberfläche der Zellen im ganzen Körper agieren.«

Ich fragte, warum Gefühle wie Einsamkeit, Depressionen, Zynismus, Feindseligkeit und Isolation ihrer Meinung nach eine so giftige Wirkung haben.

»Ich glaube, Glück ist permanent eingebunden, wenn wir in intimen, liebevollen Beziehungen leben. Negative Gefühle wie Einsamkeit oder Zynismus haben eine so giftige Wirkung, weil es sich bei ihnen nicht um den normalen, natürlichen Zustand handelt. Unsere Vorfahren kannten solche Gefühle nicht, da sie sonst ausgestorben wären, ohne ihre Gene weiterzugeben – sie hätten sich einfach nicht gepaart. Ich glaube, wir sind darauf ausgerichtet, uns gut zu fühlen und gute, starke Beziehungen zu haben, doch unsere Gesellschaft stört dieses System. Früher lebten die Menschen sehr eng zusammen und waren von Freunden und Familie abhängig. Heute leben wir in einer ganz anderen Ära, in der Menschen zwischen den Kontinenten hin und her fliegen und dabei sehr oft allein sind. Ich glaube nicht, dass dieser Zustand normal ist, und ich glaube nicht, dass diese Menschen normal sind.«

»Wir sind Säugetiere, was ein sehr wichtiger Punkt ist. Wir bekommen nicht Tausende von Jungen, von denen zufällig fünf überleben. Wir haben nur wenige Kinder, zu denen wir genau wie zu unserem Partner eine sehr enge Bindung haben. Ich glaube, diese Neigung ist direkt in unsere Körpergeiststruktur eingebaut. So wurden wir geschaffen, um zu überleben, und die erwähnten Chemikalien helfen uns dabei. Wir sind darauf programmiert, starke menschliche Beziehungen aufzubauen, und auf diese Weise haben wir uns aus Gruppen weiterentwickelt, die über solche Bindungen verfügten. Bei den Menschen, die heute leben, handelt es sich also um jene, deren Vorfahren gut miteinander kommunizierten und liebevolle Beziehungen zu anderen und zur Großfamilie hatten. Die Menschen heute ignorieren dies möglicherweise und glauben, dass sie ohne diese Dinge auskommen, aber wir verfügen über denselben Körpergeist, dieselbe Chemie, die auch unsere Vorfahren hatten.«

Ich bat sie, einige Mechanismen zu beschreiben, die unsere Gefühle und Zellen miteinander verbinden.

»Ich gehe jetzt wieder von der Gesundheit aus, von der Ganzheit und Integrität und einem Körper, der ohne Stress seiner Bestimmung entsprechend funktioniert. Nehmen wir Krebs als Beispiel. Wir verfügen über Mechanismen, die vermögen Tumore zu zerstören, die jeden Tag ganz natürlich in unserem Körper wachsen. Natürliche Killerzellen, Teil unseres Immunsystems, verfügen über Rezeptoren, und diese geben Peptide ab, die identisch sind mit den Gefühlsmolekülen. Die Krebszellen geben auch Peptide ab und werden ebenfalls von Peptidrezeptoren auf ihrer Oberfläche reguliert, die ihnen sagen, ob sie sich teilen sollen oder nicht und ob sie Metastasen bilden sollen oder nicht. Da Tumore Teil unseres Körpers sind, gehören sie auch zum psychosomatischen Netz, zum Informationsfluss. All diese Dinge werden stark von unserem Gefühlszustand, unseren Gefühlsmolekülen beherrscht. Es wurden viele Experimente unternommen, die zeigen, wie diese Tumorzellen von verschiedenen Wachstumsfaktoren, Endorphinen, Peptiden und Substanzen, die im Gehirn und im Immunsystem vorkommen, reguliert werden.«

»Unser Immunsystem spiegelt also unseren Geisteszustand, unsere Gefühle wider. Das Immunsystem ist nicht im Kampf gegen Krebserkrankungen wichtig, sondern auch im Kampf gegen Viren. Wenn wir nicht über ein integriertes, gesundes Heim verfügen und in den fürsorglichen Beziehungen leben, für die unser Körper ausgelegt ist, bricht das Immunsystem zusammen. Es wird überaktiv, was zu Autoimmunkrankheiten führt, oder es ist zu wenig aktiv, was Krebserkrankungen verursacht. Es überrascht mich überhaupt nicht, dass all diese Dinge geschehen.«

Dr. Pert glaubt, dass es falsch ist, Gefühle und Immunsystem voneinander zu trennen.

»Schließlich handelt es sich um unsere Gefühlszustände. Die Frage lautet in Wirklichkeit: Verursachen die Moleküle die Gefühle, oder führen die Gefühle zur Freigabe von Molekülen? Damit kommen wir dem Geheimnis des Lebens sehr nahe. Die Gefühle regulieren die Mechanismen in unserem Immunsystem, die unseren Körperstoff schaffen. Wenn man sich schneidet oder verbrennt, treffen innerhalb von Sekunden neue Zellen, Immunzellen, an der Verletzungsstelle ein, um sich aufzubauen und die Verletzung zu heilen. Sie geben Peptide ab und bauen einen umfassenden, gut koordinierten Reparaturmechanismus auf. Unsere Heilmechanismen werden also wirklich von diesen Gefühlen gesteuert, und das ganze System kann den Betrieb einstellen.«

»Einige Untersuchungen haben gezeigt, dass von den Menschen, die mit einem Schnupfenvirus infiziert werden, jene einen Schnupfen bekommen, die im Vergleich zu den anderen die wenigsten sozialen Kontakte haben«, erklärte ich.

»Das ist interessant, denn heute wissen wir aus Forschungen, die in den letzten zehn Jahren durchgeführt wurden, dass im Grunde alle Viren Rezeptoren auf der Zellenoberfläche benutzen, um in die Zellen hineinzugelangen. Und sie können nicht in jede Zelle eindringen. Jedes Virus ist von einer Proteinschicht umhüllt, die ihm speziell dazu dient, sich an bestimmten Zellen festzuklammern und in sie einzudringen, was die Infektion auslöst. Bei diesen Rezeptoren handelt es sich um dieselben Rezeptoren, die ich bei dem psychosomatischen Netz erwähnt habe. Viele von ihnen stehen im Zusammenhang mit unseren Gefühlen. Abhängig davon, wie viele natürliche Chemikalien an Bord sind, wie viel natürliches Ligand für eine Bindung vorhanden ist und in spezifische Rezeptoren passt, können diese Zellen von der natürlichen Substanz besetzt oder blockiert sein und das Virus am Eintritt hindern. Vom Schnupfenvirus ist bekannt, dass es den Norepinephrinrezeptor einsetzt. Norepinephrin wurde mit Aufgeregtheit, mit Vorfreude in Zusammenhang gebracht. Ich nehme an, dass Menschen, denen es schlecht geht, weniger von dieser Substanz in ihrem System haben, sodass ein leerer Rezeptor vorhanden ist, durch den das Virus in die Zelle eindringen und sie infizieren kann. Ich denke, dass dieser emotionale Mechanismus hier das Bindeglied ist.«

Ich fragte sie, warum Altruismus die Immunfunktion verbessern kann.

»Die Menschheit hat sich durch liebevolle Beziehungen entwickelt. Die Menschen, die nicht über diese Mechanismen verfügten, starben vor Millionen von Jahren aus, aber wir verfügen über sie, und sie versetzen den Körpergeist in den Zustand, der für Heilung und Überleben verantwortlich ist. Der berühmte Biologe E. O. Wilson war der Meinung, dass es eine biologische Grundlage für den Altruismus geben muss, da er sonst aufhören würde zu existieren. Die Menschen, die überlebt haben, verfügen darüber. Wenn man dies verneint und sich der Natur unseres Körpergeistes widersetzt, ist dies vielleicht kurzfristig möglich. Wir haben die Macht, zu ändern, was in unserem Körper vor sich geht, sodass wir nur mit dem Kopf und ohne Liebe und Verbindung zu anderen leben können, aber dies hat seinen Preis. Schließlich werden unsere natürlichen Chemikalien, unsere Gefühlsmoleküle unterdrückt und werden nicht dorthin gelenkt, wo sie eigentlich sein sollten. Ich glaube, dass dies letztendlich zu Krankheitszuständen führt.«

Warum hat Feindseligkeit so negative Auswirkungen?

Dr. Redford B. Williams ist Professor und Direktor des Forschungszentrums für Verhaltensmedizin an der medizinischen Fakultät der
Duke-Universität. Seine wichtigen Forschungsstudien haben eindeutig die Rolle der Feindseligkeit dokumentiert, die für einen
vorzeitigen Tod und Krankheiten verantwortlich ist. Er ist Autor
mehrerer Bücher, unter anderem von *Anger Kills*.

Wie Dr. Syme interessiert sich Dr. Williams für die Beziehung
zwischen sozialer Unterstützung und sozioökonomischem Status.
»Diese verschiedenen psychosozialen Risikofaktoren – Feindseligkeit, soziale Isolation oder mangelnde Unterstützung, Depressionen, Angst, selbst starke Belastungen im Beruf – treten nicht isoliert voneinander auf. Meistens treffen sie in denselben Menschen
zusammen. Sie sind keinesfalls gleichbedeutend, aber sie sind stark
miteinander verbunden. Bei Menschen mit niedrigem sozioökonomischem Status treten sie sogar noch gehäufter auf und könnten
tatsächlich für einige der höheren vorzeitigen Sterblichkeitsraten
bei armen Menschen verantwortlich sein. Je weiter man sich im
sozioökonomischen Status nach unten bewegt, desto mehr nehmen Feindseligkeit, Depressionen und Belastungen durch den Beruf zu, während die soziale Unterstützung abnimmt.«

»Neben der Feindseligkeit sowie Depressionen und sozialer Isolation gibt es einen bestimmten Satz an Verhaltensweisen und biologischen Merkmalen. Bei den Verhaltensweisen handelt es sich um
einen höheren Alkoholkonsum, höhere Raten beim Rauchen und
Überernährung. Feindselige Menschen nehmen im Vergleich zu
Menschen mit geringer Feindseligkeit pro Tag sechshundert Kalo-
rien mehr zu sich, was meiner Meinung nach auf den geringen
Serotoninspiegel zurückzuführen ist. Wenn man eine Mahlzeit zu
sich nimmt, kommt es zu einer höheren Serotoninausschüttung.
Die Nahrungsaufnahme könnte also durchaus eine Selbstmedika-
tion mit Serotonin sein, das in bestimmten Teilen des Gehirns freigesetzt wird und den Betroffenen und sein überaktives sympathetisches Nervensystem beruhigt.«

»Doch all diese Dinge – Rauchen, Essen, Alkoholmissbrauch, ein
überaktives sympathetisches Nervensystem – verursachen Krankheiten nicht direkt. Ich glaube, dabei spielen molekulare und zellu-

lare Mechanismen eine Rolle. Hier zeigt sich offensichtlich meine wissenschaftliche Voreingenommenheit, aber ich glaube, dass man letztendlich über Dinge sprechen muss, die sich auf die direkt beteiligten zellularen und molekularen Prozesse auswirken, wenn man über Krankheitsprozesse spricht, beispielsweise das Versagen des Körpers, Tumore oder Arterienverkalkung zu stoppen. Aus diesem Grund befassen wir uns mit dem Immunsystem, mit Stresshormonen wie Catecholamine und Cortisol, mit der durch Stress hervorgerufenen Stimulation des sympathetischen Nervensystems und dem Mangel an parasympathetischem Antagonismus. Rauchen, Überernährung und höhere Cholesterinwerte spielen dabei alle eine Rolle.«

Ich fragte, warum wir uns auf eine so eindeutig destruktive, gegen das Überleben gerichtete Weise entwickeln sollten.

»Vielleicht gibt es, was die Evolution betrifft, Vorteile, wenn man über eine ziemlich robuste Aktivierung des sympathetischen Nervensystems verfügt, die nicht so schnell vom parasympathetischen System ausgeschaltet werden kann, wenn es nur darum geht, Vater oder Mutter einiger Kinder zu werden. Wahrscheinlich war dies zu irgendeinem Zeitpunkt in der Vergangenheit sogar wichtig fürs Überleben. Wenn man die vielen Millionen Jahre in Betracht zieht, in denen sich diese Mechanismen entwickelt haben, ist es nur wahrscheinlich, dass die Notwendigkeit für diese Reaktionen in den letzten tausend Jahren zurückgegangen ist. Im Straßenverkehr oder im Supermarkt braucht man keine Reaktion, bei der es entweder um Kampf oder Flucht geht, was auch dann zutrifft, wenn man den sechzehnjährigen Sohn dazu bewegen will, sein Zimmer aufzuräumen. Diese Reaktionen sind heutzutage schlecht angepasst.«

»Vielleicht sollten wir das Ganze einmal nicht so wissenschaftlich betrachten«, bemerkte ich. »Sie haben an der Duke-Universität eine Studie mit 1400 Männern und Frauen durchgeführt, bei denen eine koronare Angiographie durchgeführt wurde. Dabei wurde festgestellt, dass die Teilnehmer mindestens eine stark blockierte Arterie hatten. Nach fünf Jahren war die Sterblichkeitsrate bei unverheirateten Männern und Frauen, die auch keinen engen Vertrauten hatten, mit dem sie regelmäßig sprechen konnten, mehr als dreimal so hoch als bei denjenigen, die verheiratet waren, eine oder einen Vertrauten oder beides hatten. Woran liegt das Ihrer

Meinung nach? Meinen Sie nicht, dass dies über die Moleküle hinausgeht?«

»Nein, das glaube ich nicht. Letztendlich lässt sich meiner Meinung nach alles auf die Moleküle reduzieren. In der Duke-Studie wirkte sich die Isolation der Betroffenen so auf ihr Verhalten und ihre Biologie aus, dass der Tod schneller herbeigeführt wurde – sei es direkt durch Herzrhythmusstörungen oder indirekt durch ein schnelles Fortschreiten des arteriosklerotischen Prozesses. Menschen fallen nicht einfach tot um, wenn da nicht irgendetwas auf der Zellen- und molekularen Ebene abläuft.«

Er beschrieb eine Reihe von biologischen Mechanismen, aufgrund derer ein Mangel an Liebe und ein Übermaß an Feindseligkeit zu Krankheit und vorzeitigem Tod führen kann. Dazu zählen ein überaktives sympathetisches Nervensystem, das zu elektrischer Instabilität und Herzrhythmusstörungen führen kann; Hormone wie Epinephrin und Norepinephrin (Adrenalin); Veränderungen bei der Immunfunktion; Arteriosklerose; Veränderungen bei den Beta-Rezeptoren und so weiter. »Ein plötzlicher Tod lässt sich meiner Meinung nach auf eine elektrische Instabilität zurückführen. Jim Mueller von der Universität von Kentucky hat eine Untersuchung durchgeführt, die zeigte, dass das Risiko, einen Herzinfarkt zu erleiden, in den zwei Stunden nach einem Wutanfall doppelt so hoch ist. Doch das heißt nicht, dass wir nichts dagegen unternehmen können.«

»Ich habe den klassischen feindseligen Persönlichkeitstyp. Ich bin einer dieser Menschen, um die es hier geht. Doch erst musste meine Frau Virgina mir sagen, dass sie sich von mir nicht weiter so behandeln lassen würde, und ich musste mir meine Forschungsergebnisse vor Augen führen, bis ich motiviert wurde, etwas dagegen zu unternehmen. Ich habe mich schon sehr gebessert, aber wenn ich müde bin oder einen langen Flug hinter mir habe, dann würden Sie es nicht für möglich halten, zu was für verrückten Dingen ich fähig bin.«

Ich wollte wissen, was er gegen die Dinge, um deren Gefährlichkeit er wusste, tat.

»Ich frage mich: ›Ist das wirklich so wichtig? Ist es wirklich angebracht, mich wegen dieser alten Dame so aufzuregen, die vor mir in ihrem Wagen fährt? Ist dies eine Situation, bei der ich eine Änderung erwarten kann?‹ Und wenn ich diese Fragen mit Nein beantworten kann, versuche ich, mich zu beruhigen. Wenn ich alle Fragen mit Ja beantworten kann, stelle ich mir eine letzte Frage: ›Lohnt es sich, Energie zu investieren, um diese Situation zu ändern?‹ Manchmal ist dies der Fall, und dann handle ich. Doch die meiste Zeit über ist es nicht der Fall.«

Ich fragte: »Glauben Sie, dass wir mit ausreichenden wissenschaftlichen Studien die Mechanismen finden und erklären können, warum Einsamkeit, Isolation, Depressionen und Feindseligkeit eine solche Wirkung auf uns haben?«

»Ja, ich glaube, letztendlich hängt alles von den Molekülen ab. Wie Lord Kelvin einst sagte: ›Wenn man einer Sache Zahlen zuordnen kann, ist man auf dem besten Weg, sie zu verstehen.‹ Im Altertum führten die Menschen die Bewegung der Sonne auf einen Gott zurück, der jeden Tag in seinem Streitwagen über den Himmel fuhr.«

»Aber die Menschen konnten den Lauf der Sonne darstellen, bevor sie die Mechanismen kannten, die dieser Bewegung zugrunde liegen«, bemerkte ich.

Als ich ihn fragte, warum ein Mangel an Liebe und Nähe Veränderungen in den Molekülen und Mechanismen hervorrufen könnte, erwiderte er: »Wenn Kinder nicht die normale Menge an Fürsorge erfahren, entwickeln sich die Serotoninsysteme im Gehirn nicht normal. Im Erwachsenenalter ist ihr Gehirn schließlich gegenüber den Kräften, die Depressionen, Feindseligkeit und soziale Isolation verursachen, empfänglicher, sodass sie über die biologischen und Verhaltensmerkmale verfügen, die uns anfälliger für Krankheiten machen. Meiner Meinung nach wirkt sich die mangelnde Fürsorge durch die Eltern in der Kindheit so auf diese biologischen Prozesse aus, dass all diese Dinge in Bewegung gesetzt werden. Ja, die Liebe – es ist der Mangel an Liebe, der dies wirklich verursacht.«

»Aber Sie glauben offensichtlich nicht, dass sich alles mit Serotonin erklären lässt?«

»Das ist eine Möglichkeit für mich, es biologisch zu erklären. Es ist nicht die einzige Möglichkeit, und die Tatsache, dass Menschen die Welt als feindseligen, bedrückenden Ort empfinden, wenn sie in einer harten, wenig liebevollen Umgebung leben, ist sicherlich genauso wichtig. Dies kann dazu führen, dass man allein aufgrund des Umweltstresses ein überaktives sympathetisches Nervensystem bekommt.«

Unser Gespräch endete mit einer hoffnungsvollen Note, als er sagte: »Wenn wir den Menschen zeigen können, wie sie mit den negativen Emotionen umgehen können, aufgrund derer sie das Potenzial der Liebe nicht erkennen, dann hat die Liebe vielleicht eine bessere Chance zu wachsen, damit wir und die Menschen, die wir lieben, geheilt werden.«

Warum sprechen wir nicht über unsere Gefühle?

Dr. James H. Billings ist Doktor der klinischen Psychologie, der Epidemiologie und der Theologie – eine meiner Meinung nach interessante Kombination. In den letzten dreizehn Jahren haben wir an mehreren Forschungsstudien zusammengearbeitet. Ich bat James Billings aus seinen unterschiedlichen Perspektiven die Verschiebung von der Psychologie der Gruppe zur Psychologie des Einzelnen zu beschreiben.

»Ich bin vierundfünfzig Jahre alt. Und meine Gene sind – sagen wir einmal – eine Million Jahre alt. Nur ein Verwandter hätte gefressen werden müssen, bevor er sich irgendwo bei der vierzigmillionsten Kombination und Permutation dieser Gene fortgepflanzt hat, und ich wäre nicht geboren worden. Es musste also alles lange seinen rechten Weg gehen, bis ich überhaupt existieren konnte.«

»Jahrhundertelang musste ein Kind die Erwartungen, die Normen des Clans oder Stammes verstehen, um zu überleben, und ihnen relativ widerspruchslos gehorchen. Denn wenn es das Falsche zum falschen Zeitpunkt tat, wenn es im falschen Augenblick ein Geräusch machte, würde nicht nur dieses Kind sterben, sondern auch die größere Gruppe. Kinder wurden also mit der Fähigkeit geboren, sich zurückzuhalten, um die Erwartungen der normativen Gruppe oder des Clans, dem sie angehörten, zu erfüllen.«

»Das Bild wird durch die Ankunft von beteiligenden Demokratien kompliziert, die erst vor etwa viertausend Jahren auftraten. Damals wurde die relative Rolle und die Natur des Menschen neu definiert, sodass der individuelle Mensch immer wichtiger wurde. Diese Bewegung war zu Anfang relativ klein und gewann zu Beginn des siebzehnten Jahrhunderts mehr Bedeutung. Damals setzte die Veränderung der Definition des Menschen ein, der nun nicht mehr als Mitglied eines Stammes oder einer Gruppe, sondern als einzigartiges Individuum mit spezifischer sozialer Verantwortung, einschließlich einer individuellen Beziehung zu Gott gesehen wurde. Darum ging es teilweise in der Reformation. Man glaubte, der Einzelne brauchte nicht mehr die Fürsprache der Kirche, um eine Beziehung zu Gott zu haben.«

»Die westliche Psychologie, die gerade einmal hundert Jahre alt ist, definierte den Menschen wirklich neu, indem sie ein neues Denkmuster hinsichtlich der Dinge entwickelte, die als normal und unnormal gelten. Nun stand fast ausschließlich der Einzelne im Mittelpunkt. Schon allein die Vorstellung, dass ein Mensch von einem anderen abhängig war, ließ auf eine Reihe von pathologischen Befunden schließen. Dabei handelte es sich normalerweise um Menschen, die oft depressiv waren, sich isoliert und verlassen fühlten und Schwierigkeiten hatten, andere dazu zu bringen, auf ihren Zustand zu reagieren.«

»In meiner Dissertation befasste ich mich fünf Jahre lang mit einer Gruppe Menschen, die man nach einem Selbstmordversuch ins Krankenhaus eingeliefert hatte. Damals ging man davon aus, dass es Menschen, die psychotherapeutisch behandelt wurden, besser gehen würde als unbehandelten Patienten. Mich überraschte die sehr viel höhere Selbstmordrate bei den therapierten Patienten! Ich suchte natürlich nach einer Begründung. Es stellte sich immer wieder heraus, dass diejenigen, die sich während der Behandlung töteten, von einem Psychotherapeuten behandelt wurden, der Distanz zu ihnen hielt – sie lagen auf einer Couch und konnten den Therapeuten nicht sehen, der während der Sitzung sehr wenig zu dem Patienten sagte. Der Patient hatte das tiefe Bedürfnis, zu seinem Therapeuten Kontakt aufzunehmen und Fürsorge zu erfahren. Wenn der Therapeut dies nicht tat, unternahm der Patient häufig einen erneuten Selbstmordversuch oder tötete sich. Heute hält ein Therapeut diese Distanz nicht aufrecht, wenn ein Patient selbstmordgefährdet ist, weil er weiß, dass dies den Zustand des Patienten verschlimmern würde.«

»Wir leben also in einer Welt voller Menschen, die von der Genetik her das Bedürfnis haben, dazuzugehören, doch gleichzeitig haben wir eine psychologische Entwicklungstheorie, die es als normal ansieht, wenn Menschen in ihren Beziehungen nicht abhängig sind. Dieser Theorie zufolge gilt Zugehörigkeit als krankhaft, da man angeblich nur gesund ist, wenn man niemanden braucht. Diese psychologischen Deutungen interpretieren Normalität auf eine Art und Weise, die unserer Biologie widerspricht. Sie verhindern Zugehörigkeit und tragen zum Niedergang der Familie bei. Diese Einstellung beeinflusst die Kindererziehung, die Beziehungen zu den Kindern und zum Partner.«

Anschließend beschrieb er, wie diese Verschiebung in der westlichen Psychologie die Isolation des Einzelnen von der Gruppe verstärkt hat und wie dies unser Überleben bedroht. »Es gab eine sehr wirkungsvolle Vorstellung in der Psychotherapie, dass es ein Fehler der Eltern ist, wenn mit dem Kind irgendetwas nicht in Ordnung ist, und dass sie die Schuld daran tragen. Menschen, die in einem solchen System aufwachsen, werden selbst Eltern und haben Angst, irgendetwas zu tun, weil sie damit möglicherweise das Falsche tun. Die Kinder erhalten in diesem Fall keine klaren Richtlinien über soziale Normen. Unsere Überlebensreaktion signalisiert uns den Ausschluss aus dem Stamm, wenn wir der sozialen Norm zuwiderhandeln. Da wir jedoch nicht wissen, worin diese Norm besteht, wissen wir nie, was wir tun sollen. Wir haben Angst davor, einen Fehler zu machen, Angst, dass jemand dahinter kommt. Alle operieren also in demselben Grundsystem, in dem sie versuchen, wie alle anderen auszusehen, sich wie alle anderen zu verhalten, damit niemand herausfindet, dass sie nicht dazugehören – obwohl sie von Anfang an gar nicht das Gefühl haben, dazuzugehören!«

Ich erwiderte: »In unseren Gruppensitzungen steht den Menschen ein sicherer Ort zur Verfügung, an dem sie reden und herausfinden können, dass andere Menschen oft mit denselben Problemen und Gefühlen zu kämpfen haben.«

»Genau. In manchen Fällen sind dies noch nicht einmal große Themen. Es handelt sich einfach nur um Gefühle, über die wir in unserer Kultur normalerweise nicht sprechen, und wir nehmen dann an, dass wir als Einzige so empfinden. In dieser Hinsicht sind wir isoliert. Sobald Menschen über gemeinsame Erfahrungen sprechen, erkennen sie, dass sie gar nicht so anders sind. Gleichgültig, ob man mit Ängsten oder Sorgen zu kämpfen hat, teilt man sein Leben mit einer Gruppe von Menschen. Sie sind zu einer Gemeinschaft geworden, in der man über gemeinsame Lebenserfahrungen verfügt. Darum sind Ihre Bücher auch so beliebt – weil Sie über Ihre Gefühle und Verletzbarkeit sprechen.«

»Dabei hallt die Stammeserfahrung wider, wie die Menschen sie vor Jahrtausenden erlebten, als sie alles gemeinsam taten. Es gab keine Geheimnisse. Alle wussten alles über den anderen, aber gleichzeitig waren die Menschen füreinander da und Teil des Stammes. Das Schlechte daran war, dass man sich von dieser Rolle nicht befreien konnte.«

Ich fragte ihn, warum sich diese Faktoren seiner Meinung nach so stark auf Krankheit und Sterblichkeit auswirken.

»Weil wir uns ständig in einem Zustand der Erregung befinden, wenn wir nicht über sie verfügen. Vom biologischen Standpunkt aus betrachtet, brauchen wir einen Ort, an den wir gehören, einen Ort, an dem man uns wahrnimmt, an dem wir sichtbar sind, wo wir uns willkommen fühlen, ein Ort, an dem wir die Möglichkeit haben, mit anderen zu sprechen und angehört zu werden. Die meisten Menschen sind ihr ganzes Leben lang ängstlich, weil sie das Gefühl haben, nirgendwo hinzugehören. Die Welt vermittelt uns kein Zugehörigkeitsgefühl. Die Einrichtungen, in denen wir früher Gemeinschaftsgefühl erfahren konnten, gibt es kaum noch. Und dann sind da noch die Auswirkungen der modernen Technik – Flugzeuge, Züge, Autos. Vor einhundertfünfzig Jahren waren die Familien intakt, weil die Mitglieder nah beieinander lebten. Das ist heute sehr ungewöhnlich.«

Ich fragte: »Waren Sie nicht froh, als Sie erwachsen waren und Ihre Familie verlassen konnten?«

»Ja, aber ich spürte, dass ich etwas Wichtiges verloren hatte, als ich auszog. Auch wenn meine Familie noch so verrückt war, hatte ich doch meinen Platz dort. Heute habe ich Freunde, eine Familie, Menschen, die eine von uns gewählte Gemeinschaft bilden, die wir gewählt haben. Es ist eine Gruppe Menschen, mit der wir verbunden sind, weil sie sich diese Verbindung genauso sehr wünschen wie wir. Es gibt viele Menschen, die über Beziehungen verfügen, aber diese Menschen sind angespannt und ängstlich, zeigen immer ihr bestes Verhalten, versuchen gut auszusehen und sich richtig zu verhalten. Sie verfügen nicht über einen Ort, an dem sie wahrgenommen werden und wo sie hingehören, ein Ort, an dem sie sich entspannen und so geben können, wie sie sind. Es gibt keine Pufferzone für sie. Wenn ich am Arbeitsplatz unter Stress leide und mich zu Hause mit niemandem aussprechen kann, dann kann ich mit diesem Stress nicht umgehen. Doch wenn ich zu Hause ein Gefühl von Sicherheit erlebe, kann ich im Beruf mit den Belastungen und Anforderungen umgehen. Leider müssen viele Menschen feststellen, dass es für sie keinen Ort gibt, an dem sie über dieses Sicherheitsgefühl verfügen. Sie gehen nach Hause, setzen sich vor den Fernseher und versuchen, eine Art Trancezustand zu erreichen. Im Grunde halten sie einen Winterschlaf. Vom Erregungszustand gehen sie in eine Art Trance über.«

Wie Dr. Berkman hält er es für sehr wichtig, im sozialen Gewebe eingebettet zu sein. Das Gefühl von Verpflichtung gegenüber dem Stamm oder der Familie ist keine Last, sondern etwas, das wir willig und sogar freudig ertragen können.

»Absolut richtig. Es ist eine Definition, eine Rolle. Es ist Teil dessen, was ich bin. Unsere Biologie verlangt nach Zugehörigkeit. Im Allgemeinen geht es nicht darum, was man bekommt, sondern wie man dem Stamm dient. Die Welt ist auf das Selbst ausgerichtet. Ich will nicht behaupten, dass wir nie eine selbstsüchtige Entscheidung treffen, doch in der heutigen Zeit hat eine Verlagerung vom Pflichtgefühl zur Selbstsucht stattgefunden. Meiner Meinung nach muss es irgendetwas dazwischen geben. Wir haben die Kontrolle verloren und versuchen, einen Weg zurück zu einem ausgewogenen Leben zu finden. Es geht ausschließlich darum, dieses Gleichgewicht wiederherzustellen.«

Was hat miteinander sprechen mit dem Herzen zu tun?

Dr. Harvey Zarren ist Kardiologe und Professor für Medizin an der medizinischen Fakultät der Tufts-Universität in Boston. Er praktiziert außerdem in Lynn, Massachusetts, einer Gemeinde, die sich zum großen Teil aus Arbeitern zusammensetzt. Dort ist er Direktor des Rehabilitationsprogramms für Herzerkrankungen.

»Ich frage jeden Herzpatienten, auch diejenigen auf der Intensivstation, mit wem sie über ihre Gefühle sprechen. Die meisten schauen mich an, als ob ich von einem anderen Planeten komme. ›Was hat das mit meinem Herzen zu tun?‹ Es ist auch eine gute Einführung, damit die Menschen verstehen, wie sehr Geist und Gefühle mit dem Herzen zusammenhängen.«

»Die Männer sagen immer, dass sie mit niemandem über ihre Gefühle sprechen, und die Frauen sagen, dass sie mit ihrer Tochter oder einem anderen Menschen über die guten Dinge reden, aber niemanden mit den Dingen belasten wollen, die sie wirklich bekümmern. Ich bitte die Betroffenen, jemanden – irgendjemanden – in ihrem Leben zu finden, zu dem sie Folgendes sagen können: ›Mein Arzt hat mir empfohlen, jeden Tag ein wenig über meine Gefühle zu sprechen. Wenn ich dies tue, soll mir niemand einen Rat geben oder mich beurteilen, es sei denn, ich bitte darum.‹ Wenn man ständig beurteilt wird, will man seine Gefühle nicht mehr mitteilen. Wenn man ständig Antworten finden muss, will man schließlich nicht mehr zuhören. Man könnte also zu einem anderen Menschen sagen: ›Wenn du das für mich tust, werde ich dasselbe für dich tun.‹ Überraschenderweise sagen die Männer zu mir: ›Doktor, ich erzähle George im Lebensmittelladen Dinge, die ich seit Jahren zu niemandem mehr gesagt habe, und es fällt mir gar nicht schwer.‹«

»Wenn die Menschen beginnen, sich ihrer wahren Gefühle bewusst zu werden, geht in ihrer Körperphysiologie etwas vor, das die Heilung unterstützt. Es ist wirklich erstaunlich, dies zu beobachten. Ich glaube, unser Wissen über die Vorgänge dabei ist so oberflächlich.«

»Ich habe eine persönliche Erfahrung mit einer früheren Nachbarin gemacht, die an Bauchspeicheldrüsenkrebs erkrankt war und mich anrief. Neun Monate lang verbrachte ich jede Woche drei Stunden mit ihr. Ihre Krankheit war so weit fortgeschritten, dass man ihr sagte, sie würde innerhalb von sechs Monaten sterben. Sie suchte einen Chirurgen im Mass General Hospital auf, der sich ihr Röntgenbild anschaute und sagte: ›Dieser Besuch ist für Sie und mich reine Zeitverschwendung. Sie werden bald sterben. Wir können nichts mehr tun.‹«

»Danach rief sie mich an. Innerhalb von neun Monaten machte sie eine unglaubliche Wandlung durch. Ich verbrachte viel Zeit mit ihr, und es geschah einfach Unglaubliches – sie begann sogar mit Skilanglauf. Als sechs Monate später eine weitere Röntgenaufnahme gemacht wurde, sagte der Radiologe zu mir, man habe das alte Röntgenbild offenbar mit einem falschen Namen versehen, denn der Tumor war geschrumpft – der Tumor hatte sich tatsächlich verkleinert. Meine Nachbarin wurde auch mit Chemotherapie behandelt, was jedoch in der Regel nicht viel hilft; ich glaube nicht, dass sich die Verbesserung ihres Zustands darauf zurückführen ließ.«

»Als klar wurde, dass dieser Krebs nicht geheilt werden würde, änderte ich meine Arbeit mit ihr. Sie hatte eine Idee für eine Meditation, die ihre Angst vor dem Sterben milderte, und schließlich verringerte sie auch meine Angst vor ihrem Tod. Sie stellte sich bildlich vor, wie sie mit einem Schmetterling auf dem Finger und einem Vogel auf der Schulter über eine Wiese ging und mit dem Sonnenlicht verschmolz, und das ... änderte uns beide irgendwie für immer. Neun Monate später starb sie, aber sie verfügte über diese wirklich erstaunliche Fähigkeit, erstmals in ihrem Leben wirklich zu leben.«

»Was mich jedes Mal wieder frustriert, sind diese Artikel, die beschreiben, wie wieder versucht wird, ein Molekül zu isolieren, damit eine neue Pille erfunden wird und die Menschen keine emotionale Arbeit leisten müssen. Es ist so, wie Sie sagen – es geht darum zu vermeiden, dass man sich so gibt, wie man wirklich ist. Jedes Mal, wenn etwas erfunden wird, das es den Menschen ermöglicht, an den alten, unwirklichen Verhaltensformen festzuhalten, sich nicht zu öffnen und einfach eine Pille zu schlucken, damit sie nicht die Verantwortung für die eigene Entwicklung übernehmen müssen, scheint mir das kontraproduktiv.«

Ich fragte ihn, warum sich die Medizin seiner Meinung nach in diese Richtung entwickelt.

»Ich glaube, weil das Wissen des durchschnittlichen Arztes auf zwei historischen Ereignissen beruht. Das erste war der Flexner-Bericht im Jahr 1910. In diesem Bericht ging es um die Wissenschaft, die Mathematik und Physik, aber die Menschen wurden darin nicht erwähnt. Der Bericht hatte starke Auswirkungen auf die medizinische Ausbildung in diesem Land. Das zweite Ereignis war die Entdeckung der Antibiotika. Davor musste man, wenn man unter einer von Pneumokokken hervorgerufenen Lungenentzündung litt, fest an eine Genesung glauben, wenn man überhaupt eine 50-prozentige Überlebenschance haben wollte. Als das Penicillin erfunden wurde, erhielten die Kranken einfach dieses Mittel. Es kümmerte niemanden, was die Betroffenen glaubten, und es war plötzlich gleichgültig, was die Ärzte am Krankenbett sagten. Ich meine, diesen beiden Ereignissen verdanken wir eine medizinische Ausbildung, die sich auf einer ungeheuren Tunnelvision begründet, weil sie auf Feedback aus einer auf Technologie und Ökonomie beruhenden Gesellschaft basiert, die unsere medizinische Ausbildung steuert und das medizinische Personal blind macht. Die Menschlichkeit wird nicht mehr wahrgenommen, und wir erkennen nicht, welche Auswirkungen sie auf die Gesundheit hat. So stehen wir unserer Lebensweise eindeutig blind gegenüber.«

Ich fragte ihn, welche Auswirkungen das auf seine Arbeit mit Studenten hatte.

»Ich gebe heute an der Tufts-Universität einen einmonatigen Kurs mit dem Titel *Kardiologie als heilende Kunst*. Ich tue dies, weil eine Medizinstudentin im sechsten Semester zu mir kam und sagte: ›Ich möchte bei Ihnen studieren, aber ich möchte nicht Kardiologie studieren. Mir geht es um das Heilen.‹ Ich ließ meinen Kardiologie-Kurs fallen, was von der Fakultät unterstützt wurde. Heute habe ich außergewöhnliche Studenten, die einfach nur am Bett eines Patienten sitzen und mit einem Menschen reden wollen. Ich begann damit, einen Lehrplan aufzustellen, und dabei stellte sich heraus, dass jeder Student anders ist.«

»Was tun Sie?«

»Ich bringe die Studenten beispielsweise dazu, einen Tag zusammen mit einer Krankenschwester zu verbringen. Ich sage: ›Achten Sie auf ihre Hautfarbe, ihre Aura, ihren Gesichtsausdruck und ihr Verhalten. Hören Sie zu, was sie sagt, wenn sie tagsüber Kontakt zu einem Arzt hat. Es ist erstaunlich – die Studenten kommen zurück und sagen: ›Was tun wir diesen Menschen an? Wir foltern sie!‹ Und ich erwidere: ›Denken Sie daran, dass Sie eines Tages die Rolle des Arztes übernehmen werden.‹ Dann fordere ich sie auf, sich in Krankenhäusern umzusehen, wie sich verschiedene Menschen verhalten, wenn sie mit Ärzten zusammentreffen. Es ist zum Weinen. Wenn wir unsere Morgenvisite machen, sage ich beim ersten Patienten, den wir besuchen: ›Setzen Sie sich zu dieser Dame und finden Sie heraus, was sie wirklich über ihren Aufenthalt in unserem Krankenhaus denkt. Sagen Sie ihr, dass niemand erfährt, was sie Ihnen anvertraut. Nehmen Sie sich so viel Zeit, wie Sie brauchen. Sagen Sie mir Bescheid, wenn Sie fertig sind. Es macht nichts, wenn es den ganzen Tag über dauert. Selbst wenn es zwei Tage lang dauert, ist es in Ordnung. Ich setze Ihnen keinerlei Frist.‹ Plötzlich stellen die Studenten fest, dass sie mit Menschen reden, und die Patienten mögen sie deshalb. Ich nehme die Studenten mit zu Beerdigungen, zu Totenwachen. Ich setze mich mit ihnen auf die Treppe und weine mit ihnen, wenn jemand stirbt. Ich nehme sie mit zu einem Patienten, der einen Herzstillstand hatte, dann lese ich fünfundzwanzig EKGs, führe drei Belastungs-EKGs durch, gehe zurück, lese sechzig weitere EKGs, renne anschließend in die Notaufnahme und zeige ihnen auf diese Weise, dass ich im Verlauf des Tages keine Zeit habe, irgendetwas emotional zu verarbeiten. Am Ende des Tages bleibe ich mit meiner Wut zurück, und Sie wissen ja, was mit dieser Wut geschieht – ich nehme sie mit nach Hause.«

»Ich bewundere das, was Sie tun«, erklärte ich. »Denken Sie einen Augenblick lang einmal nicht als konventioneller Kardiologe und spekulieren Sie, warum Ihrer Meinung nach Einsamkeit, Isolation, Depressionen und Wut so stark mit vorzeitigem Tod und Krankheiten, die die verschiedensten Ursachen haben, in Zusammenhang stehen.«

»Ich glaube, der Mensch sucht Liebe und Verbundenheit. Wir sind an sich soziale Wesen, und wir leben meiner Meinung nach in einer Kultur, in der es nur ums Geld geht, was dazu führt, dass die Menschen hungern. Es kommt zu einer Verarmung des Selbst und das Ergebnis ähnelt dem Krankheitsbild eines Menschen, dem die weißen Blutkörperchen fehlen. Man kann den Betroffenen ständig mit Antibiotika vollstopfen, aber er wird dennoch an einer Infektion sterben. Ich sage zu all meinen Herzpatienten: ›Wenn Sie müde sind, hat dies nicht unbedingt mit der Krankheit zu tun. Es ist der Kampf um Gesundheit in einer Kultur, die Wohlsein nicht versteht.‹ Ich glaube, dass viele Dinge, die wir als Krankheitszustände, als Veränderungen des Immunsystems oder andere Manifestationen betrachten, in Wirklichkeit der Hunger nach Liebe und Verbundenheit sind. Davon bin ich überzeugt. Unsere Kenntnisse dieser Mechanismen sind unglaublich oberflächlich.«

Ich erwähnte, dass viele Unternehmen die Bedeutung dieser Ideen heute selbst aus unternehmerischer Perspektive sehen.

»Ja, vor einem Jahr hielt ich eine Rede auf der Jahrestagung der *American Society of Health Risk Managers*. Man fragte mich, wie riskant es sei, alternative Therapien in Krankenhäusern einzuführen.

Ich erwiderte: ›Das Risiko besteht darin, dass Ihr Krankenhaus hinterherhinken wird, wenn Sie es nicht tun, und das ist ein großes Risiko. Ein anderes großes Risiko ist persönlicher Art. Die Akupunktur vielleicht einmal ausgenommen, ist es für die meisten alternativen Therapien notwendig, sich als Mensch zu öffnen, und viele Menschen empfinden dies als riskant.«

»Ich begann an unserem Krankenhaus mit einem Programm, das ich ›Die heilende Verbindung‹ nannte. Das Krankenhaus übernahm dieses Programm einfach als seine Corporate Identity. Im Leitbild des Krankenhauses heißt es: ›Wir stellen den Menschen und den Wert der menschlichen Wechselbeziehung wieder ins Zentrum des Heilens.‹ Zwei Berater machten die fünfzehnhundert Mitarbeiter des Krankenhauses mit dieser Idee vertraut. Ein Mitarbeiter der Krankenhausleitung fragte, worum es dabei eigentlich geht, und ich erklärte: ›Die Patienten wollen berührt werden, sie wollen geliebt und in den Arm genommen werden. Sie wollen gehört werden.‹ Er erwiderte: ›Das müssen Sie uns näher erklären.‹ Also führte ich einen Workshop für die Mitarbeiter der Krankenhausleitung durch. Wissen Sie, was ich dabei herausfand? Diese Mitarbeiter wollten auch berührt und gehört werden. Anschließend wollte das Kuratorium wissen, was es mit diesem Workshop auf sich hatte, und ich führte für die Mitglieder ebenfalls einen Workshop durch. Dabei stellte ich fest, dass sie ebenfalls berührt, angehört und geliebt werden wollten. Wir waren also in der Lage, über die gesamte Institution hinweg darüber zu reden.«

»Ich sagte zu ihnen: ›Wissen Sie, es besteht kein Unterschied zwischen einer armen Frau, die mit einer Lungenentzündung eingeliefert wird, und Ihnen und dem Vorstand. Sie sind alle menschliche Wesen. Vielleicht haben Sie mehr Geld als sie, aber zu Hause haben Sie dieselben Probleme.‹«

Ich bemerkte: »Das ist ja im Grunde das Wesen des Mitleids, was für mich gleichbedeutend ist mit dem Wesen des Heilens – wenn die Menschen diese Verbindung erst einmal hergestellt haben.«

»Es ist für die Menschen absolut notwendig, eine Verbindung zu anderen aufzunehmen und umsorgt zu werden. Sie müssen wissen, dass sie einem anderen Menschen wichtig sind. Das ist die Realität. Es ist schade, dass einige Menschen sich immer noch so stark mit dem Warum beschäftigen. In Programmen, bei denen es

um die Umkehrung von Herzerkrankungen geht, ist die Wechselbeziehung der Gruppe der wichtigste Faktor und nicht nur die
Diät.«

»Und dennoch ist es die Sache, die oft am wenigsten geschätzt
wird«, erwiderte ich. »Wenn ich unsere Forschungsergebnisse auf
einer wissenschaftlichen Tagung präsentiere, sagen die anderen
Wissenschaftler häufig: ›Ja, wir schenken Ihren Daten Glauben und
sind jetzt überzeugt, dass Herzerkrankungen reversibel sind. Aber
natürlich ist dies alles auf Ihre Diät und das Sportprogramm zurückzuführen, und diese Sache mit den Gefühlen spielt überhaupt
keine Rolle, vielleicht abgesehen davon, dass es den Betroffenen
dadurch leichter fällt, an der Diät und dem Sportprogramm festzuhalten!‹«

»Sehen Sie, ich glaube, es verhält sich genau andersherum. Meiner Meinung nach sind es genau diese Gefühle, die eine solche Wirkung haben.«

Ich erwähnte, dass manche Menschen glauben, es handle sich
um ein Phänomen der oberen Mittelklasse und dass sich Gruppen
mit niedrigerer sozioökonomischer Stellung nicht für diese Dinge
interessieren.

»Oh nein, genau das Gegenteil trifft zu. Ich glaube, diesen Menschen fällt dies viel leichter. Wenn Menschen nicht zu gebildet sind
und man ihnen etwas zeigen kann, das funktioniert, etwas, das sich
gut anfühlt, dann ergreifen sie die Gelegenheit und quälen sich
nicht mit geistigen Spielereien. Wenn man einer Raucherin mit
Hauptschulabschluss, die Mutter von sechs Kindern ist und mit
zweiundvierzig Jahren einen Herzinfarkt erlitten hat, sagt, dass
sie eine Gruppe besuchen kann, in der man ihr zuhört und in der
sie den anderen Beteiligten wichtig ist, dann wird sie jede Woche
kommen. Ihr wird es besser gehen und sie wird an ihrer Diät
festhalten. Sie quält sich nicht mit irgendwelchen Philosophien,
kontrollierten Versuchen und Menschen, die sie von diesem und jenem überzeugen wollen. Diese Sachen interessieren sie nicht, aber
wenn sie etwas finden kann, das ihr hilft, dann wird sie daran festhalten.«

»Diese Erfahrung habe ich auch gemacht«, erklärte ich zustimmend.

Warum kann das, was ein Gefühl erzeugt, heilsam sein?

Dr. Daniel Goleman war jahrelang wissenschaftlicher Korrespondent für die *New York Times* mit dem Schwerpunkt Psychologie und Verhalten. Er ist Autor mehrerer Bücher, zu denen auch der erfolgreiche Titel *Emotionale Intelligenz* zählt.

Ich bat Dr. Goleman zu erklären, warum Liebe und Nähe so wichtige Faktoren für Gesundheit und Wohlgefühl sind. »Bei diesen Daten gibt es zwei wichtige und relevante Konzepte. Das eine Konzept lautet: Gefühle sind ansteckend. Das zweite: Das Instrumentarium, mit dem wir unsere eigenen Emotionen handhaben, bezieht andere Menschen stark mit ein.

In Beziehungen sorgen die Beteiligten ständig dafür, anderen Menschen ein besseres Gefühl zu geben – sie gehen auf seine Angstgefühle ein, versuchen, den anderen von seiner Traurigkeit zu befreien, sie gehen mit Wut oder schlimmeren Vorgängen um. Die Menschen tun dies von Natur aus, also nicht mit einer bestimmten Absicht. Wenn Sie beispielsweise schlecht gelaunt sind, können Sie sich mit jemandem zusammensetzen, der Ihre Stimmung hebt. Wenn es in Ihrem Leben keine Menschen gibt, zu denen eine so enge Beziehung besteht, und wenn Sie in Ihrem Innern nicht ausreichend gewappnet sind, um sich mit diesen Gefühlen auseinander zu setzen, dann bleiben Sie in diesem Giftzustand.«

Ich fragte ihn, welche Mechanismen sich damit vielleicht auch nur teilweise erklären lassen und warum Liebe und Nähe über verschiedene Kulturen, Arten, sozioökonomische Gruppen und Krankheitszustände hinweg eine so starke Wirkung haben.

»Die emotionalen Zentren des Gehirns verfügen über einige der stärksten Netze, die aus dem Gehirn ins Immunsystem, in den Bauch und in das kardiovaskuläre System hinein wirken. Wussten Sie, dass es im Gehirn Neuronen für das Einfühlungsvermögen gibt? Vielleicht gibt es auf einer tieferen neurologischen Stufe ein System, das sowohl das individuelle Immunsystem als auch die soziale Begegnung umfasst. Ich glaube, diese Dinge könnten sich zusammen entwickelt haben. Systeme entwickeln sich meistens so, dass sie das Überleben fördern. Unser Gehirn ist als Teil eines sozialen Systems konstruiert. Eine Theorie besagt, dass sich die Neokortex – und auch große Teile der Kortex – entwickelt haben, um die sozialen Gruppen im Auge zu behalten. Je größer die Primaten-gruppe ist, desto größer ist die Kortex in diesen Primaten ausgebil-det. Die neue, positivere Sichtweise des Darwinismus besagt, dass das Überleben des Stärkeren gleichbedeutend ist mit dem Über-leben des Fruchtbarsten – diejenigen, die die meisten Kinder haben, überleben, was durch Kooperation geschieht. Es besteht also ein sehr großer evolutionärer Druck für Mechanismen, die Kooperation und Zusammenhalt fördern. Ich glaube, diese Dinge könnten sich zusammen mit der Verknüpfung des neurologischen Systems und des Immunsystems entwickelt haben, wahrscheinlich bereits zu einer Zeit, als es noch gar keine Menschen gab, da diese Verbindung auch im Gehirn anderer Säugetiere vorhanden ist.«

Ich wies ihn auf die starke Neigung zur Selbstsucht, Isolation und zum Egoismus in unserer Gesellschaft hin.

»Ich glaube nicht, dass diese Dinge dieselbe starke Wirkung haben. Wäre dies der Fall, gäbe es sehr viel weniger Menschen auf diesem Planeten. Diese John-Wayne-Individualität, derzufolge jeder für sich selbst kämpft, ist eher eine Verirrung unserer Kultur in ihrer evolutionären Entwicklung. Denken Sie beispielsweise an das Verhalten der Primaten – sie halten sich immer gemeinsam in Gruppen auf. In der Primatenwelt werden Sie kaum auf eine isolier-te Lebensweise stoßen. In der Natur treffen wir auch auf Isolation, aber Primaten, die selbstsüchtig sind, werden von der übrigen Ge-sellschaft abgelehnt. Dasselbe trifft auf die Menschen zu: Wenn man nicht teilt, nicht mit anderen zusammenarbeitet, dann ist man nicht sehr beliebt. Meiner Meinung nach geriet bei der Entstehung der Zivilisation etwas in Unordnung, als wir zum Überleben nicht mehr von kleinen Gruppen abhängig waren. Damals kam es prak-tisch zu sozialen Mutationen in unserem Verhalten – Mutationen, die sich jedoch nicht als so dysfunktional erwiesen, dass jene, die sich dementsprechend verhielten, tatsächlich starben.«

Ich fragte: »Welchen Beitrag leistete Ihrer Meinung nach die mo-derne Psychologie und Freud mit der Betonung des Individuums, wodurch die Familie oft eine untergeordnete Rolle einnehmen oder bisweilen sogar mit Schuldzuweisungen fertig werden musste?«

»Ich halte im Gegensatz zu den Psychologen nichts von der Be-tonung des Individuums. Ich sehe es anders. Für viele, wenn nicht sogar die meisten Kulturen der Welt, besitzt die Gruppenidentität

einen besonders hohen Stellenwert und nicht so sehr die individuelle Identität – dies trifft beispielsweise für Japan und China und
weltweit für die meisten Stammesgruppen zu. Die Vorstellung
eines individuellen Selbst ist größtenteils auf das Denken in der
europäischen Renaissance oder in der Zeit nach der Renaissance
während der Aufklärung zurückzuführen. Die individualistische
Orientierung entstand in Europa mit dem Bürgertum und dem
Merkantilismus als philosophische und kulturelle Haltung. Diese
Einstellung breitete sich nach Amerika aus und wurde von den
Amerikanern übernommen, da in der amerikanischen Gesellschaft
ein Ichgefühl vorhanden war. Diese Einstellung wurde anderen Gesellschaften mit der Ausbreitung des westlichen Denkens auferlegt, aber in den meisten Teilen der Welt ist es im Grunde ein
fremdes Konzept. Vielleicht breitete sich dieses Denken in Amerika
aus, weil die Menschen, die hierher kamen, in gewisser Weise
Abtrünnige und Einzelgänger waren.«

»Doch selbst damals hieß es ›Wir, das Volk‹.«

»Ja, das stimmt. In der Tat brauchten die Menschen in den frühen
Tagen hier die Gemeinschaft, um zu überleben. Der individualistische Charakter ist ein Phänomen der Grenzbewohner. Harry Trian-
dis spricht von den Unterschieden zwischen individualistischen
und kollektivistischen Kulturen. Kollektivistische Kulturen sind stark
miteinander verstrickt. Die Menschen verlassen sich aufeinander,
sie sind voneinander abhängig. Soziale Gefühle wie Verlegenheit
und Scham spielen in solchen Kulturen als regulierende Mechanismen eine wichtige Rolle.«

»Sie haben viel über Meditation und andere spirituelle Praktiken
geschrieben, und Sie sind ein enger Freund des Dalai Lama. Meine
Arbeitsthese lautet, dass alles, was ein Gefühl von Verbundenheit
erzeugt, heilsam ist, sei es Verbundenheit mit anderen Menschen
oder abgespaltenen Teilen des Ichs oder einer höheren Macht –
Gott, die Erfahrung der Verbundenheit, das eine Selbst. Wie denken
Sie darüber?«

»Das ist sehr interessant. Das buddhistische Verständnis der Leere – ein Wort, das oft falsch übersetzt wird – bezieht sich auf die
Auffassung, dass man nur ein separates Selbst ist. Der Dialog darüber, den ich sehr liebe, besagt, dass Leere in Wirklichkeit sehr voll,
sehr reichhaltig ist. Man entwickelt eine Leichtigkeit des Seins,

wenn man nicht so sehr an einer starken Ich-Identität hängt oder an ihr festhält, und man erfährt die reiche Wechselbeziehung des Netzes, in dem man existiert, viel direkter. Das heißt, man erlebt Verbundenheit. Es ist ein Zustand der Vereinigung.«

Warum ist soziale Unterstützung ein so starkes Phänomen?

Dr. James S. House ist Direktor des Forschungszentrums und Professor für Soziologie an der Universität von Michigan in Ann Arbor. Er war Leiter der Gesundheitsstudie, die in der Gemeinde Tecumseh durchgeführt wurde. James S. House erklärte mir, warum soziale Unterstützung seiner Meinung nach ein so starkes Phänomen ist.

»Für die Fachzeitschrift *Science* schrieben wir einen Artikel über drei wichtige Mechanismen, die meiner Meinung nach wahrscheinlich zum großen Teil für diese Wirkung verantwortlich sind. Diese Mechanismen sind alle miteinander verwandt.«

»Der offensichtlichste ist das Gefühl von Unterstützung – die Tatsache, dass Menschen da sind, die emotional, instrumental und real helfen können, wenn man Probleme hat. Es scheint für den Menschen sehr wohltuend zu sein, wenn er das Gefühl hat, von anderen Menschen unterstützt zu werden – oder dies zumindest so wahrnimmt. Dies hat potenzielle Vorteile, für die nicht einmal unbedingt direkte, tatsächliche Unterstützung erforderlich ist. Schon allein der Glaube, über solche Unterstützung zu verfügen, kann wohltuend sein, unabhängig davon, ob dies tatsächlich so ist oder nicht.«

»Die beiden anderen Mechanismen, um die es in dem Artikel geht, sind auf andere Art wahrscheinlich genauso wichtig. Der eine ist das Gefühl, dass andere Menschen eine Art soziale Kontrolle über das Leben und Verhalten von Menschen bereithalten. Dieser Mechanismus wird oft übersehen, und ich glaube, er könnte erklären, warum die Präsenz und Existenz von Beziehungen von ihrer Qualität unabhängig sind. Es gibt Menschen, die an äußerst schädlichen Beziehungen festhalten. Die meisten Menschen versuchen, so gut sie es vermögen, Beziehungen zu wählen, die zumindest auf Gegenseitigkeit beruhen. Aber nehmen wir beispielsweise die Ehe – so wurde bei verheirateten Menschen oder bei Menschen in einer vergleichbaren Beziehung eine wohltuende Wirkung festgestellt, die in gewisser Weise von den Qualitäten dieser Beziehung unabhängig zu sein scheint. In einer Ehe ist ein Partner vorhanden, der das Verhalten des anderen wie Rauchen, Essen, Trinken, körperliche Bewegung oder Risikoverhalten überwachen kann, und diese Person wird wahrscheinlich auch ihr eigenes Verhalten überwachen.«

»Der dritte Punkt ist der, dass Menschen andere Menschen brauchen. Oder, allgemeiner ausgedrückt, Säugetiere brauchen andere Säugetiere, und zwar in einem grundlegenden biologischen Sinn und möglicherweise auch in einem geistigen Sinn. Allein von der Präsenz anderer Menschen scheint eine beruhigende Wirkung auszugehen, die durch eine Reihe von physiologischen Prozessen und Mechanismen vermittelt wird. Negative Beziehungen können die gegenteilige Wirkung auf Menschen haben, aber über ein ziemlich breites Band von Beziehungen hinweg scheint es auf Menschen eine positive Wirkung zu haben, wenn andere Menschen unter belastenden Bedingungen Kontakt zu ihnen haben.«

Ich fragte ihn, ob sich dies auf biologische Mechanismen reduzieren lässt.

»Nein, wahrscheinlich nicht. Einige Wissenschaftler neigen zu der Auffassung, dass viele dieser Mechanismen letztendlich physiologischer Natur sein müssen – biochemisch, endokrin oder was auch immer. Doch das trifft eindeutig nicht auf alle zu. Ich glaube, wir müssen uns mit einigen Mechanismen befassen, die eher sozialer und psychologischer Natur sind. Die Mechanismen beispielsweise, die eine Verhaltenskontrolle, also die Regulierung oder Beeinflussung von Verhalten umfassen, operieren eher auf einer Verhaltensebene. Wenn jemand als Reaktion auf einen anderen Menschen das Rauchen aufgibt oder einschränkt und jemand keine Risiken eingeht oder sichere Verhaltensweisen zeigt, indem er beispielsweise im Auto den Sicherheitsgurt anlegt, dann reicht dies als Schutzmechanismus aus. Durch das Anlegen des Sicherheitsgurts werden bei einem Unfall Verletzungen und deren Folgen vermieden. Doch im engeren Sinn geht es hier um einen realen Mechanismus, der sich eher auf der Verhaltensebene abspielt und bei dem Betroffenen zu dem Entschluss führt, überhaupt den Sicherheitsgurt anzulegen.«

Ich fragte: »Warum ist dann die Überzeugung, einem anderen Menschen wichtig zu sein, so wohltuend, und zwar unabhängig davon, ob sich dies auf das eigene Verhalten auswirkt oder nicht?«

»Ein Merkmal der sozialen Unterstützung sowie einiger anderer psychosozialer Faktoren ist die Tatsache, dass sie ziemlich umfassende und beherrschende Auswirkungen auf die physiologische Funktion zu haben scheinen, sodass man nicht unbedingt viele ursachenspezifische oder krankenspezifische Auswirkungen findet. Stattdessen stößt man auf die phänomenal großen Auswirkungen auf die Sterblichkeit durch alle Ursachen oder den allgemeinen Gesundheitszustand, von denen Sie sprechen. Abhängig von den anderen Risikofaktoren des einzelnen Menschen oder den Bedrohungen in seiner Umwelt kann dies auf die eine andere Weise für den Betroffenen von Nutzen sein. Soziale Unterstützung führt beispielsweise zu Veränderungen des Immunsystems, die eine Steigerung der Widerstandskraft der Menschen gegenüber Infektionskrankheiten zur Folge haben, und möglicherweise sogar die Widerstandskraft gegenüber der Weiterentwicklung von Krebserkrankungen und Tumoren erhöhen. Diese psychosozialen Faktoren können über das zentrale Nervensystem und neuroendokrine Bahnen vermittelt werden, die offenbar die Herzaktivität, den Blutdruck und die Herzfrequenz kontrollieren oder regulieren. Ich meine, es gibt auch Beweise für Mechanismen, die eine Reduzierung der Produktion von Fettsäuren bewirken, bei denen es sich um cholesterinartige Substanzen im Blut handelt. Wir kennen alle möglichen Arten von Wirkungen, von denen wir nur einige messen können.«

Ich warf ein: »In der Wissenschaft, wie wir sie kennen, suchen die Wissenschaftler immer nach objektiven, wiederholbaren Messungen. Wenn Sie einfach die Anzahl von Beziehungen messen, ist es für einen anderen Wissenschaftler einfacher, Ihre Ergebnisse zu reproduzieren. Wenn man von der Wahrnehmung einer Erfahrung spricht, lässt sich so ein Verfahren nicht anwenden, auch wenn das Ergebnis vielleicht mehr Bedeutung besitzt.«

»Bei den Indikatoren, die in langfristigen Studien eingesetzt wurden, handelt es sich um Folgende: Sind Sie verheiratet? Wie oft sehen Sie andere Menschen oder wie oft sprechen Sie mit anderen Menschen? Sind Sie Kirchgänger? Sind Sie Mitglied anderer Organisationen? Dies sind einfache Beschreibungen für einen Satz an Beziehungen oder Interaktionen von Menschen. Für viele Wissenschaftler stellt sich das, was der Beobachter sehen oder messen kann, in gewisser Weise realer, gültiger, wichtiger, verlässlicher dar als das, was eine Person uns berichten kann. Meiner Meinung nach stimmt das nicht. Natürlich spielen Fehler und Vorurteile bei diesen Berichten eine Rolle, aber ich glaube, dass es auch Messfehler bei Blutdruckmessgeräten und allen möglichen Bewertungen durch Beobachter gibt.«

Ich bemerkte, dass der Begriff soziale Unterstützung in diesem Zusammenhang der Sache nicht ganz gerecht wird. Vielmehr scheint es hier um Liebe und Nähe zu gehen, obwohl diese Wörter – genau wie die Religion – viele Wissenschaftler zu verschrecken scheinen.

»All diese Dinge sind wichtig. Liebe und Nähe sind vielleicht die höchsten Formen sozialer Erlösung und Unterstützung, selbst in bestimmten Arten von geistigen Beziehungen. Aber wir sollten nicht übertreiben und von einer Beziehung verlangen, dass sie all diese Ideale und Qualitäten aufweisen muss, um für den Menschen hilfreich und wohltuend zu sein. Was ihre Gesundheit betrifft, ziehen die Menschen aus einer ganzen Reihe von vielfältigen Beziehungen, die wir nicht unbedingt als besonders intim oder sehr liebevoll bezeichnen würden, einen Nutzen – aber es handelt sich dennoch um positive und wohltuende Beziehungen.«

»Ich glaube, es gibt eine Vielfalt von Beweisen, die zeigen, dass wir Menschen und eine Reihe von anderen Arten im Grunde Organismen sind, die Beziehungen zu anderen brauchen, damit wir wachsen, uns entwickeln und behaupten können. Wenn Sie möchten, können Sie dies entweder spirituell oder mit der Evolution erklären. Wir brauchen diese Beziehungen, von denen einige greifbarer sind als andere, in vielfältiger Hinsicht. Wir brauchen andere Menschen, um unsere körperlichen Bedürfnisse zu erfüllen, aber wir brauchen sie auch zur Erfüllung unserer emotionalen und analytischen Bedürfnisse. Ganz gleich, ob Sie dies auf die Religion oder Psychologie zurückführen, Menschen haben das Bedürfnis nach Lebenssinn und Klarheit. Sie wollen die Welt verstehen. Sie müssen das Gefühl haben, ihr Leben, ihre Existenz hat einen Zweck, und für viele Menschen lässt sich dieser Sinn und Zweck am ehesten und wahrscheinlich am stärksten durch die Beziehungen erklären, die sie zu anderen Menschen haben – zum Ehepartner, zu anderen Verwandten, Eltern, Kindern, zu Freunden, zu Menschen, mit denen sie im Beruf oder in Freiwilligenorganisationen zusammenkommen.«

»Nehmen wir doch die Religion als Beispiel. Dies ist ein weiterer Bereich, der nicht weiter erforscht wurde (ich glaube, die wissenschaftliche Gemeinschaft ist insgesamt nicht besonders religiös). Was wir darüber wissen, legt nahe, dass die Religion durchaus gesundheitliche Vorteile haben könnte, und sie ist eine Komponente der meisten Messungen hinsichtlich sozialer Integration, die in Studien über die Sterblichkeit eingesetzt wurden. Dabei ging es um Fakten wie Häufigkeit des Kirchenbesuchs oder Beteiligung an religiösen Aktivitäten. Ich bin nicht sicher, ob wir genau verstehen, was es den Menschen bringt – ob es Lebenssinn im theologischen Sinn ist oder ob es um die Verhaltensregelung innerhalb von religiösen Gruppen geht, die in manchen Gruppen extremer sind als in anderen. Die Mormonen und Adventisten beispielsweise haben aufgrund ihrer Religion eine ganz andere Lebensweise. Religiöse Menschen verfügen zudem über die sozialen Kontakte, Beziehungen und Aktivitäten im Zusammenhang mit ihrer Religion und dadurch über einen Lebenssinn. Es gibt also eine ganze Reihe von Möglichkeiten.«

Ich fragte, wie viel Einfluss die westliche Psychologie auf die Betonung des Einzelnen zu Lasten der Gemeinschaft hatte.

»Dies sollte man nicht auf eine bestimmte Sache zurückführen. Das Ganze stellt sich viel komplizierter dar. Der deutsche Soziologe Max Weber schrieb zu Beginn des Jahrhunderts einen Klassiker über die protestantische Ethik und den Geist des Kapitalismus. Es geht darin darum, wie sich die beherrschenden Religionen und Wirtschaftssysteme, speziell in Nord- und Westeuropa und in den USA, alle auf dem individualistischen Ich aufbauen. Die Bedeutung individualistischer Ansichten in der Psychologie gibt ein weiteres Beispiel dafür, aber es ist im Grunde ein alles durchdringendes Phänomen, das sich über die Religion, Politik, Wirtschaft – über alle Aspekte des menschlichen Lebens – erstreckt. Die Globalisierung der Welt macht uns heute bewusst, dass andere Menschen ganz anders denken und handeln. Und sie führt uns vor Augen, dass einige Dinge, die wir für fundamentale, angeborene Eigenschaften des Menschen hielten, plötzlich soziale und kulturelle Variablen sind.«

»In der vergleichenden Sozialpsychologie stoßen wir auf sehr interessante und faszinierende Verhaltensweisen. So sind die Menschen in den USA und in den westlichen europäischen Ländern viel individualistischer, was die Verarbeitung von Informationen und das Denken über Beziehungen betrifft. In asiatischen Gesellschaften hingegen betrachtet man vieles meist sofort nicht nur aus der Perspektive des Individuums, sondern auch aus der Perspektive der Gruppe.«

Können Krisen uns aufwecken?

Dr. W. Brugh Joy ist Autor der Bücher *Joy's Way* und *Avalanche*. Er hält Vorträge und leitet Workshops für Menschen, die sich für ihre persönliche Entwicklung interessieren. Dabei beschäftigt er sich auch mit dem Wert des Leidens als Zugang zur Wandlung.

»Das Erhabene des Leidens steht für mich außer Frage. Je eingehender man das Geheimnis des Leidens erfahren hat, desto besser versteht man seine transformierende Macht. Ich glaube, das Leiden verwandelt den infantilen Trieb zur Macht, der Grenzenlosigkeit, sofortige Befriedigung und Ichbezogenheit umfasst, in das Geheimnis des Mitleids, in ein ›Wir‹-Gefühl im Gegensatz zu dem Gefühl ›ich gegen die anderen‹. Auch das Geheimnis des Opfers spielt eine Rolle. Dabei handelt es sich um eine Form des Leidens, bei der das persönliche, eigenwillige Verhalten aufgegeben und durch etwas ersetzt wird, das als transzendent bezeichnet werden muss. Das Transzendente versorgt den Einzelnen mit Ressourcen, bei denen es sich um Heilung, Erleuchtung oder Mitleid handeln kann. Aber aus solchen Opfern und solchem Leiden – zwei Dinge, die miteinander verwoben sind – entsteht etwas, was das Normale übersteigt.«

»Wenn man ein Opfer bringt, opfert man dabei in diesem Zusammenhang das Gefühl, separat zu bestehen und allein zu sein?«

»Ja, solange dies mit dem Problem des Ichs zu tun hat und speziell mit dem infantilen Ich, das ungeheuer egoistisch ist. Ich erlebe dies bei einfachen Dingen, wenn ich beispielsweise die Teilnehmer an meinen Seminaren bitte, still zu sein und zu fasten. Schweigen und Fasten sind eine Form von Opfer, und ich sehe immer wieder, welche großen Schwierigkeiten die Menschen damit haben. Man sollte annehmen, es sei nicht allzu schwer, zwei Tage lang still zu sein und nichts zu essen, sondern nur viel zu trinken. Und dennoch empfinden viele Menschen dies als ungeheuer schwer. Diese infantile, instinktive Kraft, die egoistisch wird – und die Vorstellung zu leiden, Leid, Verlust und oft auch Angst zu erfahren –, all diese Dinge, die im Zusammenhang mit dem Opfer stehen, wenn Wünsche nicht auf der Stelle erfüllt werden, sind schwierig. Wenn diese erste Begegnung mit dem Opfer positiv verläuft, kann dies bei den Teilnehmern zu den erstaunlichsten Wandlungen führen.«

Ich bat ihn zu beschreiben, was dabei geschieht.

»Die Betroffenen erkennen, dass es etwas gibt, das größer ist als sie, weil sie plötzlich von einem Bewusstsein erfüllt werden, bei dem es sich nicht um ihren normalen, egoistischen Bewusstseinszustand handelt. Vielmehr haben sie das Gefühl, eine Gnade oder Segnung zu erleben. Man kann es nur als göttliche Erscheinung bezeichnen, die oft eintritt, wenn man dieser Erfahrung mit Integrität und einer gewissen Ehrfurcht begegnet. Doch das Ego erlebt beträchtliches Unbehagen, Angst und eine Form des Leidens, die es sofort durch etwas anderes stillen will. Demzufolge brechen die Betroffenen den Prozess möglicherweise ab, bevor es zu der göttlichen Erscheinung kommt. Die meisten großen Religionen wissen um das Geheimnis des Opfers, um das Geheimnis zwischen dem Ich und dem göttlichen Wesen.«

»Meiner Erfahrung nach erwacht man nach und nach. Man sieht das größere Mysterienspiel des Lebens und die Tatsache, dass es heilig ist. Man nimmt die geistigen Dimensionen seines Berufs stärker wahr, man sieht mehr von den heiligen Dimensionen und nicht nur die offenkundige, äußere, begreifende Erkenntnis. Für die Beteiligten ist es wie ein Erwachen. Vielleicht verhält es sich ähnlich wie mit einem geschickten Schauspieler im Vergleich zu einem Darsteller, der die Schauspielkunst wirklich versteht und mit den tieferen Kräften in Kontakt gekommen ist. Ich sehe individuelle Menschen, die auf ihrem Gebiet sehr begabt sind und die von etwas bewegt und berührt werden. Sie beschreiben dies als etwas, das über sie hinausgeht und nichts mit einer Technik zu tun hat.«

Ich bat ihn zu beschreiben, in welcher Hinsicht Beziehungen ein geistiger Weg sein können.

»Eine Beziehung kann ein Weg des Heilens, der Wandlung sein, aber nur, wenn man weiß, wie man die Schwierigkeiten der Beziehungen überwinden und dies als geistigen Weg erleben kann. Doch dies trifft selten zu, weil Beziehungen meistens auf Dingen basieren, die das Ego befriedigen, und die Menschen grenzen die tieferen Erfahrungen und Ressourcen nicht davon ab. Meiner Meinung nach besteht der Unterschied darin, dass diese Menschen in einer Beziehung mit der transzendenten Natur verbunden sind und dass die Beziehung selbst das transzendente Vehikel sein kann. Meiner Erfahrung nach ist dies jedoch eine eher seltene Entwicklung. Die infantileren Kräfte werden in einer nährenden Beziehung so sehr befriedigt, dass kein Anreiz besteht, die Beziehung zum Transzendenten zu entwickeln. Ich weiß auch um die Erhabenheit des Göttlichen durch Leiden. Daher muss ich sichergehen, dass nicht nur eine Vorliebe für das Glück besteht, sondern dass etwas Tieferes vorhanden ist, wobei Glück und Leid zwei Seiten derselben Sache sind. In der Beziehung besteht daher unabhängig davon, welchen Bereich sie repräsentiert, die Absicht, Befreiung oder eine höhere Seinsebene zu erlangen, wobei viele Gefühle und emotionale Reaktionen beteiligt sind. Zugrunde liegt eine Wertschätzung oder das Verstehen der Dinge, die es uns ermöglichen, Schwierigkeit und Glück in seiner ganzen Fülle zu erfahren. Darin unterscheidet sich meiner Meinung nach eine infantile Beziehung, die nur auf Vergnügen aus ist, von einer transformierenden Beziehung.«

»Ich finde es interessant, dass Sie begonnen haben, über das Glück zu schreiben, und nun auf das Leid zu sprechen kommen und erkennen, dass beide notwendig sind.«

»Aus diesem Grund verwende ich den Satz ›die Krise weckt uns auf‹, weil die Psyche normalerweise durch irgendeinen Schock erkennt, wie oberflächlich ihr Leben war, und nach etwas Bedeutungsvollerem sucht. Die Menschen können plötzlich während einer schweren Krankheit erkennen, dass ihnen das Leben genommen werden könnte, wodurch sie wieder ein starkes Interesse am Leben bekommen.«

Dr. James L. Lynch ist Autor der Bücher *The Broken Heart* und *The Language of the Heart*. Er ist Professor für Psychiatrie an der medizinischen Fakultät der Universität von Maryland und Pionier bei der Untersuchung der Beziehung zwischen Einsamkeit, hohem Blutdruck und Herzerkrankungen.

»In meinem Buch *The Broken Heart* habe ich beschrieben, dass die Einsamkeit eine der führenden Ursachen für den Tod in diesem

Land und sicherlich ein Hauptfaktor bei Herzerkrankungen ist. Interessanterweise sind Wörter wie Einsamkeit und Liebe aus der Sprache der Wissenschaft und Medizin verschwunden. Sie wurden durch Begriffe wie ›mentaler Stress‹ und ›soziale Unterstützung‹ ersetzt, da diese Wörter weniger bedrohlich scheinen – Liebe ist als Wort in der Wissenschaft sicherlich tabu. Charles Darwin meinte, die Liebe sei von allen Gefühlen das stärkste, aber aus wissenschaftlicher Sicht sicherlich am schwierigsten zu studieren.«

Ich fragte ihn, warum dies seiner Meinung nach so ist.

»Ich glaube, wir müssen uns mit zwei Dingen befassen, wenn wir uns fragen, warum die Liebe von der Wissenschaft nicht ernst genommen wird.«

»Der erste Punkt ist, dass alles im heutigen Verständnis der westlichen Medizin vom cartesianischen Modell eingerahmt wird. In der modernen Medizin geht es ausschließlich um Mechanismen und den Körper als Maschine. Die moderne Physiologie basiert auf der Zellphysiologie, auf der Überzeugung, dass die Zellregulierungen bei Mensch und Tier dieselben sind.«

»Und dann besteht da noch die von Descartes verursachte Verwirrung, als er die Gefühle vom Körper trennte. Er schuf den Begriff Emotionen, die er bei Mensch und Tier für dasselbe hielt – einfache chemische Vorgänge. Der einzige Unterschied bestand darin, dass der Mensch über eine Seele verfügte und Emotionen entschlüsseln konnte, sodass die Emotionen Eigentum der Seele wurden und nicht zum Körper gehörten. Diese Auffassung bereitete die Bühne für die moderne Medizin.«

»Einsamkeit gilt als Killer. Doch wie kommen wir von der Einsamkeit zu hohem Blutdruck oder koronaren Herzerkrankungen? Heute kennen wir zumindest einen der Mechanismen: die bemerkenswerten Verschiebungen beim Blutdruck, die eintreten, wenn wir sprechen. Ich stellte fest, dass sich der Blutdruck bei Babys jedes Mal verdoppelte, wenn sie schrien. Eine Zeit lang hielt ich diesen Anstieg nur für eine Stressreaktion. Je länger die Babys schrien, desto stärker stieg der Blutdruck an. Dann kam mir plötzlich die Erleuchtung: Bei dem Anstieg des Blutdrucks handelte es sich nicht um eine Reaktion – er war Teil der Kommunikation! Dann erkannte ich, dass dies genau das ist, was erwachsene Patienten tun, aber ihre Schreie sind nach innen gerichtet. Langsam verstand ich: Der

Blutdruck beim Menschen senkt sich, wenn man ihm zuhört, weil wir seine Schreie hören. Ich erfasste, wie eng unsere Sichtweise des Körpers ist. Da gibt es einen ganzen ›Körper im Dialog‹, den wir völlig übersehen hatten, weil wir der Auffassung waren, dass Sprache vom Körper getrennt besteht, wie wir es in der cartesianischen Philosophie gelernt hatten.«

»Stellen Sie sich einmal den typischen Patienten in der modernen Medizin vor, der zum Kardiologen geht. Wenn er über Schmerzen in der Brust klagt, werden diese vom Kardiologen diagnostiziert, und beim Patienten wird ein Belastungs-EKG durchgeführt. Vielleicht wird im Krankenhaus eine Bypassoperation vorgenommen, und wie durch einen Zauber sind die Schmerzen verschwunden. – Eine gute Klempnerarbeit, bei der das Herz wie eine Pumpe behandelt wird. Ich frage Sie: Wer ist nach Meinung der Ärzte wohl die Person, zu der die ganzen Teile gehören? Anschließend kommt der Patient zur Rehabilitation, und was passiert? Zuerst stellen sie diese Maschine – den Patienten – auf das Laufband und bringen sie wieder in Form. Das ganze Bild ist mechanisch geprägt. Dann kommen die Patienten zu mir, und ich lege die Manschette des Blutdruckmessgeräts an, und Minute für Minute zeichnen wir den Blutdruck auf.«

»Wir wissen, der Blutdruck steigt, wenn wir reden. Wir wissen, er sinkt, wenn wir zuhören – wenn wir wirklich zuhören. Wenn der Gesprächspartner, während er zuhört, darüber nachdenkt, was er als Nächstes sagen wird, sinkt der Blutdruck nicht. Wir wissen auch, der Blutdruck steigt umso höher, je höher er zu Anfang ist. Wenn man also schon unter Bluthochdruck leidet, steigt er beim Sprechen noch weiter an.«

Ich fragte: »Der Blutdruck steigt, weil der Betroffene übermäßig wachsam ist, weil er Angst hat, dass man ihn nicht anhört, dass er möglicherweise abgewiesen, ausgelacht oder in Verlegenheit gebracht wird, aber wenn er zuhört, fühlt er sich mit seinem Gegenüber verbunden?«

»Richtig. Wir haben dies auch bei tauben Menschen, die in der Zeichensprache reden, festgestellt. Es geht also nicht nur um die Sprache, sondern um die Kommunikation.«

»Während ich also mit diesen Patienten spreche, läuft ein Monitor, auf dem sie die Veränderungen des Blutdrucks von Minute zu

Minute beobachten können. Doch sie spüren die Veränderungen, die auf dem Monitor klar angezeigt werden, nicht. Diese Menschen wissen, dass ihr Blutdruck steigt, wenn sie Sport treiben, und sie sehen schnell, dass er sehr viel höher steigen kann, wenn sie mit mir sprechen – trotz der Medikamente, die sie möglicherweise einnehmen. Ich nehme an, dieses plötzliche Ansteigen des Blutdrucks kann zur Entwicklung von koronarer Arteriosklerose beitragen, obwohl dies erst noch bewiesen werden muss. Ich verfüge über Tausende von Beispielen von Herzpatienten.«

»Die Patienten reden also, während sie das Blutdruckgerät beobachten, und sie sehen, wie ihr Blutdruck steigt, aber sie spüren es nicht. Sie sehen die Zahlen auf der Anzeige und fragen: ›Was ist das?‹ Und ich antworte: ›Das sind Sie.‹ Sie fragen: ›Aber mein Blutdruck beträgt normalerweise 120 zu 60 – wie kann er jetzt auf 190 zu 110 ansteigen?‹ Und ich sage: ›Aber das sind Sie.‹ Ich erkläre jedem Patienten dasselbe Bild: ›Stellen Sie sich vor, Sie schauen in den Spiegel und sehen, wie sich Ihr Körper plötzlich um 50 Prozent aufbläht und dann wieder um 50 Prozent zusammenzieht. Wären Sie schockiert und würden Sie sich fragen, was Sie dort im Spiegel sehen?‹ Die vaskulären Veränderungen, die sich während unseres Gesprächs abspielen, sind ein Angriff auf ihr Selbstbild.«

»Jeder spricht davon, dass Herzerkrankungen mit negativen Gefühlen wie Wut, Depressionen und so weiter im Zusammenhang stehen. Aber ich betrachte all diese internen vaskulären Veränderungen als versteckte Formen der Kommunikation, ähnlich dem Erröten. Beim Erröten handelt es sich in Wirklichkeit um eine verborgene Form der Fürsorge. Ich erröte, weil ich Angst habe, abgelehnt zu werden, aber mein Gegenüber ist mir wichtig, und ich möchte nicht abgelehnt werden.«

»Die vaskulären Veränderungen sind also die Sprache des Herzens – aber sie spielen sich im Verborgenen ab. Selbst für einen Menschen, der sehr fürsorglich ist, kann diese verborgene Kommunikation oberflächlich ganz ruhig aussehen. Es ist wie das Weinen eines Kindes. Nachts zu schreien, ist das größte Risiko, das ein Baby eingehen kann, denn wenn keine Mutter vorhanden ist, die darauf eingehen könnte, stirbt es. Echte Kommunikation ist eine Sache von Leben und Tod, und weil wir abgelehnt werden könnten, führen wir nicht sehr oft echte Dialoge. Wenn ein Mensch versucht, über etwas

Bedeutsames zu reden, kann der Körper vor Schreck explodieren, weil der Betroffene wieder Angst hat, dass sein Schreien nicht gehört wird. Eine Sache ist dabei interessant: Je größer diese Veränderungen sind, desto unwahrscheinlicher ist es, dass der Betroffene sie wahrnimmt.«

»Weil er von seinen eigenen Gefühlen abgetrennt ist?«

»Ja, der Betroffene kann seinen eigenen Körper nicht wahrnehmen. Es ist ein großer, tragischer Tanz. Das Schreien des Babys wird nicht gehört, und daher weint das Baby in sich hinein, statt laut zu schreien. Weil wir den Menschen sagen, sie sollen ihr Leiden, ihre Verletzbarkeit und ihre Einsamkeit verstecken, verbergen sie auch ihre Schönheit.«

»Wenn man seine Fähigkeit, Schmerz zu spüren, mit einer Mauer umgibt, verringert man auch seine Fähigkeit, Glück zu erfahren«, fügte ich hinzu.

»Nicht nur das – man baut eine weitere Mauer auf, sodass man den Schmerz eines anderen Menschen ebenfalls nicht spüren kann. Warum konnten die deutschen Nazi-Ärzte die Schreie der Menschen in den Konzentrationslagern nicht hören? Ihr Narzissmus spielte sich auch auf kultureller und nicht nur auf der individuellen Ebene ab. Die Herrenrasse, der Jetset, die Schickeria – dies sind narzisstische Konzepte. Mein Interesse am Herzen steht an zweiter Stelle hinter wichtigeren Themen. So, wie wir den individuellen Körper definieren, definieren wir auch den Staatskörper unserer Nation. Sie entwickelt sich zu einer völlig losgelösten, rationalen, narzisstischen Gesellschaft. Und mit narzisstisch meine ich Menschen, die nicht mehr in ihrem Körper leben. Sie können keine Gefühle wahrnehmen. Sie sind losgelöst von ihren Körpern und leben ein Image. Sie leben nirgendwo. Sind Sie mit dem Konzept des Narzissmus vertraut?«

»Ja, ich habe mich in meinem Leben lange damit beschäftigt.«

»Ich auch! Ich habe mich jahrzehntelang narzisstisch verhalten, ohne dieses Problem zu erkennen und mir dessen bewusst zu sein. Schon mit fünfunddreißig Jahren hatte ich eine volle Professorenstelle und war überzeugt davon, ich würde durchs Leben fliegen und die westliche Welt retten. Ich war mir nicht einmal bewusst, dass meine Bücher autobiographisch waren. Ich war auf der Suche nach mir selbst.«

»Narzissmus bedeutet im Grunde, kein Ich, kein wahres Ich zu haben. Man lebt ein Image, das einen vom eigenen Körper, vom eigenen Herzen fern hält. Man mag egozentrisch erscheinen, aber es ist kein wahres Ich vorhanden. Man nimmt sich als Mittelpunkt einer Welt wahr, in der es keine Grenzen gibt. Viele Menschen, die vorzeitig unter Herzerkrankungen leiden, sind stark narzisstisch geprägt. Sie können ihre Gefühle nicht wahrnehmen, und aus diesem Grund ist Liebe für sie ein Ideal, etwas völlig Irreales. Eigentlich sind narzisstische Menschen nette Leute und sehr sensibel, aber sie sind sehr einsam. Das Problem besteht darin, dass sich unsere Mütter, die uns sprechen gelehrt haben, mit denselben Problemen auseinander setzen mussten und ähnlich gelitten haben. Sie haben uns nicht wirklich wahrgenommen, sodass sie uns eine affektische Sprache beigebracht haben, die uns nicht erreichen konnte, und wir lernten, dass echte Gespräche problematisch sind. Narzissmus ist die Unfähigkeit, im eigenen Körper zu leben, sodass man ein Image lebt. Bei der Reise nach Hause geht es darum, zurück in seinen Körper zu finden, zurück in die Realität, in die reale Gefühlswelt. Zurück ins eigene Herz.«

Sind wir alle so?

Dr. Gail Gross ist Pädagogin mit dem Spezialgebiet Kinderpsychologie. Sie ist ein direkter Nachkomme von Isaac Luria, der als Vater der Kabbala, einem esoterischen Zweig des Judentums, gilt. Sie ist Gründerin des ersten Internats für obdachlose Kinder in den USA, das sich in Houston befindet.

Ich bat sie, mir aus kabbalistischer Sicht zu erklären, warum Einsamkeit, Isolation, Wut und Depressionen für Krankheiten und vorzeitigen Tod anfällig machen. Sie diskutierte diese Themen mit Begriffen wie Licht und Dunkelheit, wobei es sich um vertraute Bilder in vielen Religionen und anderen spirituellen Traditionen handelt.

»In der Kabbala gibt es eine Lektion über die Einheit aller Menschen, über Verbundenheit, die wie ein Bindegewebe wirkt. Wir alle sind durch eine Lichtmembrane miteinander verbunden. Tatsächlich ist dies auch ein Konzept der Indianer, nämlich die Vorstellung des Hochzeitskorbes: Zwischen den Partnern besteht Verbundenheit, sie sind durch Lichtmembranen miteinander verbunden. Die

Kabbalisten glauben, dass das Licht in einer gesunden Beziehung nicht behindert wird. In den Lektionen der Kabbala geht es um Vereinfachung, und selbst die Vereinfachung ist eine Ablenkung, die einen dahin zurückführt, wo man sich bereits befindet, zu den Dingen, die schon vorhanden sind.«

»Wenn man dieses Bild auf einen Kranken anwendet, würde man sagen, dass sein klarer Lichtstrom durch Blockierungen oder Einschnürung behindert ist. Dies ist darauf zurückzuführen, dass man viel Energie braucht, um Geheimnisse, Wut, Furcht, Hass, Ablehnung, Trauer zurückzuhalten und diese Gefühle zu unterdrücken. Wenn man diese Einschnürung entfernt, wenn man sich in seinem Herzen befindet und nichts mehr verdrängt, dann ist man frei. Alles kann frei fließen. Man ist das Licht, die Immunität gegenüber Krankheiten verbessert sich, man ist gesund, weil man sich wieder in diesem Lichtstrom befindet.«

»Könnte man dies mit dem Öffnen einer Jalousie vergleichen, um das Sonnenlicht hereinzulassen?«

»Ja, das Licht scheint immer, aber wir sind von ihm getrennt. Tatsächlich sind wir eigentlich von niemandem getrennt, ausgenommen durch unsere Persönlichkeit, unser Ego oder das, was ich als narzisstische Persönlichkeit bezeichnen würde. Doch das separate Handeln kostet viel Energie. Wenn Energie auf diese Weise, das heißt einschränkend, verbraucht wird, erkranken die Menschen.«

Ich fragte, warum dieses separate Handeln so viel Energie kostet und warum dies wiederum zu Krankheiten führen kann.

»Der Körper selbst ist nur scheinbar ein Festkörper, doch in Wirklichkeit besteht er aus vibrierender Energie. Er vibriert mit einer bestimmten Frequenz, sodass er dicht erscheint. Doch je mehr man sein Herz öffnet, je spiritueller man wird, desto stärker ist man mit dem Licht verbunden und desto höher ist die Frequenz der eigenen Resonanz. Je höher die Resonanz der Energie ist, desto heller und gesünder ist der Körper, weil der Körper nur eine Form ist, welche die Seele beherbergt.«

»Stellen Sie sich einmal einen Geschäftsmann vor, der sehr verschlossen und angespannt und daher krank ist. Was tut dieser Mensch eigentlich? Aus psychologischer Sicht will er Kontrolle ausüben, weil alles nach seinem Willen gehen soll, und er weiß, dies wird nicht geschehen, wenn er die Kontrolle aufgibt. Vielleicht ist er bereit, die Kontrolle zum Teil aufzugeben, sodass fast alles nach seinem Willen und zum Teil nach dem Willen der anderen geht. Doch er fürchtet, die anderen nehmen alles weg, wenn er zu viel Kontrolle aufgibt. Also schränkt er sich ein und schwingt auf einer dichteren, niedrigeren Ebene. Er ist kein Gefäß, das Licht aufnimmt, sondern er ist eingeengt, verschlossen und vom Licht getrennt. Durch diese Trennung vom Licht ist er gewissermaßen auch von den anderen Menschen getrennt, doch in Wirklichkeit ist er von Gott, von dem Gott in seinem Innern getrennt. Obwohl sein bewusster Geist denkt, dass er ein großartiges Leben führt, zerbricht das Gefäß, das zur Aufnahme des Lichts geschaffen wurde, weil es so verstopft und blockiert ist und nicht auf gesunde Weise funktionieren kann. Er muss seine Energie aufbrauchen, um all seine Geheimnisse zu verbergen, damit er der große Boss sein kann, der alles unter Kontrolle hat. Doch ironischerweise tötet er genau das Gefäß ab, das ihm Gesundheit und Glück geben kann. Das Leben auf dieser Ebene der Dichte ist, abgesehen von den zeitweiligen Höhepunkten, die Geschäftsleute dazu bringen, diesem Lebensgefühl nachzujagen, ziemlich einsam, traurig und schwierig und erfüllt von Krankheit, Leid und Tabletten. Ihre Freunde sterben, sie werden älter, impotent, die Haare gehen ihnen aus, sie verlieren ihre Zähne. So wollen sie nicht werden.«

»Doch ihre Wahrnehmung entspricht nicht der Wirklichkeit. Der Körper ist nur ein Gefäß, dessen Zweck darin besteht, das Licht, also die Seele zu beherbergen. Die Seele muss sich ausdrücken. Sie muss einen großen Glaubenssprung machen und die Furcht, sich auf völlig unbekanntes Terrain zu bewegen, überwinden.«

»Das Glück liegt nicht darin, sich seinen Körper durch kosmetische Chirurgie völlig ummodeln zu lassen oder ein noch größeres Landhaus zu bauen oder irgendetwas anderes zu kaufen. Es geht in Wirklichkeit um das Licht, die Vorstellung, sich Gott einzuprägen, ähnlich wie dies bei einer kleinen Ente geschieht, wenn sie geboren und durch das erste Wesen, das sie sieht, geprägt wird. Bei uns hat sich Gott in unsere Seele eingeprägt, und Gott ist in uns allen. Die Philosophen zur Zeit des Aristoteles glaubten, dass man sich nur an die Dinge erinnert, die man bereits kennt. Es ist alles in unserer DNA, in der DNA unserer Seele enthalten. Doch wir sind so sehr mit unserem Leben, der Karriere, dem Partner und unseren Kindern, mit

Kämpfen und Ansehen und all den Dingen, die diese dichtere Welt von uns fordert, beschäftigt, dass uns die Kriterien, nach denen wir Erfolg in diesem Leben bewerten, völlig aufbrauchen.«

»Jung würde sagen, dass alle Verteidigungsmechanismen, jene schützenden Schichten, die wir entwickelt haben, um unser Leben mit einem Gefühl der Sicherheit zu leben, uns einengen, dass wir durch sie in Wirklichkeit unterdrückt werden. Sie sind nicht Teil des wahren, individualisierten Ichs, sondern das verteidigte Ich. Wir lernen dies bereits früh in unserer Entwicklung. Das Ich hat einen negierten Teil, den Jung als ›den Schatten‹ bezeichnete. Doch nur wenn man den Schatten integriert und als Teil des gesamten Aspektes des Menschseins akzeptiert, kann man Erfüllung und Individualisierung finden. Es scheint ein Paradoxon, aber zuerst muss man sich als Individuum fühlen, um sich ganz fühlen zu können, um zu erkennen, dass man Teil von allen anderen ist und alle anderen Teil von uns sind. Doch in der Jugend verteidigt man sich, um ein Gefühl von Sicherheit zu haben, und man lernt sehr schnell, dass man den Teil des Ichs, der nicht zu funktionieren scheint – wie Schreien und Schimpfen, Zorn, Eifersucht oder Wutanfälle – verbergen muss. Letztendlich unterdrückt und verleugnet man diese Seiten, aber wie ein Schatten sind sie noch immer da, und genau diese Unterdrückung von Verhaltensweisen macht den Menschen krank.«

»Um zu überleben, muss dieser Schatten integriert werden, weil alles, was unterdrückt wird, Zerstörung oder eine Störung verursacht. Wenn der Schatten unterdrückt wird, kann dies zu Krankheiten führen, während das wahre Ich, das nicht verteidigte Ich, immer gesund und glücklich ist und im Licht steht.«

Ich fügte hinzu, dass es wie ein Licht in der Dunkelheit ist, wenn man mit jemandem zusammen ist, dem man vertrauen und dem man seinen Schatten zeigen kann, wobei man sich immer noch geliebt fühlt. Die Fähigkeit des Schattens, uns zu beeinflussen, lässt nach, und wir haben kein so großes Bedürfnis mehr, unseren Schatten auf andere Menschen zu projizieren.

»Jung berichtet von einem Soldaten, der sein Opfer folterte. Uns erfüllt diese Vorstellung mit Schrecken, aber wenn wir psychologisch und spirituell zu unserem Ich durchbrechen, erkennen wir, dass in jedem von uns auch ein Peiniger steckt. Wenn wir dies in einem Traum oder durch eine Erfahrung erkennen, werden wir von Frieden und Licht erfüllt, weil wir diese Seite von uns integriert haben. Es ist ein Verschmelzen von Traum und Wachzustand. Wir sind uns des Schattens bewusst, während wir wach sind, und nicht nur, wenn wir träumen. Wir sagen zu uns selbst: ›Aha! Ja, das ist auch eine Seite von mir. Ich muss sie nicht durchspielen, und ich muss sie nicht unterdrücken.‹«

»Das ist das Wesen des Mitleids«, bemerkte ich.

»Ja, wir empfinden uns nicht mehr als Wesen, die von den anderen Menschen getrennt sind, sondern denken: ›Ja, wir sind also alle so.‹ Es besteht keine Trennung mehr. Letztendlich isolieren wir uns, weil wir Angst haben, die anderen würden uns etwas wegnehmen. Es hat mit dem Schatten zu tun, den unsere Eltern uns weggenommen haben, als wir Kinder waren. Sie haben uns vermittelt, dass wir nicht nur nicht geliebt werden, sondern auch bestraft werden, wenn dieser Schatten vorhanden ist. Vielleicht haben sie gesagt: ›Du darfst dir nicht in die Hose machen oder an deinen Geschlechtsteilen spielen oder dich streiten, deinen Bruder schlagen oder etwas kaputtmachen.‹ Doch das Kind hört stattdessen die Botschaft: ›Ich werde dich nicht lieben‹ und ›Ich werde dich bestrafen.‹ Es sind also zwei Dinge, die wir uns hier antun. Wir integrieren unseren Schatten nicht, aber wir verinnerlichen, was unsere Eltern sagen. Wenn wir erwachsen sind, hören wir die miteinander verschmolzenen Stimmen von Mutter und Vater. Wir sind davon überzeugt, nicht liebenswert zu sein, und dann bestrafen wir uns, weil der Schatten da ist. Durch dieses Bestrafen leben wir in Isolation, und unser Körper zerbricht. Handelt es sich beispielsweise bei Depressionen nicht einfach nur um nach innen gewandte Wut? Wir bestrafen uns, weil unser Schatten dieses Verhalten durchspielt. Doch wenn wir als Erwachsener den Schatten akzeptieren, müssen wir es nicht durchspielen.«

»Im Althebräischen heißt es, man sollte Gott fürchten, aber das Wort Furcht bedeutet in Wirklichkeit Ehrfurcht. Man soll also Ehrfurcht vor Gott haben, denn schließlich soll man all diese Dinge tun, weil es Gott und uns selbst so gefällt, und nicht, weil wir Angst haben oder selbstsüchtig nach Dingen verlangen. Wir empfangen, um mit anderen zu teilen und auf diese Weise Gott nachzuahmen – um wie Gott zu sein. Statt zu sagen: ›Mein Wille geschehe.‹, heißt es: ›Dein Wille geschehe.‹ Wir sind nicht mehr getrennt und einsam und erkennen Gott.«

Ich warf ein: »Ganz gleich, welcher Lehre oder Religion man angehört, scheint man zu einem ähnlichen Ergebnis zu gelangen, wenn man weit genug geht – es wird nur in einer anderen Sprache ausgedrückt, die versucht, einen Sinn zu finden.«

»Weil man in Wirklichkeit bereits da ist.«

Warum sollten wir den Weg weitergehen?

Dr. Larry Dossey ist ein Arzt, der bahnbrechende Arbeit geleistet hat und die Fachzeitschrift *Alternative Therapies in Health and Medicine* herausgibt. Er ist Autor mehrerer Bücher, zu denen auch der Titel *Heilende Worte* zählt.

Ich fragte Larry Dossey, warum Liebe und Nähe seiner Meinung nach eine so starke Wirkung auf die Gesundheit des Menschen haben.

»Ich habe mir diese Frage schon viele Male gestellt, und meiner Meinung nach gibt es zwei Möglichkeiten, sich mit diesem Thema auseinander zu setzen. Die eine verursacht kein Stirnrunzeln und muss nicht intellektuell verdaut werden – es geht dabei darum, die Funktion dieser Dinge mechanistisch zu verstehen. In diesem Kontext wird beispielsweise der Wert der Religion und religiöser Praktiken einer besseren Ernährung und dem Vermeiden von Tabak und Alkohol, dem Stressmanagement, besseren sozialen Kontakten in der Kirche und so weiter zugeschrieben. Ich kenne kaum jemanden, der dieser Art von Analyse in dem neuen Zeitalter der Medizin, in der Geist und Körper in einen Zusammenhang gestellt werden, noch widersprechen würde. Doch ich glaube, wir kommen nur bis zu einem gewissen Punkt, wenn wir versuchen, diese Dinge auf diese Weise zu verstehen.«

Larry Dossey meint, die Frage, warum Liebe und Nähe eine so wichtige Rolle für Gesundheit und Heilen spielen, ließe sich innerhalb der aktuellen Wissenschaftsmodelle nicht vollständig beantworten. »Ich persönlich glaube, wir müssen die bittere Pille und diese mechanistische Sichtweise aufgeben, wenn wir die Funktion dieser Dinge verstehen wollen. Zur Erklärung dieser Wirkungen müssen wir meiner Meinung nach neue Bewusstseinskonzepte schaffen.«

»Was ich jetzt sagen werde, ist ungeheuerlich, aber ich habe sehr lange darüber nachgedacht. Ich glaube, es gibt interpersonale, nicht-lokale, durch das Bewusstsein vermittelte Ereignisse, durch die ein Mensch die Gesundheit eines anderen Menschen beeinflussen kann. Meiner Meinung nach gibt es zwingende Beweise, dass ein solches erweitertes Modell von Bewusstsein und interpersonalem Einfluss notwendig sein wird.«

»Die Menschen quälen sich damit ab, ein nicht bedrohliches Vokabular zu finden, um über diese Dinge zu sprechen. Einer dieser Begriffe, der mir dabei einfällt, ist distanzierte Intentionalität, ein Lieblingsbegriff von Dr. Marilyn Schlitz. Wenn man gewillt ist, vorgefasste Meinungen beiseite zu legen, und sich einfach mit den Daten und der Qualität der Experimente befasst, sieht man ein, wie ich finde, ernüchterndes Bild. Vielleicht kann ich den Gesundheitszustand eines anderen Menschen durch Liebe, einfühlsame mentale Absichten, Gedanken und Wünsche (beispielsweise ein Gebet) aus der Ferne beeinflussen, selbst wenn der andere sich dessen nicht bewusst ist. Dies wurde in bewundernswerten Experimenten gezeigt, an denen nicht nur Menschen beteiligt waren, bei denen solche Ereignisse normalerweise als Placeboreaktion erklärt werden, sondern auch in Experimenten mit niedrigeren Organismen.«

»Bei diesen Studien wurden die Wachstumsraten von Bakterien, Pilzen, Pflanzen, keimenden Wurzeln, Samen, heilenden Wunden bei Ratten und Mäusen und so weiter mit fanatischer Präzision beobachtet. Sie zeigen meiner Meinung nach eindeutig, dass sich die mitfühlenden, liebevollen Gedanken eines Menschen auf ein entferntes biologisches System auswirken können. Diese Ereignisse lassen sich auf keinen Fall durch Suggestion, Erwartungen, Placeboreaktionen oder ähnliches erklären, da sie nicht nur in Menschen, sondern auch in niedrigeren Organismen sichtbar waren.«

»In meinem Buch *Heilende Worte* gibt es ein Kapitel, in dem 130 dieser Studien aufgeführt werden. Für Zyniker und Skeptiker ist es sehr leicht, mit ihrer Kritik darauf abzuzielen. In jedem Gebiet, das so übergreifend ist, kann man schlecht durchgeführte Studien finden. Auf diesem Gebiet gibt es auch Studien, die fanatisch präzise sind. Wenn man die besten Daten betrachtet, ist die Schlussfolgerung, dass sich Bewusstsein und Absicht nicht-lokal ausdrücken können, meiner Meinung nach zwingend.«

»Ich erhalte Hunderte Briefe von Menschen, die bemerkenswerte Heilungen von ernsten Krankheiten beschreiben. In der Regel spielen in diesen Fällen Gebet und orthodoxe medizinische Verfahren eine Rolle. Sehr selten schreibt jemand, dass er nur das Gebet eingesetzt hat. Diese Briefe faszinieren mich, weil sie zeigen, wie pragmatisch Amerikaner hinsichtlich Erkrankungen sind: Sie decken einfach alle Eventualitäten ab. Sie entscheiden sich für das Gebet und Penicillin, was meiner Meinung nach eine sehr gesunde Reaktion auf die Dinge ist, die wir diskutiert haben.«

»Ich glaube, wir stehen kurz davor, das Wechselspiel zwischen den Menschen auf ganz neue Art und Weise zu verstehen, und das, was wir heute höflicherweise als ›soziale Unterstützung‹ bezeichnen, wird sich in der Zukunft als etwas viel Komplexeres und Majestätischeres erweisen.«

Ich warf ein, dass selbst bei der Idee des nicht-lokalen Einflusses die Frage bestehen bleibt, was hier wirklich vor sich geht. »Es ist egal, ob wir am Telefon oder persönlich miteinander reden oder ob ich für einen anderen Menschen bete. Warum hat dies eine heilende Wirkung?«

»Zu diesem Zeitpunkt ist es theoretisch am wichtigsten, ein Modell zu entwickeln, das dieses Phänomen zulässt. Dabei muss ich an David Chalmers denken, der im Dezember 1995 einen Artikel mit dem Titel *Das Rätsel der bewussten Erfahrung* für den *Scientific American* geschrieben hat. Letztendlich ging es in diesem Artikel darum, dass es für uns an der Zeit ist, die bittere Pille zu schlucken und zu erklären, dass das Bewusstsein fundamentaler Bestandteil des Universums und genauso wichtig wie Materie und Energie ist. Es ist natürlich verlockend, die Frage zu stellen, wie Bewusstsein funktioniert – so wie Sie gefragt haben, was dabei passiert. Aber in der wissenschaftlichen Entwicklung gibt es eine bestimmte Ebene, auf der man eine große Idee einfach bereitwillig akzeptiert, sodass die Frage nach dem Warum einfach nicht mehr so wichtig ist.«

»In diesem Zusammenhang lässt sich eine Analogie zu der Idee der universalen Schwerkraft herstellen, die als völlig mystisch verurteilt wurde, als Newton sie im siebzehnten Jahrhundert vorstellte. Niemand konnte erklären, warum Körper sich so verhielten. Und bisher hat niemand es erklärt.«

Wir können die Schwerkraft also beschreiben, sagte ich, obwohl wir sie nicht verstehen. Selbst wenn wir nicht alle Mechanismen begreifen und erklären können, warum die Schwerkraft – oder Liebe und menschliche Nähe – eine so starke Wirkung auf uns hat, können wir die beobachteten Phänomene dennoch beschreiben.

»Genau. Doch heute würde man es für merkwürdig halten, wenn Sie die universale Schwerkraft in Frage stellen würden. Wir gewöhnen uns einfach an neue Konzepte, und schließlich scheinen sie einfach selbstverständlich. Mit der Schwerkraft verhält es sich so, und ich nehme an, dass es sich mit dem Mechanismus des Bewusstseins ebenso verhalten wird. Mir gefiel Chalmers Vorschlag, dass das Bewusstsein genau wie Materie und Energie ein fundamentaler Faktor des Universums ist. Er ist kein Mystiker aus dem Orient, und dennoch kann man das Wesentliche seines Vorschlags nicht von einem mystischen Modell trennen.«

»Es gibt weltweit viele Theoretiker und Wissenschaftler von Nobelpreis-Kaliber, die über die von Ihnen gestellte Frage nachdenken – wie passiert dies? Wie sollten wir darüber denken? Ist dies zulässig? Brian Josephson, ein Physiker, der den Nobelpreis erhielt, hat in einem Artikel in der Zeitschrift *Foundations of Physics*, einer der renommiertesten Fachzeitschriften für die Physik, die Behauptung aufgestellt, dass sich diese interpersonalen, nicht-lokalen Einflüsse wie Gebet, Telepathie, Vorauswissen und so weiter durch Fortschritte in unserem Verständnis des Konzepts der Nichtlokalität in der Quantenmechanik erklären lassen werden. Ein anderer Vorschlag aus jüngster Zeit stammt von dem Systemtheoretiker Ervin Laszlo, der ein Buch mit dem Titel *The Interconnected Universe* geschrieben hat. Sein Vorschlag lautet, dass eine Entwicklung im Bereich der Physik, die als Quantenvakuum bezeichnet wird, diese entfernten intentionalen Ereignisse erklärt.«

Ich fragte, ob wir für Mystik und Wissenschaft wohl eine gemeinsame Grundlage finden werden.

»Ja. Ich muss sagen, dass ich diese allgemeinen Schlussfolgerungen aus mystischer, östlicher Sichtweise schon lange akzeptieren konnte, bevor ich wusste, dass sie sich durch empirische Daten belegen lassen. Aber wir können uns sicherlich nicht mit einem mystischen Verständnis begnügen. In unserer Kultur durchdringt die Macht der Wissenschaft einfach alles, ob uns dies nun gefällt oder nicht. An irgendeinem Punkt werden wir unsere mystischen Intuitionen über die Natur des Bewusstseins mit wissenschaftlicher Empirik verbinden müssen, wenn dies möglich ist. Ich glaube, das lässt sich erreichen – und wie viele Wissenschaftler bin ich der Meinung, dass wir nicht weit davon entfernt sind. Ich zögere, dies öffentlich zu sagen, denn sobald Wissenschaftler das Wort Mystizismus hören, reagieren sie oft sehr unangemessen.«

»Wir werden unsere mystischen Intuitionen über die Natur des Bewusstseins mit wissenschaftlicher Empirik verbinden müssen. In unserer Kultur ist das Pendel so weit in Richtung Mechanik, Determinismus und Physikalismus geschwungen, dass man in der Medizin und in unserer Kultur insgesamt einen Hunger nach Dingen, die eher nährender und geistiger Art sind, fast vorhersagen kann. Und ich glaube, wir sehen Beweise dafür, dass das Pendel jetzt zu der anderen Seite schwingt. Wir sollten dabei jedoch wilde Aktionen vermeiden. Ihre Arbeit und meine Arbeit und die Arbeit vieler anderer kann als Versuch betrachtet werden, diese Schwingungen einzuschränken und eine vernünftige Grundlage irgendwo in der Mitte zu finden, wo wir sowohl Vernunft und Intellekt als auch Intuition und das Geistige achten. Ich hoffe, dies wird uns gelingen.«

Hiermit sind wir am Ende angelangt, das genau wie der Anfang dieses Buches von Liebe und Überleben handelt. Wir wollen mit dem Epilog des Sufi-Dichters Rumi enden, der im dreizehnten Jahrhundert lebte und Folgendes schrieb:

> Es gibt eine Gemeinschaft des Geistes.
> Nimm daran teil und spüre die Freude,
> wenn du die lärmende Straße entlang gehst
> und der Lärm bist ...
> Warum bleibst du im Gefängnis,
> wenn die Tür so weit offen steht?
> Lass die Verwirrung des angstvollen Denkens hinter dir.
> Lebe im Schweigen.
> Fließe immer weiter nach unten in immer
> größer werdenden Ringen des Seins.

Anhang

Anmerkungen

Kapitel 1: Liebe und Überleben

1. Spiegel, D., Bloom, J. R., Kraemer, H. C. , Gottheil, E.: *Effect of psychosocial treatment on survival of patients with metastatic breast cancer.* The Lancet, 1989, S. 888–891

2. Eisenberg, D.: *Unconventional medicine in the United States.* New England Journal of Medicine, 1993, 328 (4), S. 282–283

3. Ornish, D. M., Scherwitz, L. W., Doody, R. S. et al: *Effects of stress management training and dietary changes in treating ischemic heart disease.* Journal of the American Medical Association, 1983, 249, S. 54–59

4. Ornish, D. M., Brown, S. E., Scherwitz, L. W. et al: *Can lifestyle changes reverse coronary atherosclerosis? The Lifestyle Heart Trail.* The Lancet, 1990, 336, S. 129–133. (Nachgedruckt im Yearbook of Medicine und im Yearbook of Cardiology, New York, C. V. Mosby, 1991)

5. Gould, K. L., Ornish, D., Scherwitz. L. et al: *Changes in myocardial perfusion, abnormalities by positron emission tomography after long-term, intense risk factor modification.* Journal of the American Medical Association, 1995, 274, S. 894–901

6. Gould, K. L., Ornish, D., Kirkeeide, R., Brown S. et al: *Improved stenosis geometry by quantitative coronary arteriography after vigorous risk factor modification.* American Journal of Cardiology, 1992, 69, S. 845–853

7. Ornish, D. M., Gotto, A. M., Miller, R. R. et al: *Effects of a vegetarian diet and selected yoga techniques in the treatment of coronary heart disease.* Clinical Research, 1979, 27, 720A

8. Scherwitz, L., Ornish, D: *The impact of major lifestyle changes on coronary stenosis, CHD risk factors, and psychological status: results from the San Francisco Lifestyle Heart Trial.* Homeostasis, 1994, 35, S. 190–204

9. Ornish, D.: *Reversing heart disease through diet, exercise, and stress management.* Journal of the American Dietetic Association, 1991, 91, S. 162–165

10. Ornish, D.: *Can life-style changes reverse coronary atherosclerosis?* Hospital Practice, Mai 1991

11. Ornish, D.: *Can you prevent – and reverse – coronary artery disease?* Patient Care, 1991, 25, S. 25–41

12. Ornish, D.: *Can atherosclerosis regress?* Cardiovascular Risk Factors, 1992, 2 (4), S. 276–281

13. Dienstfrey, H.: *What makes the heart healthy? A talk with Dean Ornish*. Advance, 1992, 8 (2), S. 25–45

14. Barnard, N., Scherwitz, L., Ornish, D.: *Adherence and acceptability of a low-fat, vegetarian diet among cardiac patients.* Journal of Cardiopulmonary Rehabilitation, 1992, 12, S. 423–431

15. Ornish, D.: *Can lifestyle changes reverse coronary heart disease?* World Review of Nutrition and Dietetics, 1993, 72, S. 38–48

16. Ornish, D.: *Lessons from the Lifestyle Heart Trial*. Choices in Cardiology, 1991, 1 (5), S. 1–4

17. Ornish, D. M.: *Stress and coronoray heart disease: new concepts.* In For Your Health, herausgegeben von R. J. Carlson und B. Newman. New York, C.V. Mosby, 1987

18. Ornish, D.: *Dietary saturated fatty acids and low-density of high-density lipoprotein cholesterol*. New England Journal of Medicine, 1990, 322, S. 403

19. Ornish, D.: *What if Americans ate less fat*? Journal of the American Medical Association, 1992, 267 (3), S. 362

20. Ornish, D.: *Dietary treatment of hyperlipidemia.* Journal of Cardiovascular Risk, 1994, 1, S. 283–286

21. Moyers, Bill: *Changing Life Habits: A Conversation with Dean Ornish*. In Healing and the Mind. New York, Doubleday, 1993

22. Ornish, D., Brown, S. E: *Treatment of and screening for hyperlipidemia*. New England Journal of Medicine, 1993, 329 (15), S. 1124–1125

23. Ornish, D.: *Can lifestyle changes reverse coronary heart disease?* In Multiple Risk Factors in Cardiovascular Disease, 2nd Symposium Proceedings. Tokyo, Churchill Livingstone Japan, 1994, S. 53–60

24. Billings, J., Scherwitz, L., Sullivan, R., Ornish, D.: *Group support therapy in the Lifestyle Heart Trial*. In S. Scheidt und R. Allan, Herausgeber, Heart and Mind: The Emergence of Cardiac Psychology. Washington, D.C.: American Psychological Association, 1996, S. 233–253

25. Curtin, M. E.: *Symposium on Love*. New York, Behavioral Publications, 1973

26. Joeg, J. M.: *Evaluating coronary heart disease risk: tiles in the mosaic.* Journal of the American Medical Association, 1997, 277, S. 1387–1390
27. Mumford, D.: *Thank God I have cancer.* Journal of the American Medical Association, 1997, 278, S. 965
28. Wines, M.: *Cabinet memoir discovers humans in masks of power.* New York Times, 30. März 1997, Teil 1, S. 1

Kapitel 2: Die wissenschaftliche Grundlage für die Heilkraft der Liebe

1. Greenwood, D. C., Muir, K. R., Packham, C. J. et al: *Coronary heart disease: a review of the role of psychosocial stress and social support.* Journal of Public Health Medicine, 1996, 18, S. 221–213
2. Russek, L. G., Schwartz, G. E.: *Feelings of parental caring predict health status in midlife: a 35-year follow-up of the Harvard Mastery of Stress Study.* Journal of Behavioral Medicine, 1997, 20, S. 1–13
3. Seeman, T. E., Syme, S. L.: *Social networks and coronary artery disease: a comparison of the structure and function of social relations as predictors of disease.* Psychosomatic Medicine, 1987, 49 (4), S. 341–354
4. Horsten, M., Kirkeide,R., Svane, B., Schenck-Gustafsson, K., Blom, M., Wamala, S., Orth-Gomér, K.: *Soziale Unterstützung und Erkrankungen der Herzkranzgefäße bei Frauen.* Persönliches Gespräch.
5. Medalie, J. H., Goldbourt, U.: *Angina pectoris among 10,000 men. II. Psychosocial and other risk factors as evidenced by a multivariate analysis of a five year incidence study.* American Journal of Medicine, 1976, 60 (6), S. 910–921
6. Medalie, J. H., Stange, K. C., Zyzanski, S. J., Goldbourt. U.: *The importance of biopsychosocial factors in the development of duodenal ulcer in a cohort of middle-aged men.* American Journal of Epidemiology, 1992, 136 (10), S. 1280-1287
7. Orth-Gomér, K., Undén, Al. L.: *The measurement of social support in population surveys.* Soc. Sci Med., 1987, 24, S. 83–94
8. Orth-Gomér, K., Rosengren, A., Wilhelmsen, L.: *Lack of social*

support and incidence of coronary heart disease in middle-aged Swedish men. Psychosomatic Medicine, 1993, 55, S. 37–43

9. Helgeson, V. S., Cohen, S.: *Social support and adjustment to cancer*. Health Psychology, 1996, 15, S. 135–148

10. Amick, T. L. Ockene, J.K.: *The role of social support in the modification of risk factors for cardiovascular disease*. In Sally A. Shumaker und Susan M. Czajkowski, Herausgeber, Social Support and Cardiovascular Disease. New York, Plenum Press, 1994

11. Cohen, S.: *Psychosocial models of the role of social suppport in the etiology of physical disease*. Health Psychology, 1988, 7, S. 269–297

12. Cobb, S.: Rede des Präsidenten – 1976. *Social support as a moderator of life stress*. Psychosomatic Medicine, 1976, 38 (5), S. 300–314

13. Ornish, D.: *Eat More, Weigh Less*. New York, HarperCollins Publishers, 1993

14. Depner, C. E., Ingersoll-Dayton: *Supportive relationships in later life*. Psychology and Aging, 1988, 3, S. 348–357

15. Cassileth, B. R., Lusk, E. J., Miller, D. S. et al: *Psychosocial correlates of survival in advanced malignant disease*. New England Journal of Medicine, 1985, 312, S. 1551–1555

16. Rhinegold, H.: *The Virtual Community*. New York, HaperCollins Publishers, 1994

17. Selye, H.: *The Stress of Life*. New York, McGraw-Hill, 1976

18. Holmes, T. H.: *Multidiscipline studies of tuberculosis*. in P. Sparer, Herausgeber, Personality, Stress, and Tuberculosis. New York, International Universities Press, 1956

19. Berkman, L. F.: *The role of social relations in health promotion*. Psychosomatic Medicine, 1995, 57, S. 245–254

20. Russek, L. G., Schwartz, G. E.: *Perceptions of parental caring predict health status in midlife: a 35-year follow-up of the Harvard Mastery of Stress Study*. Psychosomatic Medicine, 1997, 59 (2), S. 144–149

21. Funkenstein, D., King, S., Drolette, M.: *Mastery of Stress*. Cambridge, MA, Harvard University Press, 1957

22. Russek, L. G., Schwartz, G. E.: *Narrative descriptions of parental love and caring predict health status in midlife: a 35-year follow-*

up of the Harvard Mastery of Stress study. Alternative Therapies in Health and Medicine, 1996, 2, S. 55–62

23. Thomas, C. B., Duszynski, K. R.: *Closeness to parents and the family constellation in a prospective study of five disease states: suicide, mental illness, malignant tumor, hypertension, and coronary heart disease.* John Hopkins Medical Journal, 1974, 134, S. 251

24. Graves, P. L., Thomas, C. B. Mead, L.A.: *Familial and psychological predictors of cancer.* Cancer Detection & Prevention, 1991, 15 (1), S. 59–64

25. Lynch, J. J.: *The Broken Heart: The Medical Consequences of Loneliness.* New York, Basic Books, 1977; Baltimore, Bancroft Press, 1998

26. Shaffer, J. W., Duszynski, K. R., Thomas, C. B.: *Family attitudes in youth as a possible precursor of cancer among physicians: a search for explanatory mechanisms.* Journal of Behavioral Medicine, 1982, 5 (2), S. 143–163

27. Syme, S. L.: *Conference on Behavioral Medicine and Cardiovascular Disease: Coronary artery disease: a sociocultural perspective.* Circulation, Nachtrag 1, 1987, 76 (1), I112–I116. American Heart Association Monograph 6

28. Durkheim, E.: Der Selbstmord. Suhrkamp Verlag, Frankfurt/Main, 1983

29. Kissen, D. M.: *The significance of personality in lung cancer in men.* Annals of the New York Academy of Sciences, 1966, 125 (3), S. 820–826

30. Kissen, D. M., Brown, R. I., Kissen. M.: *A further report on personality and psychosocial factors in lung cancer.* Annals of the New York Academy of Sciences, 1996, 164 (2), S. 535–545

31. Russek, L. G., Schwartz, G. E.: *Family love and lifelong health? A challenge for psychology and society.* American Psychologist, o. A.

32. Friedman, S. B., Glasgow, L. A., Ader, R.: *Psychological facors modifiying host resistance to experimental infections.* Annals of the New York Academy of Sciences, 1969, 164, S. 381–393

33. Ader, R., Friedmand, S. B.: *Some social factors affecting emotionality and resistance to disease in animals. V. Early separation from the mother and response to a transplanted tumor in the rat.* Psychosomatic Medicine, 1965, 27, S. 119–122

34. McCauley, J., Kern, D. E., Kolodner, K. et al: *Clinical characteristics of women with a history of childhood abuse*. Journal of the American Medical Association, 1997, 277, S. 1362–1368

35. Parker, G. P., Barrett E. A., Hickie, I. B.: *From nurture to network: examining links between perceptions of parenting received in childhood annd social bonds in adulthood*. American Journal of Psychiatry, 1992, 149, 877–885

36. Vaillant, G. E.: *Natural history of male psychological health. VI: correlates of succesful marriage and fatherhood*. American Journal of Psychiatry, 1978, 135, 653–659

37. Parker, G. P., Barrett E. A., Hickie, I. B.: *From nurture to network: examining links between perceptions of parenting received in childhood and social bonds in adulthood.* American Journal of Psychiatry, 1992, 149, S. 877–885

38. Egolf, B., Lasker, J., Wolf, S., Potvin, L.: *Featuring health risks and mortality: the Roseto effect: a 50-year comparison of mortality rates*. American Journal of Public Health, 1992, 82 (8), 1089–1092

39. Wolf, S.: *Predictors of myocardial infarctation over a span of 30 years in Roseto, Pennsylvania*. Integrative Physiological & Behavioral Science, 1992, 27 (3), 246–257

40. Berkman, L. F., Syme, S. L.: *Social networks, host resistance, and mortality: a nine-year follow-up study of Alameda County residents.* American Journal of Epidemiology, 1979, 109 (2), S. 186–204

41. Berkman, L. F.: *The role of social relations in health promotion.* Psychosomatic Medicine, 1995, 57, S. 245–254

42. Berkman, L., Breslow,L.: *Health and Ways of Living: The Alameda County Study.* New York, Oxford University Press, 1983

43. Reynolds, P., Kaplan, G. A.: *Social connections and risk for cancer: prospective evidence from the Alameda County Study*. Behavioral Medicince, 1990, 16(3), S. 101–110

44. Reynolds, P., Boyd P. T., Blacklow R. S.: *The relationship between social ties and survival among black and white breast cancer patients. National Cancer Institute Black/White Cancer Survival Study Group.* Cancer Epidemiology, Biomarkers & Prevention, 1994, 3 (3), S. 253–259

45. Marshall, J. R., Funch, D. P.: *Social environment and breast cancer. A cohort analysis of patient survival.* Cancer, 1983, 52 (8), S. 1546–1550

46. House, J. S., Robbins, C., Metzner, H. L.: *The association of social relationships and activities with mortality: prospective evidence from the Tecumseh Community Health Study.* American Journal of Epidemiology, 1982, 116 (1), S. 123–140

47. Orth-Gomér, K., Johnson, J. V. : *Social network interaction and mortality. A six year follow-up study of a random sample of the Swedish population.* Journal of Chronic Diseases, 1987, 40 (10), S. 949–957

48. Hanson, B. S., Isacsson, S. O., Janzon L., Lindell, S. E.: *Social network und social support influence mortality in elderly men. The prospective population study of »Men born in 1914«.* American Journal of Epidemiology, 1989, 130 (1), S. 100–111

49. Ruberman, W., Weinblatt, E., Goldberg, J. D., Chaudhary B. S.: *Psychosocial influences on mortality after myocardial infarctation.* New England Journal of Medicine, 1984, 311 (9), S. 552–559

50. Kaplan, G. A., Salonen, J. T., Cohen, R.D. et al: *Social connections and mortality from all causes and from cardiovascular disease: prospective evidence from eastern Finland.* American Journal of Epidemiology, 1988, 128 (2), S. 370–380

51. Schoenbach, V. J., Kaplan, B. H., Fredman L., Kleinbaum, D. G.: *Social ties and mortality in Evans County, Georgia.* American Journal of Epidemiology, 1986, 123 (4), S. 577–591

52. Kaplan, G. A.: *Social contacts and ischaemic heart disease.* Annals of Clinical Research, 1988, 20 (1–2), S. 131–136

53. Seeman, T. E., Berkman, L. F., Kohout, F. et al: *Intercommunity variations in the association between social ties and mortality in the elderly. A comparative analysis of three communities.* Annals of Epidemiology, 1993, 3 (4), S. 325–335

54. Ortmeyer, C. F.: *Variations in mortality, morbidity, and health care by marital status.* In L. L. Erhardt und J. E. Beln, Herausgeber, Mortality and Morbidity in the United States. Cambridge, Harvard University Press, 1974, S. 159–184

55. Ernster, V. L., Sacks, S. T., Selvin, S.: *Cancer incidence by marital status.* Journal of the National Cancer Institute, 1979, 63, S. 567–585

56. Goodwin, J. S., Hunt, W. C., Key, C. R., Samet, J. M.: *The effect of marital status on stage, treatment, and survival of cancer patients.* Journal of the American Medical Association, 1987, S. 3125–3130

57. Williams, R. B., Barefoot, J. C. Califf, R. M. et al: *Prognostic impor-tance of social and economic resources among medically treated patients with angiographically documented coronary artery di-sease.* Journal of the American Medical Association, 1992, 267 (4), S. 520–524

58. Chandra, V., Szklo, M., Goldberg R. et al: *The impact of marital status on survival after an acute myocardial infarction: a popula-tion-based study.* American Journal of Epidemiology, 1983, 117 (3), S. 320–325

59. Wiklund, I., Oden, A., Sanne, H.: *Prognostic importance of somatic and psychosocial variables after a first myocardial infarctation.* American Journal of Epidemiology, 1988, 128 (4), S. 786–795

60. Blazer, D. G.: Social support and mortality in an elderly commu-nity population. American Journal of Epidemiology, 1982, 115 (5), S. 684–694

61. Case, R. B., Moss, A. J., Case, N. et al: *Living alone after myocardial infarction. Impact on prognosis.* Journal of the American Medical Association, 1992, 267 (4), S. 515–519

62. Penninx, B. W., Tilburg, T. van, Kriegsman, D.M. et al: *Effects of social support and personal coping resources on mortality in older age: the Longitudinal Aging Study Amsterdam.* American Journal of Epidemiology, 1997, 146 (6), S. 510–519

63. Woloshin, S. et al: Journal of General Internal Medicine, 1997, 12, S. 613–618

64. Berkman, L. F., Leo-Summers, F., Horwitz, R. I.: *Emotional support and survival after myocardial infarction. A prospective, popula-tion-based study in the elderly.* Annals of Internal Medicine, 1992, 117 (12), S. 1003–1009

65. Marmot, M. G., Syme, S. L. , Kagan, A.: *Epidemiologic studies of coronary heart disease and stroke in Japanese men living in Japan, Hawaii and California: prevalence of coronary and hyper-tensive heart disease and associated risk factors.* American Jour-nal of Epidemiology, 1975, 102 (6), S. 514–525

66. Marmot, M. G., Syme, S. L.: *Acculturation and coronary heart di-sease in Japanese–Americans.* American Journal of Epidemiology, 1976, 104 (3), S. 225–247

67. Oxman, T.E., Freeman Jr., D. H., Manheimer, E. D.: *Lack of social participation or religious strength and comfort as risk factors for*

death after cardiac surgery in the elderly. Psychosomatic Medicine, 1995, 57, S. 5–15

68. Spiegel, D., Bloom, J. R., Kraemer, H. C., Gottheil, E.: *Effect of psychosocial treatment on survival of patients with metastatic breast cancer.* The Lancet, 1989, S. 888–891

69. Siegel, B.: *Prognose Hoffnung. Liebe, Medizin und Wunder.* Econ Verlag, Düsseldorf, 1995

70. Spiegel, D.: *Living Beyond Limits: New Hope and Help for Facing Life-Threatening Illness.* New York, Times Books, 1993

71. Fawzy, F. L., Fawzy, N. W., Hyun, C. S. et al: *Malignant melanoma: Effects of an early structured psychiatric intervention, coping, and affective state on recurrence and survival six years later.* Archives of General Psychiatry, 1993, 50, 681–689

72. Cunningham, A. J., Edmonds, C.V.I.: *Group psychological therapy for cancer patients: a point of view, and discussion of the hierarchy of options.* International Journal of Psychiatry in Medicine, 1996, 26, S. 51–82

73. Shekelle, R. B., Raynor, W. J., Ostfeld, A. M.: *Personality and risk of cancer: 20-year follow-up of the Western Electric Study.* Internationl Journal of Psychiatry in Medicine, 1981, 43 (2), S. 117–125

74. Shekelle, R. B., Raynor Jr., W. J., Ostfeld, A. M. et al: *Psychological depression and 17-year risk of death from cancer.* Psychosomatic Medicine, 1981, 43 (2) S. 117–125

75. Funch, D. P., Marshall, J.: *The role of stress, social support and age in survival from breast cancer.* Journal of Psychosomatic Research, 1983, 27 (1), S. 77–83

76. Miller, T. Q., Smith, T. W., Turner, C. W.: *A meta-analytic review of research on hostility and physical health.* Psychological Bulletin, 1996, 119, S. 322–48

77. Prüfungskommission zu Herzerkrankungen auslösendem Verhalten und Erkrankungen der Herzkranzgefäße. *Coronary-prone behavior and coronary heart disease: a critical review.* Circulation, 1978, 65, S. 1199–1215

78. Ornish, D.: *Dr. Dean Ornish's Program for Reversing Heart Disease.* New York, Random House, 1990, Ballantine Books, 1992

79. Frasure-Smith, N., Prince, P.: *Long-term follow-up of the Ischemic Heart Disease Life Stress Monitoring Program.* Psychosomatic Medicine, 1989, 51 (5), S. 485–513

80. Olsen, O.: *Impact of social networks on cardiovascular mortality in middle aged Danish men.* Journal of Epidemiology and Community Health, 1993, 47, S. 176–180

81. Kaplan, G. A., Salonen, J. T., Cohen, R. D.: *Social connections and mortality from all causes and from cardiovascular disease: prospective evidence from eastern Finland.* American Journal of Epidemiology, 1988, 128 (2), S. 370–380

82. Friedman, M., Thoresen, C. E. Gill, J. J. et al: *Alteration of type A behavior and its effect on cardiac recurrences in post myocardial infarction patients: summary results of the recurrent coronary prevention project.* American Heart Journal, 1986, 112 (4), S. 653–665

83. Powell, L., Thoresen, C.: *Modifying the type A behavior pattern.* In J. Blumenthal und D. McKee, Herausgeber. Applications in Behavioral Medicine and Health Psychology: A Clinician's Source Book. Sarasota: Professional Resources Exchange, 1987, S. 202

84. Green, J., Shellenberger, R.: *The healing energy of love.* Alternative Therapies in Health and Medicine, 1996, 2, S. 46–56

85. Friedman, M., Ulmer, D.: *Treating Type A Behavior.* New York, Random House, 1984, S. 128–129

86. Barefoot, J. C., Siegler, I. C., Nowlin, J. B. et al: *Suspiciousness, health, and mortality: a follow-up study of 500 older adults.* Psychosomatic Medicine, 1987, 49 (5), S. 450–457

87. Cohen, S., Doyle, W. J., Skoner, D. P. et al: *Social ties and susceptibility to the common cold.* Journal of the American Medical Association, 1997, 277, S. 1940–1944

88. Kiecolt-Glaser, J. et al: The Fourth International Congress of Behavioral Medicine, Washington D.C., 1996

89. Kiecolt-Glaser, J. et al: Psychosomatic Medicine, 1993, 55 (5), S. 395–409

90. McClelland, D. C., Kirshnit, C.: *The effect of motivational arousal through films and salivary immunoglobulin A.* Psychology and Health, 1988, 2, S. 31–52

91. McClelland, D. C.: *Motivational factors in health and disease.* American Psychologist, 1989, 44 (4), S. 675–683

92. Dreher, H.: *The Immune Power Personality.* New York, Dutton Books, 1995

93. Hoffman, S., Hatch, M.C.: »Stress, social support and pregnancy outcome: a reassessment based on recent research. Paediatric & Perinatal Epidemiology, 1996, 10 (4), 380–405

94. Nuckolls, K. B., Cassel, J. C., Kaplan B. H.: *Psychosocial assets, life crises and prognosis of pregnancy.* American Journal of Epidemiology, 1972, 95, S, 431–441

95. Boyce, W. T., Schaefer, C., Uitti, C.: *Permanence and change: psychosocial factors in the outcome of adolescent pregnancy.* Social Science & Medicine, 1985, 21 (11), S. 1279–1287

96. Boyce, W. T.: *Stress and child health: an overview.* Pediatric Annals, 1985, 14 (8), S. 539–542

97. Sosa, R., Kennel, J., Klaus, M.: *The effective of a supportive companion on perinatal problems, length of labor and mother-infant interactions.* New England Journal of Medicine, 1980, 305, S. 597–600

98. Berkman, L. F.: *The relationship of social networks and social support to morbidity and mortality.* In S. Cohen, S. L. Syme, Herausgeber, Social Support and Health, Orlando, Academic Press, 1985

99. Kennell, J., Klaus, M., McGrath, S. et al: *Continuous emotional support during labor in a US hospital. A randomized controlled trial.* Journal of the American Medical Association, 1991, 265 (17), S. 2197–2201

100. Collins, N. L., Dunkel-Schetter, C., Lobel, M. et al: *Social support in pregnancy: Psychosocial correlates of birth outcomes and postpartum depression.* Journal of Personality and Social Psychology, 1993, 65, S. 1243–1258

101. Reeb, K. A., Graham, A. V., Zyzanski, S. J., Kitson, G. C.: *Predicting low birthweight and complicated labor in black women: a biopsychosocial perspective.* Social Science in Medicine, 1987, 25, S. 1321–1327

102. Molfese, V. J., Bricker, M. C., Manion, L. et al: *Stress in pregnancy: the influence of psychological and social mediators in perinatal experiences.* Journal of Psychosomatic Obstetrics and Gynecology, 1987, 6, S. 33–42

103. Mutale, T., Creed, F., Maresh, M., Hunt, L.: *Live events and low birthweight.* British Journal of Obstetrics and Gynecology, 1991, 98, S. 166–172

104. Peacock, J. L., Bland, J. M., Anderson, H. R.: *Preterm delivery: effects of socioeconomic factors, psychological stress, smoking, alcohol, and caffeine.* British Medical Journal, 1995, 311, S. 531–536

105. Norbeck, J. S., Anderson, N. J.: *Psychosocial predictors of pregnancy outcomes in low-income black, Hispanic, and white women.* Nursing Research, 1989, 38, S. 204–209

106. Friedmann, E., Thomas, S. A.: *Pet ownership, social support, and one-year survival after acute myocardial infarction in the Cardiac Arrhythmia Suppression Trial (CAST).* American Journal of Cardiology, 1995, 76, S. 1213–1217

107. Friedmann, E., Katcher, Lynch J. J. et al: *Animal companions and one-year survival of patients after discharge from a coronary care unit.* Public Health Reports, 1980, 95, S. 307–312

108. Siegel, J. M.: *Stressful life events and use of physician services among the elderly: the moderating role of pet ownership.* Journal of Personality and Social Psychology, 1990, 58, S. 1081–1086

109. Friedmann, E., Katcher, A. H., Thomas, S. A. et al: *Social interaction and blood pressure: Influence of animal companions.* Journal of Nervous and Mental Disease, 1983, 171, S. 461–465

110. Allen, K. M., Blascovich, J. T., Kelsey. R. M.: *Presence of human friends and pet dogs as moderators of autonomic responses to stress in women.* Journal of Personality and Social Psychology, 1991, 61, S. 582–589

111. Nerem, R. M., Levesque, M. J., Cornhill, J. F.: *Social environment as a factor in diet-induced atherosclerosis.* Science, 1980, 208 (4451), S. 1475–1476

112. Skinner, J. E., Lie J. T., Entman M. L.: *Modification of ventricular fibrillation latency following coronary.*

113. Lynch, J. J., Thomas, S. A. Paskewitz, D. A. et al: *Human contact and cardiac arrhythmia in a coronary care unit.* Psychosomatic Medicine, 1977, 39 (3), S. 188–192

114. Lynch, J. J.: *The Broken Heart: The Medical Consequences of Loneliness.* New York: Basic Books, 1977

115. Justice, B.: *Who Gets Sick.* Los Angeles, Tarcher Books, 1988

116. Pilisuk, M., Parks, S. H.: *The Healing Web.* Hanover, N. H., University Press of New England, 1986

117. Shumaker, S. A., Czajkowski, S. M., Herausgeber: *Social Support and Cardiovascular Disease.* New York, Plenum Press, 1994

118. Hafen, B. Q., Karren, K. J., Frandsen K. J., Smith, N. L.: *Mind/Body Health*. Needham Heights, MA, Allyn & Bacon, 1996
119. Totman, R.: *Social Causes of Illness*. New York, Pantheon Books, 1979
120. Cohen, S., Syme, S. L., Herausgeber: *Social Support and Health*. Orlando, Academic Press, 1985

Kapitel 4: Wege zur Liebe und Nähe

1. Billings, J., Scherwitz, L., Sullivan, R., Ornish, D.: *Group support therapy in the Lifestyle Heart Trial*. In S. Scheidt und R. Allan, Herausgeber, Heart and Mind: The Emergence of Cardiac Psychology. Washington, D.C., American Psychological Association, 1996, S. 233–253
2. Berry, D. S., Pennebaker, J. W.: *Nonverbal and verbal emotional expression and health*. Psychother. Psychosom., 1993, 59, S. 11–19
3. Pennebaker, J. W., Susman, J. R.: *Disclosure of traumas and psychosomatic processes*. Soc. Sci. Med., 1988, 26, S. 327–332
4. Petrie, K. J., Booth, R. J., Pennebaker, J. W. et al: *Disclosure of trauma and immune response to a hepatitis B vaccination program*. Journal of Consulting and Clinical Psychology, 1995, 63, 787–792
5. Pennebaker, J. W., Hughes, C. F., O'Heeron, R. S.: *The psychophysiology of confession*. Journal of Personality and Social Psychology, 1987, 52, S. 781–793
6. Pennebaker, J. W., Barger, S. D., Tiebout, J.: *Disclosure of traumas and health among Holocaust survivors*. Psychosomatic Medicine, 1989, 51, S. 577–589
7. Francis, M. E., Pennebaker, J. W.: *Putting stress into words*. American Journal of Health Promotion, 1992, 6, S. 280–687
8. Pennebaker, J. W.: *Sag, was dich bedrückt*. Die befreiende Kraft des Redens. Econ Verlag, Düsseldorf, 1991
9. *Gales of Receptance*. New York, Hauptkonferenz amerikanischer Rabbis, 1978, S. 335
10. Lukas 23,34
11. House, J. S., Landis, K. R., Umberson, D.: *Social relationships and health*. Science, 1988, 241, S. 540–545

12. Moen, P., Dempster-McClain, Williams, R. M.: *Successful aging.* American Journal of Sociology, 1993, 97, S. 1612–1638

13. McClelland, D. C., Kirshnit, C.: *The effect of motivational arousal through films on salivary immunoglobulin A.* Psychology and Health, 1988, 2, S. 31–52

14. Lynch, J. J.: *The Broken Heart: The Medical Consequences of Loneliness.* New York, Basic Books, 1977; Baltimore, Bancroft Press, 1998

15. 2 Moses 3,13

16. Satchidananda, S.: *The Yoga Sutras of Patanjali.* Buckingham, VA, Integral Yoga Publications, 1990

17. Lukas 17,21

18. Mitchell, S., Herausgeber: *The Enlightened Mind.* New York, HarperCollins Publishers, 1991

19. Ebenda.

20. Ebenda.

21. Huxley, A.: *The Perennial Philosophy.* New York, Harper & Row, 1945

22. 3 Moses 19,18

23. Yeats, W. B., Swami, S.P.: *The Ten Principal Upanishads.* New York, Macmillan, 1937. Auch gefunden in S. Mitchell, Herausgeber. The Enlightened Mind.

24. Shantideva: *The Way of the Bodhisattva.* Boston, Shambhala Publishers, 1997

25. Ebenda, Kapitel 8, Vers 129

26. Mitchell, S.: *The Gospel According to Jesus.* New York, HarperCollins Publishers, 1991

27. Colt, G. H.: *The Magic of Touch.* Life, August 1997, S. 55

28. Montagu, A.: Körperkontakt. Die Bedeutung der Haut für die Entwicklung des Menschen. Klett-Cotta, Stuttgart 1995

29. Field, T.: *Massage therapy for infants and children.* Journal of Developmental & Behavioral Pediatrics, 1995, 16 (2), S. 105–111

30. Ironson, G., Field, T., Scafidi, F. et al: *Massage therapy is associated with enhancement of the immune system's cytotoxic capacity.* International Journal of Neuroscience, 1996, 84 (1–4), S. 205–217

31. Jourard, S. M.: *An exploratory study of body-accessibility.* British Journal of Social & Clinical Psychology, 1966, 5 (3), S. 221–231

32. Quinn, J.: *Therapeutic touch and a healing way.* Alternative Therapies in Health and Medicine, 1996, 2 (4), S. 69–75

33. Quinn, J. F., Strelkauskas, A. J.: *Psychoimmunologic effects of therapeutic touch on practitioners and recently bereaved recipients: a pilto study.* Advances in Nursing Science, 1993, 15 (4),13–26

34. Kornfield, J.: Frag den Buddha und geh den Weg des Herzens. Kösel-Verlag, München, 1995

35. Ebenda.

Weiterführende Literatur

Anand, Margo: *Tantra oder Die Kunst der sexuellen Ekstase*. Goldmann Verlag, München, 1990

Dass, Ram und Mirabai Bush: *Der Weg zum Herzen. Spiritualität und praktische Nächstenliebe.* Droemersche Verlagsanstalt, Zürich, 1993

Dossey, Larry: *Heilende Worte, Die Kraft der Gebete und die Macht der Medizin*. Verlag Bruno Martin, Südergellersen, 1995

Friedmann, Dietmar, Fritz, Klaus: *Wer bin ich, wer bist du?* dtv Taschenbücher, Reinbek, 1996

Goleman, Daniel: *Emotionale Intelligenz, EQ.* Hanser Verlag, München, 1997

Gray, John: *Männer sind anders. Frauen auch.* Goldmann Verlag, München, 1993

Grünn, Hans: *Die innere Heilkraft*. Econ Taschenbücher, München, 1995

Kornfield, Jack: *Frag den Buddha und geh den Weg des Herzens.* Kösel-Verlag, Kempten/München, 1995

Levine, Stephen und Ondrea Levine: *In Liebe umarmen. Der spirituelle Wegweiser für Liebende.* Context+Verlag, 1995

Moss, Richard: *Krankheit, Tor zur Wandlung.* Ansata Verlag, Interlaken, CH, 1988

Ornish, Dean: *Die Ornish-Herz-Diät.* Kreuz Verlag, Freiburg, 1996

Ornish, Dean: *Herzgesunde Kost.* vgs Verlagsges., Köln, 1998

Ornish, Dean: *Mehr essen, weniger wiegen.* Droemer Knaur Verlag, München, 1996

Ornish, Dean: *Revolution in der Herztherapie.* Kreuz Verlag, Freiburg, 1996

Pennebaker, James W.: *Sag, was dich bedrückt. Die befreiende Kraft des Redens.* Econ Verlag, Düsseldorf, 1991

Pennebaker, James W.: *Sag, was dich bedrückt*. Econ & List Tb, München, o. J.

Rinn-Maurer, Angela: *Das gepanzerter Herz.* Calwer Verlag, Stuttgart, 1996

Schleyer, Arno: *Die Kraft des Vertrauens. Einladung zu einem Glauben, der heilt*. Brockhaus, Haan, 1998

Seine Heiligkeit, der Dalai Lama. Healing Anger: The Power of Patience from a Buddhist Perspective. Ithaca, New York, Snow Lion Publications, 1997.

Tannen, Deborah: *Du kannst mich einfach nicht verstehen. Warum Männer und Frauen aneinander vorbeireden.* Goldmann Verlag, München, 1993

Weil, Andrew: *Spontanheilung. Die Heilung kommt von innen.* Bertelsmann Verlag, München, 1995

Welwood, John: *Dem Herzen folgen.* Droemer Knaur Verlag, München, 1996

Welwood, John: *Durch Liebe reifen. Partnerschaft als spiritueller Weg.* Kösel Verlag, Kempten/München, 1998

Zaleski, Philip, Kaufmann, Paul: *Bewusster leben Tag für Tag.* Droemer Knaur Verlag, München, 1998

Danksagung

Es ist eine Ironie des Lebens, dass ich beim Verfassen eines Buches über die Heilkraft von Liebe und menschlicher Nähe so viel Zeit mutterseelenallein vor dem Computer verbracht habe. Ich danke allen, die mir meine Abwesenheit in dieser Zeit verziehen haben.

Je länger ich mich mit dieser Arbeit befasse, desto bewusster werde ich mir eines feinen Paradoxons: Ich muss so tun, als sei all mein Handeln von meinen Aktionen abhängig, während ich gleichzeitig erkenne, dass nichts meiner Kontrolle unterliegt. Wenn ich einen Augenblick innehalte und mir vor Augen führe, wie sehr ich von so vielen verschiedenen (bekannten wie unbekannten) Menschen und Institutionen unterstützt wurde, bin ich von Dankbarkeit völlig überwältigt. Wir müssen uns nur bewusst machen, von wie viel Gnade wir umgeben sind.

Ich weiß im Grunde nicht, mit wem ich anfangen soll. Diane Reverand und ihre Kollegen vom Verlagshaus HarperCollins Publishers zeigten großes Vertrauen, als sie es mir ermöglichten, dieses Buch zu schreiben, und ungeheure Geduld, indem sie darauf warteten, dass mein persönliches Leben meine klinischen Erfahrungen einholte, sodass ich das Buch fertig stellen konnte. Diane ist leitende Redakteurin, und ich empfinde die Arbeit mit ihr als großes Glück. Ich danke auch den anderen Mitarbeitern bei HarperCollins, die dieses Buch ermöglicht haben. Es sind: Anthea Disney, David Steinberger, Jack McKeown, Rick Pracher, Doreen Louie, Steven Sorrentino, Stephanie Lehrer, David Flora, Marilyn Allen, Carl Raymond, Craig Herman, Claire Griffin, Frank Fochetta, Richard Rhorer, Daniel Blackman, Anne Gaudinier und andere. Meine Wertschätzung und mein Respekt für Esther Newberg und Michael Rudell und seine Mitarbeiter werden immer größer. Zusätzliche Beratung, die ich sehr zu schätzen weiß, erhielt ich von Joel Goldman und Bob Lieber. Donna Gould und Arielle Ford können Informationen besser als alle anderen verbreiten, und Stacey Kennington von Omega Travel ist eine Zauberin, was Reisevorbereitungen betrifft. Für die Koordination aller diesbezüglicher Aktivitäten bin ich Vivian Glyck sehr dankbar. Mein Dank geht an Karen Gnat und Rick Hassen bei Conscious Wave, Julie Kahn und Vicki Schlessinger bei Fleishman-Hillard, Duke Tufty und Patty Porter von der Cornerstone Foundation und Harry

Rhoads Jr., Karin March und Michael Menchel vom Washington Speakers Bureau.

Das wunderbare Kunstwerk auf dem Titel der Originalausgabe stammt von Laurel Burch, die auch ihr Leben in ein Kunstwerk verwandelt.

Mehrere Personen haben das Manuskript in verschiedenen Phasen gelesen und hilfreiche Kommentare abgegeben. Es sind: Alan Arkin, Dr. Jim Billings, Judy Torran Cousin, Dr. Bob Cunnion, Laura Dern, Dr. Rachelle und Dr. Terry Doody, Dr. William Fair, Woody Fraser, Gail Gross, Peter Guber, Mary Hager, Bob Lieber, Dr. Lee Lipsenthal, Terri Merritt, Phillip Moffitt, Dr. Jeremy Nobel, Dr. Edwin und Natalie Ornish, Dr. Steven und Marty Ornish, Laurel Ornish, Dr. Rachel Remen, Michael Rudell, David Salzman, Janet Schreiber, Linda Stone, Dr. Andrew Weil, Will Weinstein und andere.

In den letzten vierzehn Jahren haben meine Kollegen und ich am gemeinnützigen Preventive Medicine Research Institute (PMRI) eine Reihe von klinischen Forschungsstudien und Pilotprojekten durchgeführt, von denen viele in diesem Buch beschrieben wurden. PMRI hat mir die Gelegenheit gegeben, eine Gemeinschaft von Menschen zu schaffen und mit ihnen zu arbeiten. Sie verfügen über die seltenen Eigenschaften, fürsorglich und mitleidsvoll und gleichzeitig äußerst kompetent zu sein. Alle fühlen sich dem Dienst am Menschen leidenschaftlich verpflichtet.

Dr. Jim Billings ist ein Visionär, der für den täglichen Betrieb im PMRI verantwortlich ist. Zudem ist er für mich wie der ältere Bruder, den ich nie hatte, und er meint, dass wir an den Hüften zusammengewachsen sind. Ähnlich bezeichnet sich Dr. Lee Lipsenthal als jüngerer Bruder, und ich schätze seine Leidenschaft für die Musik und seine Liebe zur Medizin.

Andere Kollegen, die heute im PMRI arbeiten, sind Heather Amador, Bob Avenson, Marcia Billings, Dr. Richard J. Brand, Courtney Breed, Judy Toran Cousin, Nischala Devi, Melanie Elliott, Jordan Fein, Matthew Fritts, Jean-Marc Fullsack, Amy Gage, Michael Hall, Jeanmaire Hryshko, Dennis Malone, Dr. Ruth Marlin, Patty McCormac, Myrna Melling, Terri Merritt, Laura Nugent, Jean Opipari, Glenn Perelson, Dr. Elaine Pettengill, Ari Pugliese, Caren Raisin, Ana Regalia, Dr. Larry Scherwitz, Janet Schreiber, Lynne Twist und Bryce Williams. Ich bin Marjorie McClain, die mein bisweilen chaotisches Leben seit

Jahren organisiert, zu besonderem Dank verpflichtet. Außerdem bin ich allen, die in der Vergangenheit für PMRI gearbeitet haben, dankbar.

Mein besonderer Dank geht an die Vorstandsmitglieder von PMRI. Es sind: Henry Groppe, Jenard Gross, Gerald Hines, Steve Jobs und Fenton Talbott. Meine Wertschätzung gilt auch den Mitgliedern des wissenschaftlichen Beratungsgremiums von PMRI: Dr. Christine Cassel, Dr. William Fair, Dr. David Kessler, Dr. C. Everett Koop, Dr. Alexander Leaf (der für mich noch immer ein inspirierender Mentor ist) und Dr. William C. Roberts.

Diesem Buch liegt die gesamte klinische und Forschungserfahrung zugrunde, die ich aus allen von meinen Kollegen und mir durchgeführten Studien gewonnen habe. Diese Studien wären ohne die großzügige Unterstützung durch eine Reihe von Einzelpersonen, Stiftungen und Organisationen während der letzten zwanzig Jahre nicht möglich gewesen.

Für besondere Unterstützung danke ich der Familie Bucksbaum (Martin, Melva, Mary, Matthew und Kay), Steve und Laurene Jobs, Larry Ellison, Linda Wachner, David Koch, dem National Heart, Lung, and Blood Institute of the National Institutes of Health (zu dem Dr. Claude Lenfant, Dr. Lawrence Friedman, Dr. Jeffrey Cutler, Dr. Peter Kaufmann und Dr. Stephen Weiss gehören), dem Department of Health Services of the State of California, Norman und Lyn Lear, Robert Lehman/The Fetzer Institute, Ken und Linda Lay/The Enron Foundation, der Henry J. Kaiser Family Foundation, Jack Weekly/Mutual of Omaha, Houstoun Endowment Inc., Gerald und Barbara Hines, Michael Milken/CapCURE, Charles Stine/The Montgomery Street Foundation, Al und Celia Weatherhead, Will Weinstein/Jewish Community Foundation, Brian und Diana Taussig, Mary Smart/The Smart Foundation, Marvin und Marie Bomer, Arthur Anderson & Co., Charles Halperin/The Nathan Cummings Foundation, Frank Lorenzo/Continental Airlines, Jay und Cindy Pritzker/The Pritzker Family, Richard Goldman/The Goldman Fund, Paul Glenn/The Glenn Foundation, Don und Doris Fisher/The Gap Foundation, The Ray C. Fish Foundation, Siva Sankaran, Howard und Mary Lester/Lester Family Foundation, M. B. Seretean Foundation, Norman und Gerry Sue Arnold/Arnold Foundation, ConAgra Inc., Avram Miller, The First Boston Corporation, Ben Love/Texas Commerce Bank, The

Emde Company, The Phyllis and Stuart Moldaw Philanthropic Fund, Drexel Burnham Lambert, Transco Energy Co., Lee Stein, Alan Patricof/New York Community Trust, Corrine und David R. Gould, Dick und Kathy Dawson, Paul Wenner, Dede und Al Wilsey, Benny und Adele Alagem, Brooke und Shawn Byers, Mickey und Peggy Drexler, Henry und Carol Groppe, Jenard und Gail Gross.

Weitere Unterstützung erhielt ich von folgenden Personen, Stiftungen und Organisationen: Sandy Climan, Victoria Greenleaf, Barbara und Gerson Bakar, Robert Graham, American Express, First Church of Danvers, Odyssey Partners, Quaker Oats, Melvin Simon, Susan Franzheim/The Franzheim Synergy Trust, Herberger's, General Growth Companies, Goldman Sachs, Citibank Delaware, Wornick Family Foundation, David und Mary Robinson, Pat Burns, Ken Hubbard und Tori Dauphiont, Kandi Amelon, The Ziegler Corporation, William Davis, Lita and Morton Heller Foundation, William and Flora Hewlett Foundation, McNulty Foundation, Robert Finnell und Marianne Pallotti, Harold Grinspoon, James Langdon, Jeffrey Rhodes, Margoes Foundation, George Harris, Simon und Paula Young, Robert und Karen Lovejoy, Johnson and Johnson, Dr. Edwin und Natalie Ornish, Hans Mautner/Corporate Property Investors, Edward Ehlers, Carl Stevens, Alan und Carol Feren, John und Carol McCaughan, Ira Ingerman, Penny Ferrara, Alfred Heller, Paul Thionville, Peter und Lisa Douglas/Douglas Foundation, Louise Gartner/Jewish Federation of Greater Dallas, Frank Liddle/Greater Houston Community Foundation, E. Geraldine Fisher, Hugh R. Goodrich, Edward O. Gaylord, Fayez Sarofim & Co., Eileen Rockefeller Growald/The Institute for the Advancement of Health, Dr. Lucy Rockefeller Waletzky, Eleanor und John Winthrop, Biopsychosocial Research Fund of the Medical Illness Counseling Center, United Energy Resources, The Duncan Foundation (John Duncan), Mesa Petroleum, Brown & Root, Inc., U.S. Venture Partners, The Sackman Foundation, Dr. Jack Bagshaw/Physis Health Center, Leo Fields Family Philanthropic Fund, Bill und Uta Bone, Dr. James Langdon und Frau, William und Lucero Meyer, T.B. Hudson, das Bob Hope International Heart Research Institute, Arnold und Carol Ablon, Dr. Pat McKenna, Werner und Eva Hebenstreit, Mel und Lenore Lefer, Amos und Dorian Krausz, Robert McAleese, Thomas Russell Potts, Victor und Lydia Karpenko, Simon und Paula Young, Doug Hawley, Van Gordon Sauter, PPG Industries,

Burton Kaufman, James und Margaret Keith, Howard B. Wolf & Co., Joseph Frelinghuysen, Edward F. Kunin, David Harrison, Dr. Kit Peterson, Joseph Forgione und das Institute of Noetic Sciences. Man vergebe mir und informiere mich, falls ich irgendjemanden ausgelassen habe, der unsere Arbeit unterstützt hat, damit ich den Betroffenen oder die Organisation in der nächsten Ausgabe erwähnen kann.

Seit 1984 hat Arthur Anderson & Co. unentgeltlich die Buchprüfung durchgeführt, wofür wir sehr dankbar sind.

Ich bin all jenen, die ich für Kapitel 6 dieses Buchs interviewt habe, sehr dankbar: Dr. Lisa Berkman, Dr. Jim Billings, Dr. Joan Borysenko, Dr. Larry Dossey, Dr. Dan Goleman, Dr. John Gray, Gail Gross, T. George Harris, Dr. James House, Dr. Brugh Joy, Dr. Jon Kabat-Zinn, Rob Lehman, Stephen und Ondrea Levine, Dr. James Lynch, Dr. Jacqueline McCandless, Dr. Richard Moss, Carol Naber, Dr. Kristina Orth-Gomér, Dr. Candace Pert, Dr. Rachel Remen, Sri Swami Satchidananda, Dr. Gary Schwartz, Dr. S. Leonard Syme, Dr. Robert A.F. Thurman, Dr. Redford Williams und Dr. Harvey Zarren. Ich danke Nancy Marriott, die mir geholfen hat, diese Abschriften zu editieren. Mein Dank geht auch an Vivekan Flint, die mir geholfen hat, Artikel aus Fachzeitschriften zu besorgen.

Ich bewundere und schätze Dr. Haile T. Debas (Kanzler und Dekan der medizinischen Fakultät der Universität von Kalifornien, San Francisco) und Dr. Lee Goldman (Vorsitzender der medizinischen Fakultät und Dekan für klinische Angelegenheiten) für ihre Vision und Führungsqualitäten bei der Etablierung des Center for Integrative Medicine an der UCSF. Ich bin dankbar, dass ich die Gelegenheit hatte, mit folgenden Personen zu arbeiten: Dr. Ellen Hughes, Dr. Laura Esserman, Dr. Rachel Remen, Dr. Andy Avins, Dr. Nancy Adler, Joyce McKinney, Jan Rogerson, Mary Tagliaferri, Malka Gorman und andere, die diese Vision zur Realität werden lassen, wie Dr. William Grossman, Martha Hooven, Cindy Lima, Bruce Schroffel, Dr. Bruce Wintroub, Dr. William Margaretten und andere. Zum Center for Integrative Medicine gehört das UCSF/California Pacific Medical Center Program for Reversing Heart Disease, das ohne die oben erwähnten Personen sowie Dr. Martin Brotmann, Dr. Allan Pont, Dr. Bruce Bent, Dr. Anne Thorson, Kevin Worth und ihre Kollegen nicht möglich wäre.

Den Mitarbeitern der Verwaltung und dem Personal der anderen Krankenhäuser in unserem Demonstrationsnetz bin ich sehr dankbar. Es sind alle Mitarbeiter folgender Einrichtungen: das Alegent Medical Center (Immanuel Hospital und Bergin Mercy Hospital) in Omaha, die Scripps Clinic and Hospitals in La Jolla, das Iowa Heart Center/Mercy Hospital in Des Moines, das Richland Memorial Hospital in Columbia, South Carolina, Highmark/Blue Cross Blue Shield in Pittsburgh, das Broward General Hospital in Ft. Lauderdale. Andere Krankenhäuser, die Beiträge zu unserem Demonstrationsprojekt geleistet haben, sind das Beth Isreal Deaconess Medical Center an der Harvard Medical School in Boston, das Mt. Diablo Hospital in Concord, Kalifornien, und das Beth Israel Medical Center in New York. Mein Dank geht an Dr. Alexander Leaf und seine Kollegen im Datenkoordinationszentrum des Massachusetts General Hospital sowie Dr. David Schoenfeld und Judy Scheer.

Andere Einrichtungen, die in den letzten zwanzig Jahren an unseren Studien mitgearbeitet haben, sind das Baylor College of Medicine, The Methodist Hospital, St. Luke's Hospital, die Universität von Kalifornien, Berkeley, und die medizinische Fakultät der Universität von Texas in Houston.

Ich weiß die Zusammenarbeit mit Dr. Peter Carroll von der UCSF, Dr. William Fair vom Memorial Sloan-Kettering Cancer Center und meinen Kollegen vom PMRI sehr zu schätzen. Dabei ging es um einen kontrollierten Versuch, festzustellen, ob sich das Fortschreiten von Prostatakrebs verlangsamen, anhalten oder vielleicht sogar umkehren lässt, wenn umfassende Veränderungen der Lebensweise vorgenommen werden.

Meine Kollegen und ich sind all jenen dankbar, die an irgendeinem unserer Forschungs- oder Pilotprojekte teilgenommen haben oder zur Zeit daran teilnehmen. Ohne diese mutigen und engagierten Pioniere wäre keine meiner Studien und keins meiner Bücher – dieses eingeschlossen – möglich gewesen. Diesen Menschen sind wir zu großem Dank verpflichtet.

Ich danke allen in der Health Care Financing Administration, die eine Überprüfung unseres Programms als kosteneffektive Alternative zu Operationen an den Herzkranzgefäßen bei ausgewählten Patienten durchgeführt haben, und den vielen Menschen, die diesen Prozess unterstützt haben. Ich hoffe, dass umfassende Ver-

änderungen des Lebensstils dadurch letztendlich jenen zur Verfügung stehen, die sie am meisten brauchen, aber nicht über die Mittel verfügen, sie durchzuführen.

Nachdem ich gesehen habe, welche Wirkung Änderungen in der
Ernährung und Lebensweise im Leben so vieler Menschen hervorgerufen haben, danke ich allen bei ConAgra, Golden Valley und verwandten Unternehmen, die ein neues Nahrungsmittelsortiment,
ADVANTAGE/10, auf den Markt gebracht haben. Dieses Sortiment
erleichtert es Interessierten, sich mit leicht zuzubereitenden Mahl-
zeiten gesund zu ernähren. Bei den Mitarbeitern dieser Unternehmen handelt es sich um Bruce Rohde, Jack McKeon (dem ich für das
fettlose Popcorn danke, das mir beim Schreiben dieses Buches
Energie verliehen hat), Mike Trautschold, Bill Welsh, Bill Norton, Car-
son Burke, Lynn Phares und viele andere.

Mein Dank geht an Michael Schwarz, Peter Stein, Tony Greco und
Jimmy Scalem, die die auf diesem Buch basierende PBS-Serie ermöglicht haben.

Ich freue mich auf die Zusammenarbeit mit Marc Pacala und seinen Kollegen bei American Whole Health, die unsere Arbeit stärker
publik machen wollen.

Ich danke Phil Lader und Linda LeSourd Lader, die das Renaissance
Weekend gegründet haben, ein wunderbares Beispiel für die Macht
der Gemeinschaft, die ich in diesem Buch beschreibe.

Ich bin sehr dankbar für die Freundschaft zu Präsident Clinton
und Hillary Rodham Clinton und für die Vision und Führungskraft,
die sie unserem Land auf dem Weg in ein neues Jahrtausend
geben.

Ich liebe meine Eltern Dr. Edwin und Natalie Ornish sehr und
weiß die vielen Opfer, die sie für mich gebracht haben, zu schätzen. Besonders dankbar bin ich, dass sie es mir erlaubt haben, in Kapitel 3 über einige persönliche Probleme zu schreiben, bei denen
sie eine Rolle gespielt haben. Ich liebe meine Geschwister – Laurel,
Steven (und seine Frau Marty) und Kathy (und ihren Mann John). Sri
Swami Satchidananda war während der letzten fünfundzwanzig
Jahre eine ständige Quelle der Inspiration, Freundschaft und Unter-
weisung. Wie ich in Kapitel 3 beschrieben habe, verdanke ich ihm
mein Leben, wofür ich gar nicht genug Wertschätzung ausdrücken
kann. Dr. Gary Burstein hat ebenfalls einen wichtigen Beitrag zu

dem Prozess meiner immer noch nicht abgeschlossenen Entwicklung geleistet.

Doch vor allen Dingen möchte ich Molly Blackwell danken, der ich dieses Buch – und mein Leben – gewidmet habe.

Ich bin sehr dankbar dafür, dass ich dieses Buch, das mir sehr viel bedeutet, schreiben konnte. Ich hoffe, dass es für Sie als Leser oder Leserin zumindest teilweise von Nutzen war.

Register